Thorsten Tschirner

Das Muskel-Manual

Der ultimative Trainings-Guide

Fotos: Patrick Beier

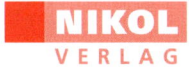

Lektorat Bernd Gottwald

6. Auflage

Genehmigte Lizenzausgabe für
Nikol Verlagsgesellschaft mbH & Co. KG
Hamburg, 2011

Originaltitel: DAS MUSKEL-MANUAL von Thorsten Tschirner

Copyright © 2002 by Rowohlt Taschenbuch Verlag GmbH,
Reinbek bei Hamburg

Alle Rechte, auch das der fotomechanischen Wiedergabe
(einschließlich Fotokopie) oder der Speicherung auf
elektronischen Systemen, vorbehalten.
All rights reserved.

Titelabbildung: MedicalRF.com/Corbis
Covergestaltung: Thomas Jarzina, Holzkirchen
Layout: Annette Peter
Illustrationen: Gerda Raichle
Printed in Germany

ISBN 978-3-86820-099-7

www.nikol-verlag.de

Wir danken

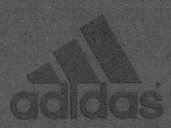

der adidas-Salomon AG für die freundliche und zuvorkommende Unterstützung dieses Projekts!

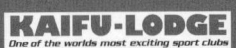

Ich möchte allen danken, die zur Entstehung dieses Buches beigetragen haben: der Firma Karstadt für das Workout Equipment, der KAIFU-Lodge in Hamburg, die uns ihre Räume für die Fotoproduktion zur Verfügung gestellt hat. Unserem Model Frank Johan für seinen Einsatz bei der Fotoproduktion.

Ganz besonders bedanke ich mich bei Michael Seydel, Christine Wolters, Torsten Binnenbruck und bei meinen Eltern für die Korrekturen des Textes und die uneingeschränkte Unterstützung bei der Arbeit an diesem Buch.

Inhalt

Von Mann zu Mann	9
Trainings-Wahrheiten:	
Warum Sie mit dem Krafttraining noch heute beginnen sollten	12
Sechs große Fitness-Lügen	16

Die Grundlagen:
Anatomie der Kraft – Was Sie über Ihre Muskeln wissen sollten!

Muskelpotenziale	21
So gewinnt der Muskel an Masse	22
Muskelfasern – Der kleine große Unterschied	26
Muskuläre Kontraktionsformen	29
Muskelspiel – Funktionen der Muskulatur	30
Trainingssignale	32
Muskel-Know-how	33
Bei einem perfekten Körper stimmen auch die Details!	36
Burn, baby, burn! Durch Muskeln Fett verbrennen	38

Ihre Erfolgsgarantie:
Die wichtigsten Trainingsprinzipien

Bringen Sie Ihre Muskeln aus dem Gleichgewicht!	43
Steigern Sie Ihre Belastung allmählich!	44
Nur in den Pausen werden Sie stärker!	45
«Use it, or lose it!» – Belasten Sie sich regelmäßig!	48
Wechseln Sie öfter mal die Methode: Kraft mit System	49
Muskelbaupläne	53

Langfristige Planung: So sichern Sie sich
eine fette Muskelrendite   58

So trainieren Sie richtig!

Die perfekte Trainingseinheit im Überblick   62
Mehr gute Gründe für das Training
   vor dem Training   64
Cool down: Nach dem Training ist
   vor dem Training   66
Und zum Schluss: Ab auf die Matte!   67
Zusätzlicher Bonus des richtigen Trainingsaufbaus   69
Die größten Fitness-Fallen   71
Die goldenen Regeln für ein perfektes Training   74

Die effektivsten Übungen

Bevor es losgeht   82
Oberer Rücken: V-Form für ein starkes Kreuz   83
Brust: Kontur für den Blickfang   99
Schultern: So machen Sie Front   111
Arme: Power für die Parademuskeln   123
Rumpf: Gut trainiert ist Trumpf!   144
Vorderseite Beine: Fundament
   für den Männerkörper   160
Rückseite Beine: Ein starker Auftritt   173
Stretching – Locker zur Bestform   182

Gezielter Aufbau nach Plan

Machen Sie das Beste aus Ihrem Typ:
   Körpertypen und Potenziale   198
Gezielter Aufbau:
   Ihr persönliches Trainingsprogramm   204
Muskeln nach Plan –
   Mustertrainingsprogramme   206
Erfolgskontrolle: Der kritische Blick   213
Muscle Diary: Führen Sie Tagebuch!   214

Anhang   230

Von Mann zu Mann

Gesundheit und gutes Aussehen stehen ganz oben auf der Wunschliste jedes Mannes. Körperliche und geistige Fitness sind heute Voraussetzung für Erfolg und soziale Anerkennung. Doch was der eine unter fit versteht, verbinden andere schon mit Olympischem Gold. Einige möchten einfach fit genug sein, um die Anforderungen ihrer Karriere leichter meistern zu können, andere streben nach immer neuen Top-Leistungen im Sport. **Wie auch immer Ihre persönlichen Ziele aussehen – eines ist sicher: Kontinuierliches Krafttraining lässt Sie diese leichter und schneller erreichen. Und genau dabei möchte Sie das Muskel-Manual unterstützen.**

Auch wenn es zunächst paradox klingen mag: *Entspannen Sie sich!* Damit Sie alle positiven Effekte eines regelmäßigen Workouts genießen können, sollten Sie sich von dem täglich geforderten Konkurrenzdenken verabschieden. Denn oft hindert uns der Vergleich mit anderen, die eigenen Fähigkeiten zu erkennen. Betreiben Sie deshalb Ihr Krafttraining nicht in erster Linie, um Ihre Mitmenschen zu beeindrucken. **Ihr Training sollte Ihren persönlichen Voraussetzungen entsprechen.** Betrachten Sie es also als eine der wichtigsten Investitionen in sich selbst, mit der Sie auf jeden Fall satte Gewinne einfahren werden. Und indem Sie Ihr wertvollstes Kapital, Ihre Zeit, ausschließlich nach Ihren eigenen Bedürfnissen investieren, können Sie die Rendite zusätzlich steigern!

> Entspannen Sie sich!

Gönnen Sie sich während des Trainings eine Auszeit von allen anderen Verpflichtungen, reservieren Sie die Stunden an der Hantel nur für sich selbst. Dies ist das beste Geschenk, das Sie sich machen können! Ihre Erfolge werden dann am größten sein, wenn Ihre Bemühungen und Anstrengungen, die Überwindung, maximalen Einsatz zu bringen und dafür unzählige Liter Schweiß zu vergießen, ausschließlich Ihrer persönlichen Befriedigung

> Halten Sie sich immer vor Augen, dass Sie trainieren, weil es Ihnen ein gutes Gefühl verschafft!

dienen. Halten Sie sich immer vor Augen, dass Sie trainieren, weil es Ihnen ein gutes Gefühl verschafft!

Es gibt wohl kein Workout, das den physiologischen, psychologischen und anatomischen Voraussetzungen jedes Menschen gleichermaßen gerecht wird. **Versuchen Sie daher nicht einfach, Vorgaben zu kopieren. Hören Sie lieber auf Ihren Körper, denn nur er weiß garantiert, was das Beste für Sie ist.** Die sportwissenschaftlichen Grundlagen erleichtern Ihnen jedoch zunächst den Einstieg in das Training und helfen Ihnen später, angemessen auf die Signale Ihres Körpers zu reagieren. Das Muskel-Manual hilft Ihnen, einen kleinen Teil der komplexen Physiologie des menschlichen Bewegungsapparates zu durchschauen. Es ermöglicht Ihnen, die Auswirkungen des Trainings auf Ihren Körper zu verstehen, um Dauer und Häufigkeit des Trainings festlegen zu können. Und dennoch: *Das Geheimnis eines erfolgreichen Trainings liegt gerade in der Individualität!* Nutzen Sie stets Ihr gesamtes Potenzial: Ein ausgewogenes Krafttraining berücksichtigt die muskuläre Kraft ebenso wie die allgemeine Ausdauer und Beweglichkeit. Betrachten Sie alle Komponenten stets in ihrem Zusammenhang!

Natürlich bringt die ganze Wissenschaft nichts, wenn sie nicht in einem intensiven Training umgesetzt wird. Denn eines sollte Ihnen klar sein: *Im Sport wird Ihnen nichts geschenkt!* Erwarten Sie keine Wunder über Nacht. Geben Sie Ihrem Körper Zeit. Um eine sportliche, athletische Figur zu erlangen oder ein bereits gutes Fitness-Niveau zu halten, müssen Sie regelmäßig und intensiv trainieren. Wenn Sie mit Hilfe dieses Manuals Ihr persönliches Workout zusammengestellt haben, hängt das Ergebnis ausschließlich von Ihrem Einsatz und Ihrer Bereitschaft ab, konzentriert zu trainieren. Übernehmen Sie die Verantwortung für Ihren Körper und fordern Sie ihn immer wieder aufs Neue heraus! Sie werden so in jeder Beziehung über sich hinauswachsen, denn: Eine durch Krafttraining verbesserte Figur und Körperhaltung steigern Ihre Vitalität und Selbstsicherheit. Damit kann sich Ihre gesamte Lebenseinstellung verändern. Wer an seinen Muskeln arbeitet, stärkt Physis und Psyche.

> **Im Sport wird Ihnen nichts geschenkt!**

> **Wer an seinen Muskeln arbeitet, stärkt Physis und Psyche**

Vertrauen Sie in Ihre eigene Leistungsfähigkeit und erweitern Sie ständig Ihre Grenzen! Den ersten Schritt haben Sie bereits getan, als Sie dieses Buch in die Hand genommen haben. Nun kann's weitergehen!

Trainings-Wahrheiten:
Warum Sie mit dem Krafttraining noch heute beginnen sollten

Bei fast jeder Gelegenheit werden Sie mit gut gemeinten Fitness-Tipps versorgt. Nicht nur die alten Hasen in Ihrem Bekanntenkreis geben die mühsam erworbenen Trainingserfahrungen gerne weiter, auch in den Medien bemühen sich zahllose «Fitness-Gurus» um Ihre Aufmerksamkeit. Nicht-Profis haben es da oft schwer, Tatsachen von Mythen zu unterscheiden. Auf den folgenden Seiten werden die erfreulichen Fakten von den hartnäckigen Vorurteilen getrennt.

Fakten zum Krafttraining

- **Sie überlisten das Alter:** Schlechte Nachrichten für Couch-Potatoes! Zwischen dem 20. und 70. Lebensjahr verlieren Sie fast die Hälfte Ihrer Skelettmuskelmasse! Die gute Nachricht für Fitness-Sportler: *Durch regelmäßiges Training können Sie Ihre Kraft bis zum 60. Lebensjahrzehnt weitgehend konstant halten.* Besonders die für dynamische und explosive Bewegungen zuständigen schnell zuckenden Muskelfasern, die im Alter zuerst abgebaut werden, bleiben Ihnen durch ein regelmäßiges Krafttraining erhalten.
- **Es ist nie zu spät:** Sportwissenschaftliche Studien beweisen, dass ein gut durchdachtes Krafttraining in jedem Alter möglich und sinnvoll ist. Je länger Sie allerdings zu den Stubenhockern und Bürositzern gezählt haben, desto behutsamer sollten Sie bei Ihrem sportlichen Neuanfang vorgehen. *Von jetzt an lautet Ihr Trainingsmotto: Es ist nie zu spät anzufangen, aber immer zu früh, um aufzuhören!*
- **Sie heizen Ihren Fettdepots mächtig ein:** *Wächst durch Ihr Training die Muskelmasse des Körpers, schmilzt gleichzeitig das Fett.* Der Grund: Muskelaufbau regt den Stoffwechsel an, verbrennt Körperfett und führt so zu einer schlankeren Figur. Dies gilt übrigens auch im Ruhezustand, denn der Ruheumsatz von aktivem Muskelgewebe ist größer als der von Fettgewebe. Krafttraining ist also ein ausgezeichnetes Mittel, um die Zusammensetzung Ihres Körpers zu verändern und Fettgewebe zugunsten neuer Muskelmasse abzubauen.
- **Sie entwickeln Ihren Traumkörper:** Sie spielen Tennis, fahren Rad und Ski, sind ein wirkliches Sport-Ass. Alles gut und schön – nur: Sport ist nicht gleich Fitness. Tatsächlich beanspruchen die einzelnen Sportarten immer nur ganz bestimmte Muskelpartien, beim Rest – Fehlanzeige. *Nur durch ein ausgewogenes Krafttraining werden alle Muskeln Ihres Körpers gleichmäßig trainiert.*

- **Sie werden große Erfolge feiern:** Kraftverbesserungen sind auf jedem Leistungsniveau auch nach jahrelangem Training noch möglich. Dabei erzielen Einsteiger in den ersten Monaten und Jahren die deutlichsten Steigerungen. *In den ersten fünf bis sechs Trainingsmonaten sind bis zu 100 Prozent zusätzliche Power möglich.*
- **Sie werden unwiderstehlich:** Natürlich kommen mehr Muskeln und eine bessere Körperhaltung Ihrem Aussehen zugute. Erfreulicher Nebeneffekt: Ihre Beweglichkeit wird sich durch das Training ebenso steigern wie Ihr Körpergefühl. Kurzum: Sie werden sich einfach besser fühlen. Logische Konsequenz: *Ihr gesamtes Selbstbild und damit auch Ihr Selbstbewusstsein werden positiv beeinflusst.*
- **Sie werden stärker, als Sie zu träumen wagen:** *Sehnen und Bänder stabilisieren sich, werden fester und widerstandsfähiger.* Das Gewebe wird durch neue Fasern verstärkt und die Belastbarkeit deutlich erhöht.
- **Sie fördern Ihre Karriere:** Wer aktiv ist, überwindet beruflichen und privaten Stress besser und traut sich insgesamt mehr zu. *Eine bewusste, sportliche Einstellung zu Ihrem Körper wird zum Leistungsturbo für Ihre Karriere.*
- **Rückenschmerzen ade:** *Sie beugen wirkungsvoll Rückenschmerzen und Haltungsschwächen vor.* Tatsächlich sind die meisten Rückenbeschwerden auf eine zu schwache, untrainierte Muskulatur zurückzuführen, die uns oft hängen lässt.
- **Sie können ein Leben lang von Ihrem Training profitieren:** Sobald Sie sich ein gewisses Trainingsniveau erarbeitet haben, können Sie – selbst nach längeren Pausen – an Ihre alte Leistungsfähigkeit schnell wieder anknüpfen.
- **Sie haben mehr Mumm in den Knochen:** Sicher wurde Ihnen in der Schule erzählt, dass nach Ihrer Pubertät der Knochenaufbau endgültig eingestellt wird. Für die meisten trifft das auch zu, nur die Kraftsportler bilden eine Ausnahme. *Glücklicherweise sind Knochen in der Lage, ihre Stärke der Belastung anzupassen, indem sie ihren Mineralgehalt erhöhen.* Voraussetzung hierfür: Der Trainingszeitraum ist lang genug.
- **Verletzungen gehören der Vergangenheit an:** Unschlagbarer Vorteil des Fitness-Sports: *Bei einem ausgewogenen und gut trainierten Körper sinkt die Verletzungsanfälligkeit.* Austrainierte

Sportler können Stöße und Schläge, die bei Stürzen oder bei Dauerbelastungen – etwa der wöchentlichen Joggingrunde – entstehen, dank ihres Muskelkorsetts besser abfangen.
- **Sie gewinnen endlich das goldene Sportabzeichen:** Auch als Hobbyathlet können Sie sich einen rundum athletischen, starken Körper antrainieren, der die optimale Basis für sämtliche Sportarten ist.

Diese unwiderlegbaren Vorteile sprechen für sich. Trotzdem kursieren noch immer hartnäckige Vorurteile über das Krafttraining. Die folgenden können Sie getrost vergessen. ➡

Sechs große Fitness-Lügen

- **Durch Muskeltraining nehme ich zu:** Trotz Kraft und Ausdauertraining bringen Sie mehr Pfunde auf die Waage? Keine Sorge, Sie sind dennoch auf dem besten Weg, Ihr Fett loszuwerden. *Denn Muskeln sind schwerer als Fett. Ihr Körper hat sich also positiv verändert – Sie werden es garantiert an Ihrem Taillenumfang merken.*

- **Wenn ich das Training einstelle, werden meine Muskeln in Fett umgewandelt:** Keine Panik. *Es ist unmöglich, dass sich Muskulatur in Fett umwandelt; es handelt sich dabei um völlig unterschiedliche Gewebearten.* Der Grund für den verbreiteten Irrtum: Oft passen Sportler ihre Ernährung nicht den veränderten Kalorien- und Nährstoffbedingungen an, nachdem sie mit intensivem Training aufgehört haben. In einem solchen Fall werden überschüssige Kalorien gnadenlos als Fettdepot einlagert. Wenn Sie weniger intensiv trainieren oder sogar ganz aufhören, sollten Sie Ihre Kalorienaufnahme, insbesondere die Fettkalorienzufuhr, auf jeden Fall reduzieren, um weiter in Form zu bleiben.

- **Zu viel Muskeln machen mich langsam und unbeweglich:** Das Gegenteil ist der Fall: Durch ein ausgewogenes Krafttraining werden Sie beweglicher. Vorausgesetzt, Sie führen die Übungen über den größtmöglichen natürlichen Bewegungsradius Ihrer Muskeln aus. *Nur bei einer schlechten Übungstechnik, oder wenn Sie eine Muskelgruppe auf Kosten anderer zu intensiv trainieren, kann es zu Bewegungseinschränkungen kommen.*
Tatsache ist: Gut trainierte Muskeln kontrahieren schneller und kräftiger als untrainierte. Weltklasse-Sprinter beweisen eindrucksvoll, dass Muskelmasse eine Voraussetzung für Schnelligkeit ist und sie nicht ausschließt.

- **Krafttraining ist schlecht für die Gelenke:** Das Gegenteil ist richtig. *Ausgewogenes und bewusst durchgeführtes Krafttraining stärkt die Bänder, vergrößert die Gelenkstabilität und macht weniger verletzungsanfällig.* Bei anderen Trainingsformen, wie bei-

spielsweise dem Laufen, werden die Gelenke deutlich mehr strapaziert.
- **Wer beim Training ordentlich schwitzt, wird schlank:** Ein klares Nein! *Schwitzen macht nur kurzfristig etwas leichter, dünner macht es nicht.* Der Flüssigkeitsverlust beim Sport gibt auch keinen Aufschluss darüber, wie hart Sie wirklich gearbeitet haben.
- **Durch Krafttraining kann ich punktuell abspecken:** Sorry, aber so klappt das leider nicht. *Ihr Organismus verteilt das Fettgewebe über den gesamten Körper und baut dieses Fett auch wieder insgesamt – also nicht lokal – ab.* Als Faustregel gilt: Sie nehmen zuerst dort ab, wo sich die Pfunde zuletzt angesammelt haben.

Die Grundlagen

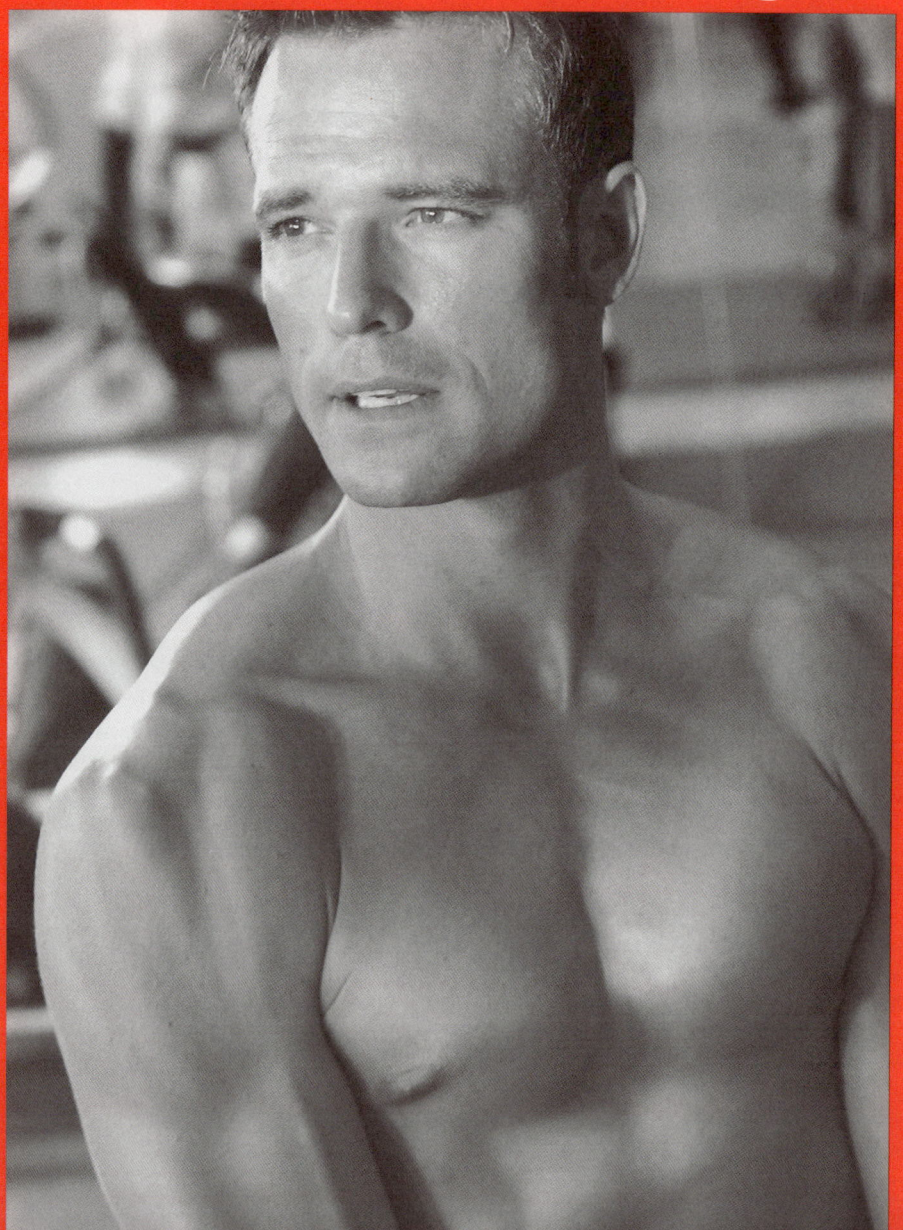

Anatomie der Kraft – Was Sie über Ihre Muskeln wissen sollten!

Muskelpotenziale

So gewinnt der Muskel an Masse

Muskelfasern – der kleine große Unterschied

Muskuläre Kontraktionsformen – Der Segen der Exzentrik

Muskelspiel – Funktionen der Muskulatur

Muskel-Know-how

Bei einem perfekten Körper stimmen auch die Details!

Burn, Baby, burn!
Durch Muskeln Fett verbrennen

Vor nicht allzu langer Zeit war es gängige Meinung, dass Kraftsportler für ihr Training kein Köpfchen brauchen. Heute beschäftigen sich bereits Lehrstühle an Universitäten mit den Geheimnissen des erfolgreichen Fitnesstrainings.

Um Ihren Körper in Hochform bringen zu können, müssen Sie zunächst einmal wissen, wie er funktioniert. Denn nur wer seine körperlichen Voraussetzungen und die physiologischen Prozesse kennt, die während einer Trainingseinheit ablaufen, kann die persönliche Leistungsfähigkeit realistisch einschätzen und sein Training optimal steuern. Und das Beste ist: Sie werden einfach mehr Spaß bei Ihrem Workout haben, wenn Sie wissen, welche Effekte es auf Ihren Körper hat.

> **Und das Beste ist: Sie werden einfach mehr Spaß bei Ihrem Workout haben, wenn Sie wissen, welche Effekte es auf Ihren Körper hat.**

Muskelpotenziale

Bessere Voraussetzungen für ein erfolgreiches Training könnten wir uns kaum wünschen: Unsere Muskeln machen rund 45 Prozent des Körpergewichts aus. Leider eignen sich nicht alle wirklich gut, um Ihre Freundin zu beeindrucken, aber dennoch kann jeder auf ein ausgezeichnetes Muskelpotenzial zurückgreifen.

> Unsere Muskeln machen rund 45 Prozent des Körpergewichts aus.

Es gibt drei unterschiedliche Arten von Muskelgewebe, die aufgrund ihrer unterschiedlichen Eigenschaften und der charakteristischen Erscheinung unter dem Mikroskop wie folgt beschrieben werden:

- **Die glatte Muskulatur:** Sie sorgt in unseren Organen und Blutgefäßen für die nötige Aktivität und kontrahiert nur langsam, ist dafür aber außerordentlich ausdauernd. Sie wird über unser vegetatives Nervensystem gesteuert und ist so gut wie nicht zu beeinflussen.
- **Die quer gestreifte Herzmuskulatur:** Sie ist ebenfalls nicht unserem Willen unterworfen und besitzt eine eigene Kommandozentrale, den Sinusknoten. Trotzdem: Der Herzmuskel kann durch ein angemessenes Ausdauertraining hervorragend trainiert werden und ist entscheidend für eine Allround-Fitness.
- **Die quer gestreifte Skelettmuskulatur:** Lediglich dieser Muskeltypus untersteht unserem Kommando. Die Skelettmuskeln enthalten kontraktionsfähige Fasern, die das Zusammenziehen des Muskels bewirken. Diese Muskulatur ist die Antriebskraft unserer Bewegungen. Von ihr sprechen wir, wenn wir uns mit dem Krafttraining beschäftigen.

So gewinnt der Muskel an Masse

Stellen Sie sich Ihre Muskeln als elastische Körper vor, die aus Tausenden winziger Muskelzellen bestehen. Die Muskelzellen, wegen ihrer lang gestreckten Form Muskelfasern genannt, sind maximal einen Zehntel Millimeter stark, aber bis über fünfzehn Zentimeter lang. Der Bizeps beispielsweise besteht aus etwa zwei Millionen dieser Fasern. Eine Faser ist aus dünnen Eiweißfäden aufgebaut, den so genannten Myofibrillen. Dies sind die kontrahierenden Elemente des Muskels. Die Myofibrillen wiederum setzen sich aus zwei Arten von Molekülen, den Eiweißfäden Aktin und Myosin, zusammen. Zieht sich der Muskel zusammen, greifen kleine Seitenarme des Myosins in die Aktinfäden und ziehen sie aufeinander zu. Die auslösenden Reize kommen über die motorischen Nervenbahnen, die den Muskel mit dem Rückenmark und dem Gehirn verbinden. **Dabei gilt: Alles oder nichts! Eine Muskelfaser kontrahiert entweder maximal oder gar nicht.** Darum werden nur so viele Muskelfasern aktiviert, wie für eine Bewegung wirklich nötig sind, der Rest bleibt zunächst in Wartestellung und greift erst ein, nachdem die aktiven Muskelfasern ermüdet sind.

Wenn sich nach den ersten Trainingsmonaten die Konturen Ihrer Muskeln immer deutlicher abzeichnen, dann ist das auf eine Verdickung der einzelnen Muskelfasern zurückzuführen. Welche Prozesse letztlich zu einem Wachstum der Myofibrillen führen und die gewünschte Querschnittszunahme, die so genannte Muskelhypertrophie, auslösen, ist noch nicht klar. Die Sportwissenschaftler sind sich jedoch einig, dass neben einer hohen Muskelspannung, die deutlich höher sein sollte als beim Tragen eines Laptops oder Bierkastens, vor allem die Ausschöpfung der Energiespeicher der Muskulatur zum Erzielen maximaler Trainingseffekte notwendig ist. Die Forscher gehen davon aus, dass einer Muskelfaser immer nur eine begrenzte Menge an Energie zur Verfügung steht. Ein Teil davon wird in die

Muskeln sind elastische Körper, die aus Tausenden von winzigen Fasern bestehen. Eine Faser vereinigt in sich Hunderte so genannte Myofibrillen; das sind die kontrahierenden Elemente des Muskels. Durch regelmäßiges Training nimmt deren Querschnitt zu. Ergebnis: mehr Kraft und Muskelmasse.

Die Myofibrillen wiederum bestehen aus zwei Arten von Molekülen: dem Aktin (dunkel) und dem Myosin (hell). Wenn der Muskel kontrahiert, bewegen sich diese Eiweißstrukturen aufeinander zu.

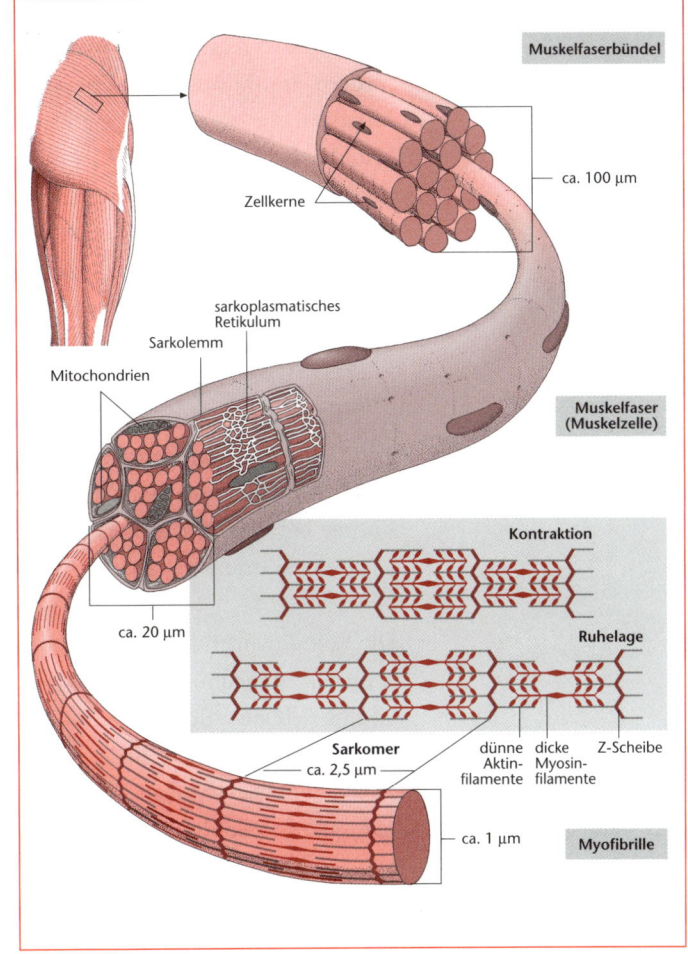

Instandhaltung und den ständigen Umbau der Muskulatur investiert. Auf der «Baustelle Muskel» wird ein Leben lang gearbeitet, ständig finden gleichzeitig aufbauende (anabole) und abbauende (katabole) Prozesse statt – **die Muskelfasern haben eine durchschnittliche Lebenserwartung von nur 30 Tagen, bevor sie abtreten und erneuert werden müssen.** Selbst in Ruhe werden innerhalb eines Tages drei bis vier Prozent Ihrer Muskelfasern abgebaut und durch neue ersetzt. Der verbleibende Teil der Muskelpower ist für die tägliche Arbeit Ihrer Muskeln reserviert.

In Ruhe oder bei Ihrer täglichen Büroarbeit funktioniert dieses System ausgezeichnet. Für beide Prozesse – Muskelumbau und Muskelarbeit – steht genügend Energie zur Verfügung. Beginnen Sie dagegen Ihre Muskeln mit einem Hantel-Workout zu fordern, erhöht sich deren Energiebedarf gewaltig. Dabei gilt: Je intensiver die Muskelarbeit, umso mehr Energie wird benötigt. Entscheidendes Problem dabei ist, dass nun für die Erneuerung der Muskelfasern nicht ausreichend Ressourcen zur Verfügung stehen. Das wiederum bedeutet, dass Muskeleiweiße abgebaut, nicht aber wieder aufgebaut werden können. Mit anderen Worten: Es kommt zu einem Verschleiß an Muskulatur, der umso größer ist, je länger die Energiemangelsituation, sprich die Belastung, andauert.

Glücklicherweise kommt es nach dem Training zu einem verstärkten Aufbau von Muskelproteinen, das heißt, es wird mehr Eiweiß aufgebaut, als zuvor verbraucht worden ist. Ihr Körper bereitet sich so auf den nächsten Ausnahmezustand vor. Bingo: Ihre Muskeln wachsen!

Die Konsequenz für Ihr Training: Provozieren Sie eine Energiekrise! Grundbedingung für ein ausgeprägtes Muskelwachstum ist eine tiefe Energieausschöpfung des Muskels.

> Die Konsequenz für Ihr Training: Provozieren Sie eine Energiekrise! Grundbedingung für ein ausgeprägtes Muskelwachstum ist eine tiefe Energieausschöpfung des Muskels.

Maximale Kontraktionen haben den Vorteil, dass für den Aufbau neuer Muskelfasern während der Zeit der Kontraktion keine Energie mehr zur Verfügung steht. Allerdings dauert eine maximale Kontraktion in der Regel nicht besonders lange, dann geht uns die Puste aus. Der Bedarf an Eiweiß ist dann kurzzeitig sehr hoch, weswegen die Menge an abgebauten Proteinen eher bescheiden ist. **Maximales Training ist demnach ungeeignet, wenn Sie in erster Linie Muskelmasse aufbauen wollen.**

Demgegenüber hat das Training mit niedrigen Lasten den Vorteil, dass die Dauer des Satzes lang sein kann. **Allerdings ist hierbei die Rate des Proteinverbrauchs aufgrund niedriger Intensität nicht sehr hoch.** Folglich muss ein Kompromiss gefunden werden, der eine optimale Belastung mit einer optimalen Wiederholungszahl verbindet.

Als ideal hat sich ein Widerstand von 50–60 Prozent der Maximalkraft bei untrainierten Muskeln und 60–80 Prozent bei trainierten erwiesen. Dieser Widerstand ist hoch genug, um den

Proteinabbau zu forcieren, und dauert andererseits auch lang genug, damit ein nennenswerter Verschleiß an Eiweiß auftritt. Aus diesem Grund eignet sich eine Wiederholungszahl zwischen 6 und 15 für einen schnellen Muskelaufbau besonders gut. Damit aber nicht genug: Zusätzlich wird beim Muskelaufbau die Energiespeicherung in den Glykogendepots (Speicherform der Kohlenhydrate) verbessert und die Energieversorgung der Zellen durch die Produktion neuer «Zellkraftwerke» (Mitochondrien) ausgebaut.

In den ersten Trainingswochen werden Sie eine deutliche Kraftsteigerung bemerken, ohne dass sich der Umfang Ihrer Muskeln vergrößert hätte. Die Ursache hierfür liegt in der durch das Training verbesserten Koordination, d. h., das Zusammenspiel der verschiedenen Muskeln und des Nervensystems hat sich innerhalb eines gezielten Bewegungsablaufs verbessert. Erst später kommt es zu dem gewünschten Muskelaufbau. (Vgl. auch die Begriffe der inter- und intramuskulären Koordination im **Workout-Abc**.)

Das Rätsel des Muskelaufbaus

Ob sich durch Krafttraining auch die Anzahl der Fasern erhöhen lässt, ist noch umstritten. Experten bezeichnen dieses Phänomen als Hyperplasie. Sie vermuten, dass durch die hohe mechanische Beanspruchung während des Workouts eine Neubildung von Muskelfasern ausgelöst werden könnte. Hypertrophie (Verdickung der Fasern) und Hyperplasie (Entstehung zusätzlicher Muskelfasern) stellen Vorsorgemechanismen dar, durch die besonders intensive Spannungsreize auf eine größere Muskelmasse verteilt werden. Die Belastung für die einzelne Muskelfaser wird so reduziert und der Körper vor Überlastungen geschützt.

Muskelfasern –
Der kleine große Unterschied

Alle Menschen sind gleich. – Das gilt vor dem Gesetz, zum Glück nicht vor dem Spiegel. Kein Körper gleicht dem anderen. Jeder hat seine eigenen Stärken und Schwächen. Vieles davon ist bereits genetisch festgelegt, unter anderem auch Ihre Voraussetzungen für Kraft- oder Ausdauersportarten.

Entscheidend für Ihre Karriere als Hobbyschwerathlet oder Marathonläufer ist die Zusammensetzung Ihrer Muskulatur. Dafür sind besonders zwei Arten von Muskelfasern verantwortlich:

> Entscheidend für Ihre Karriere als Hobbyschwerathlet oder Marathonläufer ist die Zusammensetzung Ihrer Muskulatur.

Typ 1: Die Marathon-Fasern

Diese langsam zuckenden (engl.: slow twitch) Fasern werden aufgrund ihres hohen Gehalts an Myoglobin auch rote Muskelfasern genannt. Myoglobin ist eine Substanz, mit deren Hilfe dem Blut Sauerstoff entnommen wird. Diese Fasern besitzen im besten Fall die Kraft, Sie durch die Hölle des Iron-Man zu tragen, und ihre Leistung lässt sich am effektivsten durch Kraftausdauertraining verbessern. Aber leider lassen sich mit ihnen keine Muskelberge aufbauen.

Typ 2: Die Power-Fasern

Diese schnell zuckenden (engl.: fast twitch) Fasern besitzen gegenüber den Slow-Twitch-Fasern einen geringeren Anteil an Myoglobin und werden deshalb auch weiße Muskelfasern genannt. Sie ermöglichen schnelle, starke Kontraktionen und neigen eher zur Verdickung als die roten Muskelfasern. Sie werden durch ein Training mit schweren Gewichten und weniger durch

Wiederholungen gefordert und verhelfen Ihnen zu einer muskulösen, V-förmigen Figur.

Im Klartext heißt das: Um die schnell kontrahierenden Fasern zu fordern, sind Trainingsreize mit hoher Intensität notwendig. Bei geringer Intensität werden vor allem die langsam kontrahierenden Fasern aktiviert.

Die Verteilung von roten und weißen Muskelfasern liegt bei etwa 40 zu 60 Prozent. Durch intensives aerobes Ausdauertraining, wie bei einem Marathonlauf, können die weißen verstärkt Eigenschaften der roten Muskelfasern übernehmen – umgekehrt funktioniert das leider nicht. Zwar können sich beide Fasertypen durch Training verdicken, die weißen Muskelfasern neigen aber eher zu einer Querschnittszunahme als ihre roten Kollegen. Athletische Männer mit einem hohen Anteil an weißen Muskelfasern werden deswegen schneller Muskeln aufbauen als solche, die dank zahlreicher roter Fasern ein ausgezeichnetes Potenzial für Ausdauerleistungen besitzen.

Muskelfasern können ihre Bestimmung offenbar nicht ändern. Das bedeutet, Sie können mit Ihrem Training Ihr physisches Leistungsvermögen erheblich verbessern, nicht aber die von Geburt an bestimmten Voraussetzungen. Berücksichtigen Sie diese Überlegung bei der Festlegung Ihrer Ziele und nehmen Sie es als Bestätigung einer der wesentlichen Maximen für ein erfolgreiches Training: Fitness ist individuell.

Der jeweilige Anteil der beiden Fasertypen ist nicht nur bei jedem Menschen unterschiedlich, er variiert auch von Muskel zu Muskel. Im Wesentlichen hängt er von der spezifischen Funktion der Muskeln ab. Halte- und Stützmuskeln wie die Bauch- und Rückenmuskulatur haben bei den meisten Menschen einen hohen Gehalt an roten Muskelfasern. Weiße Fasern finden sich zum Beispiel in hohem Maße im Oberarm. *Als Faustregel gilt: Wo permanente Arbeit notwendig ist, dominieren die langsamen, ausdauernd arbeitenden Fasern. Die weißen, intensiv-kurzfristig wirkenden Fasern dominieren dagegen in Muskeln, die bei schnellen Reaktionen gefordert werden.*

Um Ihre persönliche Verteilung der Muskelfasertypen zu bestimmen, müsste man Ihnen per Biopsie unter die Haut gehen.

Schmerzfrei und ebenso wirkungsvoll ist es, wenn Sie Ihre körperliche Reaktion während und nach dem Training beobachten: Welche Muskelpartien reagieren eher auf eine hohe und welche besser auf eine niedrige Anzahl von Wiederholungen mit der gewünschten Querschnittszunahme? Später können Sie mit diesem Wissen in Ihren Workouts für jede Körperpartie die optimale Trainingsmethode bestimmen.

Muskel-Profil: Die Eigenschaften der Muskelfasern im Überblick

Slow-Twitch-Fasern	Fast-Twitch-Fasern
Dünner	Dicker
Geringere Kontraktionsgeschwindigkeit	Höhere Kontraktionsgeschwindigkeit
Ermüdungsresistenter	Schneller ermüdbar
Positiv für Ausdauer	Positiv für Kraft und Schnelligkeit

(nach Boeckh-Behrens / Buskies: Fitness-Krafttraining, S. 25)

Muskuläre Kontraktionsformen

Unsere Muskeln sind wahre Experten: Sie haben sich auf zwei Arten von Arbeit spezialisiert. Entweder leisten sie Bewegungsarbeit (auch als dynamische oder isotonische Arbeit bezeichnet) oder Haltearbeit (auch bekannt als statische oder isometrische Arbeit). **Die dynamische Arbeitsweise lässt sich in eine konzentrische und eine exzentrische Kontraktionsform untergliedern.**

- Bei **konzentrischen oder auch positiven Bewegungen** überwinden Sie einen Widerstand, z. B., wenn Sie ein Gewicht anheben. Beispiel: Beim Bizepscurl mit der Kurzhantel wird die Hantel angehoben, indem der Ellbogen gebeugt wird, wenn die aufgebrachte Kraft größer ist als die Last der Hantel.
- In der **exzentrischen oder negativen Bewegungsphase** geben Sie dem Widerstand nach, das Gewicht wird heruntergelassen, und die Muskeln erreichen wieder ihre volle Länge. Beim Beispiel des Bizepscurls wäre dies das kontrollierte Senken der Hantel bei der Ellbogenstreckung.

Zusammengefasst: Ein ausgewogenes Grundlagentraining, das die Muskeln konzentrisch und exzentrisch bei einer dynamischen oder isotonischen Bewegung belastet, ist das beste für Ihre umfassende muskuläre Fitness – genauso werden die Muskeln im täglichen Leben, bei der Arbeit und in anderen Sportarten eingesetzt. Spezifische statische oder isometrische Übungen eignen sich lediglich als Ergänzungen, um Ihr Training aufzulockern.

Muskelspiel – Funktionen der Muskulatur

Die Voraussetzung für ein erfolgreiches Training ist also optimal, ein großer Teil unseres Körpers besteht aus reiner Muskelmasse. Für maximale Erfolge aber reicht bloße Masse nicht aus. Nur mit exakt aufeinander abgestimmten «Muskelteams» können Sie Bestleistungen erzielen. Betrachten Sie sich als Coach Ihrer Muskulatur, dessen Aufgabe es ist, ein kraftvolles und harmonisches Muskelspiel zu fördern. Hier sind die notwendigen Informationen über die Aufstellung Ihrer Mannschaft:

Als Spielfeld dient das Stützgerüst unseres Körpers, das Skelett. Es besteht aus mehr als 210 Knochen, die gelenkig miteinander verbunden sind. Jedes bewegliche Gelenk wird von mindestens zwei Muskeln überbrückt, die auf beiden Seiten über eine Sehne mit dem jeweiligen Knochen verbunden sind. Zieht sich der Muskel nun auf Ihr Kommando hin zusammen, wird die Kraft durch die Sehne auf den frei beweglichen Knochen übertragen. Sind sich die Knochen auf diese Weise einander näher gekommen, kann der eben noch aktive Muskel, auch **Agonist** (aus dem griechischen Agonistes: Streiter) genannt, an dieser Bewegung nichts mehr ändern – er kann sich ja lediglich zusammenziehen, nicht aber aktiv strecken. Jeder Muskel hat daher seinen **Gegenspieler**, den **Antagonisten** (aus dem griechischen Antagonis: Gegenstreiter), der immer die genau gegenläufige Bewegung ausführt. Bei Bewegungen in die entgegengesetzte Richtung sind die Rollen genau andersherum verteilt. Der Antagonist wird zum Agonisten und umgekehrt. Ein Beispiel: Beim Beugen des Ellbogens ist der Bizeps des Oberarms der Agonist und der Trizeps auf der Rückseite des Oberarms der Antagonist. Aber in der Streckung des Ellbogens ist der Trizeps der Agonist und der Bizeps der Antagonist.

Zusätzlich steuert der jeweilige Antagonist durch ein langsames Nachgeben das Abbremsen der Hauptbewegung. Sämtliche effektiven Bewegungen erfordern immer die Kraft der Agonisten und eine perfekte Koordination mit den Antagonisten. Sind mehrere Muskeln an derselben Bewegung beteiligt und ziehen gemeinsam über ein Gelenk in die gleiche Richtung – das heißt, unterstützen sie sich gegenseitig in ihrer Kraftrichtung –, spricht man von **Mitspielern** oder **Synergisten**.

Was heißt das für Ihr Training? Entscheidend für Ihre Kraftentwicklung und damit für den Muskelaufbau ist das perfekte Zusammenspiel aller an einer Bewegung beteiligten Muskeln. Höchstleistungen lassen sich nur mit einer perfekt koordinierten Muskulatur erreichen.

Bei vielen Übungen im Krafttraining braucht nur ein Muskel nicht optimal zu arbeiten, um die gesamte Bewegung aus dem Fluss zu bringen, geradeso wie bei einer Mannschaft, die nur dann Spitzenleistungen bringen kann, wenn sämtliche Spieler in Topform sind.

Beginnen Sie daher Ihr Programm mit so genannten komplexen Übungen, bei denen Sie mehrere Muskelgruppen gleichzeitig beanspruchen, um Kraft aufzubauen und Ihre Koordination zu schulen. Das isolierte Training einzelner Muskeln, wie etwa bei einem Bizeps-Curl, sollten Sie dagegen als die Kür in Ihrem Workout betrachten. Eine massive Brustmuskulatur oder ein umfangreicher Bizeps alleine bringen Sie dem Ziel eines sportlichen, kraftvollen Körpers nicht näher. Nutzen Sie stattdessen Ihr gesamtes, beachtliches Potenzial.

Entscheidend für Ihre Kraftentwicklung und damit für den Muskelaufbau ist das perfekte Zusammenspiel aller an einer Bewegung beteiligten Muskeln. Höchstleistungen lassen sich nur mit einer perfekt koordinierten Muskulatur erzielen.

Beginnen Sie daher Ihr Programm mit so genannten komplexen Übungen, bei denen Sie mehrere Muskelgruppen gleichzeitig beanspruchen, um Kraft aufzubauen und Ihre Koordination zu schulen.

Trainingssignale

Unter unseren Skelettmuskeln besteht eine klare Aufgabenteilung: Jeder einzelne der insgesamt rund 640 Muskeln kann ein Gelenk auf eine ganz bestimmte Art und Weise in Aktion versetzen. Als Ursprung eines Muskels bezeichnet man dabei die näher zur Körpermitte gelegene, unbewegliche Verbindungsstelle, während der Ansatz die von der Körpermitte entfernt befestigte Verbindung darstellt.

Letztlich geht es bei der Auswahl einer Übung für einen bestimmten Muskel oder Muskelbereich darum festzustellen, welches Gelenk er wie bewegen kann. So lassen sich einerseits für jeden Muskel und für jede Muskelgruppe optimal geeignete Übungen auswählen, und andererseits ist es möglich, bei einer Übung genau zu sagen, welche Muskeln am stärksten an der Bewegung mitwirken.

Die Muskelspannung an der richtigen Stelle zu spüren gehört zu den sichersten Zeichen einer korrekten Ausführung und ist eine Garantie für ein erfolgreiches Training.

Muskel-Know-how

Keine Sorge! Sie müssen beim Krafttraining nicht die Funktion jedes einzelnen Muskels auswendig lernen – allerdings sollten Sie Hauptmuskelgruppen kennen. Wer weiß, wo seine Muskeln sitzen, kann bewusster trainieren! Die beiden Grafiken zeigen Ihnen die wichtigsten Muskelgruppen auf der Vorder- und der Rückseite des männlichen Körpers: ➡

Effektiver Muskelaufbau

So einfach erkennen Sie, ob Sie wirklich das Richtige trainieren:

Diese Übung ...	...sollten Sie hier fühlen ...	... aber nicht hier
Crunch	Bauchmuskeln	unterer Rücken, Nacken
Bankdrücken	Brust, Trizeps	Schultergelenk
Bizeps-Curl	Oberarm	Ellbogen, Handgelenk
Seitheben	Schultern, oberer Rücken	Ellbogen, Nacken
Latziehen	oberer Rücken	Schultergelenke, Arme
Bein-Curl	Rückseite Oberschenkel	unterer Rücken
Beinstrecken	vorderer Oberschenkel	Knie
Rudern	oberer Rücken	unterer Rücken, Arme
Kniebeuge	Beine, Gesäß	Knie, unterer Rücken
Trizepsdrücken	Oberarm	Ellbogen

Ein Blick in den Kraftraum des Körpers

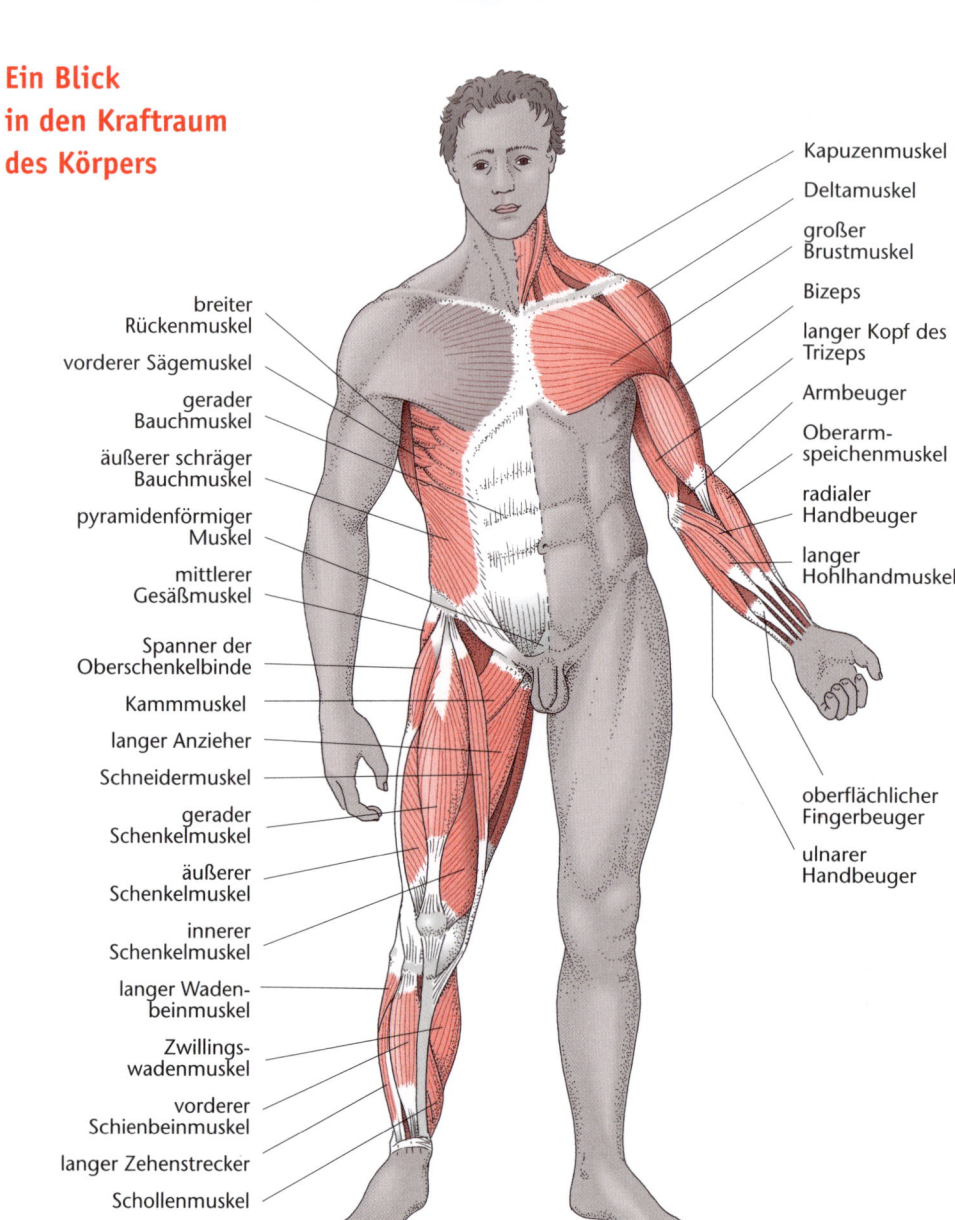

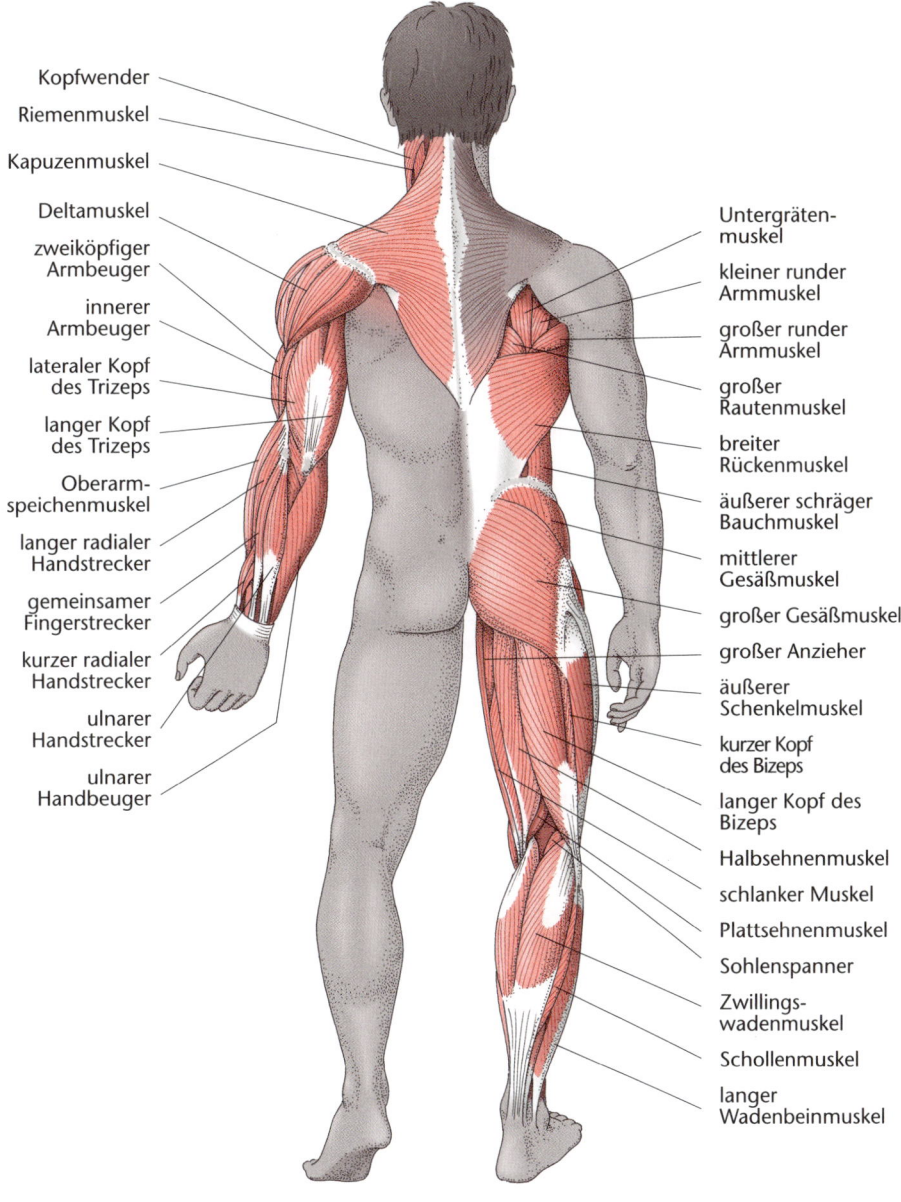

Bei einem perfekten Körper stimmen auch die Details!

Egal, ob Sie zu den Einsteigern oder Veteranen in Ihrem Fitness-Studio gehören – wenn Sie ehrlich sind, haben auch Sie Muskeln, denen Sie kaum Aufmerksamkeit schenken oder die Sie einfach vergessen. Leider trainieren die Übungen, die Sie aufgrund Ihres Körperbaus oder aus Gewohnheit am liebsten machen, nicht unbedingt die Muskelpartien, die es am nötigsten hätten. Zwar sichert Ihnen ein austrainierter Waschbrettbauch auf jeden Fall Bewunderung, doch auch er kommt erst so richtig zur Geltung, wenn das Spannungsverhältnis Ihrer gesamten Muskulatur stimmt. Gerade die kleinen und auf den ersten Blick nicht sichtbaren Muskelgruppen sorgen für eine aufrechte Haltung und einen sauberen Bewegungsablauf. Da die meisten von uns ihr Geld eher am Schreibtisch als beim Holzfällen verdienen, ist die für eine aufrechte Haltung notwendige Muskulatur zwischen den Schulterblättern oft ziemlich verkümmert. Sollten Sie obendrein bei Ihrem Workout die Muskeln des oberen Rückens zugunsten starker Brustmuskeln vernachlässigen, ist der Rundrücken oder der chronisch verspannte Nacken garantiert.

Für optimale Trainingsergebnisse ist es notwendig, einander entgegengesetzte Muskelgruppen gleichmäßig zu belasten. Dieses Prinzip gilt nicht nur für gegenüberliegende Muskelgruppen, sondern auch für verschiedene Körperteile. Eine gut ausgebildete Rückenmuskulatur lässt Schultern breit erscheinen; kräftige Rückenstrecker unterstützen eine beneidenswerte Körperhaltung. Fazit: **Nur eine Trainingsvielfalt garantiert eine gute Muskelqualität – gesundheitlich und optisch. Einseitig trainierte Muskeln sind häufig verkürzt, schlecht durchblutet und verletzungsanfällig.** Wenn Sie bestimmte Muskeln stärker trainieren möchten, sollten Sie die Vielfalt nicht vernachlässigen, sondern alle anderen wichtigen Muskelgruppen ebenfalls fordern. Das Ergebnis eines solchen Trainings ist ein ausgewogenes Kräfteverhältnis der einzelnen Muskelgruppen untereinander und damit eine solide Basis auf dem Weg zu Ihrem persönlichen Trainingsziel. Positiver Nebeneffekt: Ihr Workout wird nie langweilig!

Burn, baby, burn!
Durch Muskeln Fett verbrennen

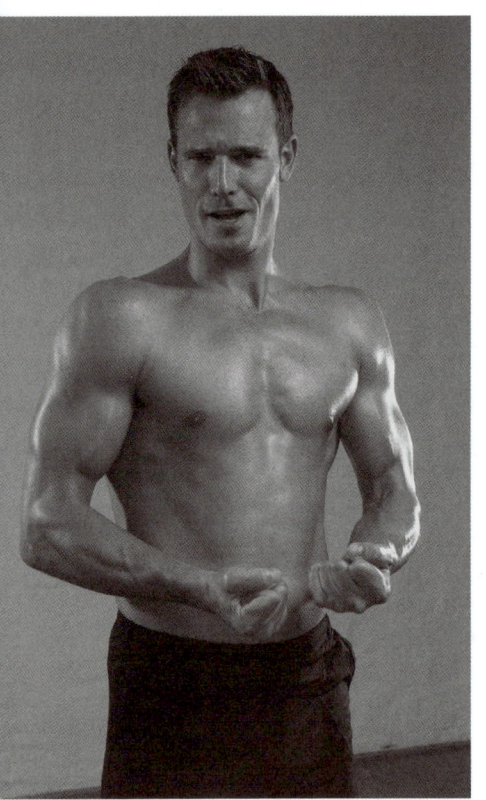

Sie haben geglaubt, dass nur Ausdauertraining Ihr Fett verbrennt? Irrtum! Aber trösten Sie sich, damit stehen Sie nicht alleine. Den Gegenbeweis und damit eine zusätzliche Motivation, zur Hantel zu greifen, brachte eine Studie des American Council on Exercise und der National Acadamy of Sportsmedicine. Zwei Monate lang wurden 72 Männer und Frauen untersucht, die in zwei Gruppen trainierten. Diejenigen, die lediglich Ausdauertraining machten, verloren durchschnittlich eineinhalb Kilo Körpergewicht und ein halbes Kilo Muskelmasse. Die Vergleichsgruppe, die Krafttraining mit einem leichten aeroben Ausdauertraining verband, nahm im Schnitt fünf Kilo ab und gewann ein Kilo Muskeln dazu.

Wie ist das möglich? Krafttraining stimuliert den Aufbaustoffwechsel. Diese Aufbauprozesse bilden besonders bei kontrollierter Kalorienzufuhr neues Gewebe auf Kosten der Fettdepots. Und zwar nicht nur während des Trainings. Auch die Nachbelastungsphase ist noch über Stunden sehr hoch, sodass es noch lange nach dem Workout zu einer erhöhten Fettverbrennung kommt. Das ist der große Vorteil des Muskeltrainings im Vergleich zum Ausdauertraining: Nach einem aeroben Training, etwa am Fahrradergometer, ist die Stoffwechselrate nach einer Stunde schon wieder normal. Nach einem Krafttraining liegt die Stoffwechselleistung auch nach zwei Stunden noch bei gut zwölf Prozent über normal, nach 15 Stunden immer noch bei sieben Prozent.

Damit nicht genug: Während des Ausdauertrainings verbrennen Sie zwar mehr Fett als beim Krafttraining. Letzteres erhöht jedoch langfristig Ihre Fettverbrennung – selbst im Schlaf. Je mehr Muskelmasse Sie aufgebaut haben, desto höher wird der permanente Grundumsatz Ihres Körpers. Jedes zusätzliche Gramm an Muskelmasse erhöht Ihren Kalorienverbrauch. Der Energiebedarf des Körpers wird damit erhöht – 24 Stunden am Tag, selbst im Tiefschlaf. Der amerikanische Fitnessforscher Wayne Westcott fand heraus, dass etwa ein bis anderthalb Kilo zusätzliche Muskelmasse ausreichen, um täglich 70 bis 100 zusätzliche Kalorien zu verbrennen. Bei einer gleich bleibenden Kalorienzufuhr durch die Nahrung werden Sie also garantiert abnehmen.

Natürlich sollten Sie deswegen Ihr Ausdauertraining nicht vernachlässigen. *Gerade wenn Sie bereits den einen oder anderen Rettungsring mit sich herumtragen, sollten Sie nach Möglichkeit dreimal wöchentlich 20 Minuten Ausdauertraining an Ihr Krafttraining dranhängen.* Dabei wird die Durchblutung der Muskeln gefördert, was wiederum Ihrem Muskelaufbau zugute kommt. Um dem Fett an Bauch und Hüfte langfristig zu Leibe zu rücken, kombinieren Sie am besten regelmäßiges Ausdauer- mit Krafttraining. Wenn Sie aus Zeitmangel beides auf einen Termin legen, starten Sie nach dem Aufwärmen mit dem Krafttraining. So raubt Ihnen der Ausdauersport nicht die Puste für die Bewegungsabläufe beim Gewichtheben, die Sie konzentriert ausführen müssen.

Zum Muskelauf- und Fettabbau ist es am effektivsten, ein Krafttraining für den ganzen Körper zu absolvieren. So erarbeiten Sie sich einen gleichmäßig muskulösen Körper, dessen Energieverbrauch hoch ist, und sehen dabei trotzdem nicht wie ein «Muskelprotz» aus.

Ihre Erfolgsgarantie

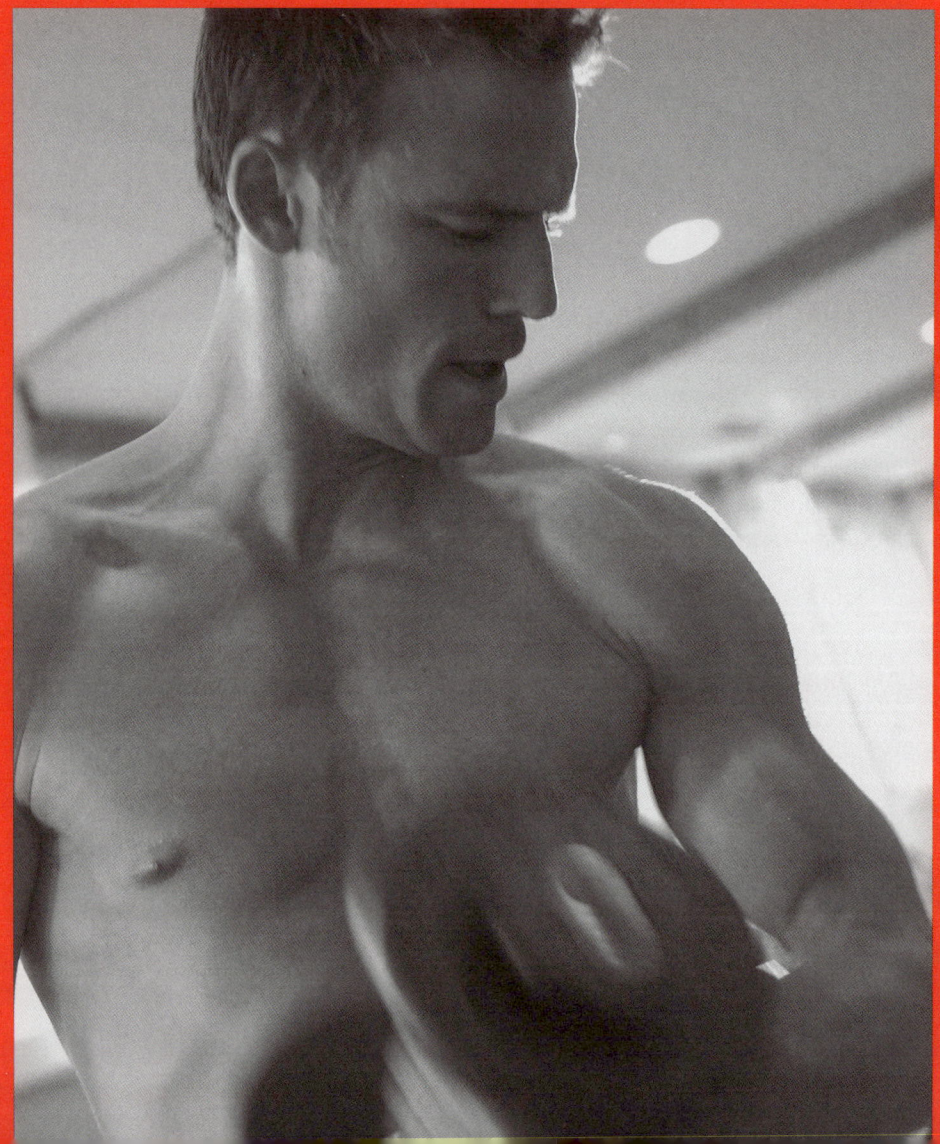

Die wichtigsten Trainingsprinzipien

Bringen Sie Ihre Muskeln aus dem Gleichgewicht!

Steigern Sie Ihre Belastung allmählich!

Nur in den Pausen werden Sie stärker!

«Use it, or lose it!» – Belasten Sie sich regelmäßig!

Wechseln Sie öfter mal die Methode: Kraft mit System

Muskelbaupläne

Langfristige Planung: So sichern Sie sich eine fette Muskelrendite

Einen Körper zu formen ähnelt dem Bau eines Hauses: Wenn das Ergebnis stark und von Dauer sein soll, brauchen Sie vor dem Start einen genauen Plan. Natürlich können Sie einfach drauflosstemmen, um Muskeln aufzubauen – aber einen Traumkörper bekommt nur, wer einige Grundlagen der Trainingswissenschaft kennt und beherzigt. Wenn Sie die wesentlichen Trainingsprinzipien missachten, hilft aller Aufwand nichts.

In diesem Kapitel lernen Sie die wichtigsten Trainingsarten und -prinzipien im Überblick kennen. Ziel ist es, Trainingserfolge zu maximieren, Übertraining, Verletzungen oder Schäden zu vermeiden und ein vielseitiges und ausgewogenes Training zu ermöglichen. Vielleicht scheint Ihnen der eine oder andere Tipp ein Selbstgänger zu sein, aber beherzigen Sie ihn auch tatsächlich bei Ihrem Training?

Lesen Sie diese Seiten aufmerksam, und Sie können sich einen Personal-Trainer sparen. Mit diesem Grundwissen sind Sie in der Lage, in den eigenen vier Wänden selbständig und sicher zu trainieren oder in ihrem Fitness-Studio dem Trainer beim Fachsimpeln Paroli zu bieten.

Bringen Sie Ihre Muskeln aus dem Gleichgewicht!

Egal, auf welchem Leistungsniveau Sie sich befinden: Einige Trainingsprinzipien gelten für alle Sportler. Dabei spielt es keine Rolle, ob Sie sich auf Ihren nächsten Marathon vorbereiten oder versuchen, Ihre persönliche Leistungsgrenze im Bankdrücken zu sprengen – das Grundprinzip ist immer das gleiche: **Bringen Sie Ihren Körper aus dem Gleichgewicht!** Diese Maxime hängt mit dem biologischen Motor des Trainings zusammen, dem Gesetz der Homöostase. Es besagt, dass der Organismus sein Leistungsvermögen an die Anforderungen seiner Umwelt anpasst, um ein dynamisches Gleichgewicht zu erhalten. Auf erhöhte Ansprüche, etwa durch ein regelmäßiges Hanteltraining, reagiert Ihr Körper demnach prompt: Er erhöht die Leistungsfähigkeit der Muskeln – sie wachsen.

Umgekehrt gilt: Werden Ihre Muskeln nicht regelmäßig beansprucht, werden sie unaufhaltsam abgebaut. Unfair? Wohl kaum, eher ökonomisch, denn Ihr Körper leistet immer nur das, was Sie von ihm fordern. Wollen Sie Ihre Power weiter steigern, dann müssen Sie Ihre Muskeln vor immer größere Herausforderungen stellen. Haben Ihre Muskelfasern erst einmal ein bestimmtes Niveau erreicht, dann reagieren sie auf Anforderungen nur durch höhere Trainingsreize mit Wachstum. Die Prinzipien, die dabei gelten, sind eindeutig und für alle Sportler verbindlich – gleichgültig, ob Sie an Olympischen Spielen oder Kreismeisterschaften teilnehmen wollen: **Trainingsprozesse verlaufen auf jedem Leistungsniveau stets nach denselben Zyklen von Belastung, Ermüdung, Erholung und Anpassung.**

Steigern Sie Ihre Belastung allmählich!

Zu Beginn des Krafttrainings werden Sie mit schnellen Erfolgen belohnt, da bereits geringe Trainingsreize ausreichen, um Ihre Muskeln zu vergrößern. Anschließend nehmen die Steigerungsraten aber stetig ab. Um ein kontinuierliches Muskelwachstum zu erzielen, folgen Sie deshalb dem Prinzip der allmählichen Belastungssteigerung, indem Sie Ihre Leistungsgrenze regelmäßig alle zwei Wochen in die Höhe treiben. Das bedeutet aber nicht, zusätzliche Kilos zu stemmen. *Bevor Sie Ihre Trainingsintensität durch zusätzliche Gewichte verschärfen, sollten Sie zunächst …*

- … die Trainingshäufigkeit erhöhen – Trainieren Sie besser drei- statt zweimal!
- … den Trainingsumfang ausdehnen – Führen Sie bei jeder Übung eine Serie mehr aus!
- … die Belastungsdauer erweitern – Erhöhen Sie die Wiederholungszahl pro Serie!
- … die Belastungsdichte steigern – Verkürzen Sie Ihre Pausen zwischen den Serien!
- … die Bewegungsgeschwindigkeit während einer Serie reduzieren – Führen Sie die einzelnen Übungen langsamer aus.

Extrabonus: Eine Belastungssteigerung in kleinen Schritten hilft auch, Überlastungserscheinungen des Bewegungsapparates vorzubeugen. Sie erlauben auf diese Weise Ihrem Bindegewebe und Ihren Sehnen, sich den gestiegenen Trainingsanforderungen anzupassen, da diese passiven Strukturen wesentlich langsamer an entsprechender Festigkeit gewinnen. *Trainieren Sie nach dem Motto: «Optimal statt maximal!»*, und ersparen Sie sich so unfreiwillige Trainingspausen.

Nur in den Pausen werden Sie stärker!

Wussten Sie, dass der eigentliche Muskelaufbau in den Ruhephasen zwischen den Trainingseinheiten stattfindet? Klingt eigentlich ganz einfach, doch wie so oft liegen die Tücken im Detail.

Die Steigerung beginnt zunächst mit der Ermüdung des Organismus nach dem Training. Während des Trainings werden von den Muskeln Höchstleistungen gefordert. Nach einer intensiven Trainingseinheit sind vielleicht sogar einige Muskelfasern durch mikroskopisch kleine Risse «verletzt». Kein Grund zur Sorge: Der Körper «repariert» das zerstörte Muskelgewebe wieder durch über die Nahrung zugeführte Proteine. Um der Trainingsbelastung das nächste Mal besser gewachsen zu sein, kommt es zu einem Muskelaufbau durch die Verdickung des Muskelfaserquerschnittes. Während der anschließenden Erholungsphase regeneriert sich der Körper über das ursprüngliche Leistungsniveau hinaus. Die Folge: Der Muskel ist minimal gewachsen. Sie sind auf dem richtigen Weg zu einem muskulösen, modellierten Körper.

> Während der anschließenden Erholungsphase regeneriert sich der Körper über das ursprüngliche Leistungsniveau hinaus. Die Folge: Der Muskel ist minimal gewachsen. Sie sind auf dem richtigen Weg zu einem muskulösen, modellierten Körper.

Wer seinen Muskeln allerdings nicht genügend Ruhezeit gönnt, erreicht das Gegenteil. Die noch angeschlagenen Fasern bauen beim nächsten Training weiter ab und der Muskel wird schwächer. Sie werden nicht stärker, sondern schlapper und müder. Achtung Übertraining! Gefahrensymptome: Sie fühlen sich bereits nach dem Aufstehen wie erschlagen, Ihre Herzfrequenz ist ungewöhnlich hoch, Sie haben keinen Appetit mehr.

Bei optimaler Verteilung und Häufigkeit der Trainingseinheiten sind die Pausen weder zu lang noch zu kurz. Versuchen Sie den neuen Trainingsreiz am Punkt des größten Mehrausgleichs zu setzen, und Ihr Trainingszustand entwickelt sich bei allmählich steigender Belastung kontinuierlich nach oben. Allem Ehrgeiz zum Trotz – wenn Sie sich kraft- und lustlos fühlen, gönnen Sie sich lieber einen weiteren Tag Pause. Gut erholt schaffen Sie beim nächsten Mal garantiert persönliche Bestleistungen!

Lassen Sie nach einem harten Krafttraining die Hanteln für etwa 48 Stunden liegen, damit Sie sich nicht «in den Keller trainieren», wenn Sie mit der erneuten Trainingsbelastung zu früh starten. **Die Erholungszeiten sind von Mensch zu Mensch sehr unterschiedlich und hängen von zahlreichen Faktoren ab, wie etwa dem Trainingsumfang, der Satz- und Wiederholungszahl, den Pausenlängen zwischen den Sätzen und den Trainingsgewichten.** Beachten Sie außerdem, dass sich Ihre Muskeln unterschiedlich schnell von einer Trainingsbelastung erholen, sodass kleinere vielleicht schon wieder trainingsbereit sind, während größere noch gar nicht voll erholt sind. Generell betreffen die Zeitangaben zu den jeweiligen Ruhephasen nur die jeweils belastete Muskelgruppe. Wenn Sie also am ersten Tag Ihre Brustmuskulatur trainiert haben, können Sie ohne weiteres am folgenden Tag intensiv den Rücken trainieren. Gleiches gilt für ein begleitendes Ausdauerprogramm. Sie können am Erholungstag für das Krafttraining ohne weiteres ein leichtes Ausdauerprogramm absolvieren, da hier eine andere Art der Belastung auftritt.

Bei einem durchdachten Trainingskonzept bilden Belastung und Erholung eine Einheit. In der möglichst genauen zeitlichen Bestimmung der Superkompensation besteht eine der wichtigsten Aufgaben der Trainingsplanung. Grundsätzlich gilt: Je besser Sie trainiert sind, desto früher können Sie auch wieder ans Eisen. Vertrauen Sie bei der Planung der Trainingshäufigkeit auf Ihr Körpergefühl oder – noch besser – auf Ihr Trainingstagebuch! (Vgl. S. 214)

> **Bei einem durchdachten Trainingskonzept bilden Belastung und Erholung eine Einheit.**

Trainingsphasen: Dosierte Belastung. Das richtige Timing fürs Muskelwachstum

Jedes Training bedeutet zunächst eine gezielte Ermüdung der Muskulatur. Um der Anforderung beim nächsten Training besser gewachsen zu sein, passt sich der Körper in der Regenerationsphase wie folgt an: Die «Schäden» werden repariert, und die Muskulatur wird über das ursprüngliche Leistungsniveau hinaus aufgebaut («Superkompensation»). Muskelaufbau findet also nicht während des Trainings, sondern in den Ruhephasen statt.

Wer zu oft hintereinander trainiert, verringert seine Leistungsfähigkeit. Achtung: Die meisten Anfänger im Fitness-Studio trainieren in ihrer Anfangseuphorie zu oft und zu hart. Übliche Folge: Nach einigen Wochen brechen sie das Training wieder ab. Kein Wunder, denn der Körper ist an die Anforderungen noch nicht gewöhnt und reagiert mit Demotivation und kleineren Verletzungen. Richtlinie für Anfänger: Maximal alle zwei Tage trainieren.

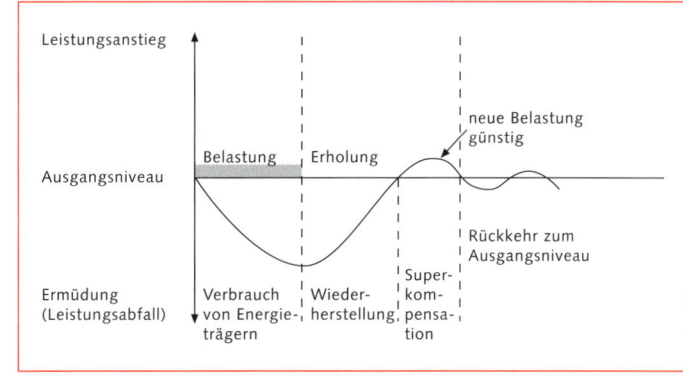

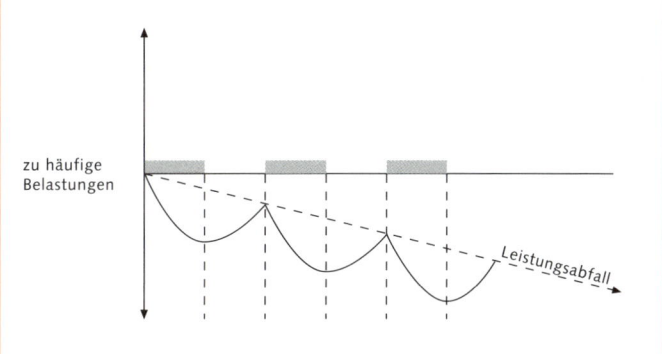

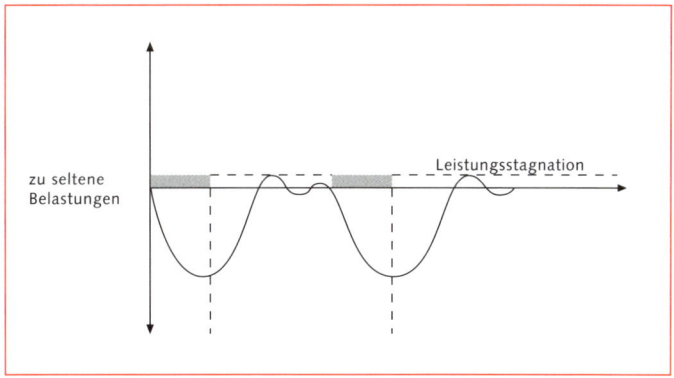

Nur in den Pausen werden Sie stärker!

«Use it, or lose it!» – Belasten Sie sich regelmäßig!

Wenn Sie hingegen nur alle 14 Tage ins Fitnessstudio gehen, können Sie Ihren Mitgliedsbeitrag gleich spenden. Die Erfolge werden lange auf sich warten lassen, denn Ihre Muskeln wachsen nur, wenn Sie regelmäßig trainieren. Um dem Prinzip der regelmäßigen Belastung treu zu bleiben, sollten Sie Ihr Training möglichst gleichmäßig über einen längeren Zeitraum verteilen und dabei mindestens zweimal in der Woche trainieren. Denn: Kurzfristig antrainierte Muskeln verschwinden auch schnell wieder. Wenn Sie zu selten trainieren, können Sie im besten Fall Ihr Niveau halten.

Idealerweise erfolgt ein neuer Trainingsreiz auf dem Höhepunkt der Superkompensation. **Ideal für Einsteiger sind rhythmische Einheiten mit ausreichender Pause dazwischen. Also zum Beispiel Montag, Donnerstag und Sonntag.** Wer dennoch jeden Tag ins Fitnessstudio gehen möchte, sollte den Umfang und die Intensitäten des Trainings reduzieren und einteilen. Das heißt: Nicht jeden Tag den gesamten Körper trainieren, sondern sich in jeder Einheit abwechselnd auf einzelne Muskelgruppen konzentrieren. Diese Form des Trainings ist allerdings eher für Fortgeschrittene zu empfehlen.

Fazit: *Das Wichtigste für einen spürbaren Trainingseffekt: die Regelmäßigkeit. Betrachten Sie Ihr Training als ein hochwirksames Wundermittel: Zu wenig nützt nichts, zu viel schadet, nur die richtige Dosis führt zu Ihrem Traumkörper.*

Fazit: Das Wichtigste für einen spürbaren Trainingseffekt: die Regelmäßigkeit. Betrachten Sie Ihr Training als ein hochwirksames Wundermittel: Zu wenig nützt nichts, zu viel schadet, nur die richtige Dosis führt zu Ihrem Traumkörper.

Wechseln Sie öfter mal die Methode: Kraft mit System

Sie ernähren sich gesund, halten sich an ein ausgewogenes Trainingsprogramm und gönnen sich ausreichend Ruhephasen. Dennoch bleibt Ihr Armumfang seit Monaten unverändert? Dann wird es vielleicht Zeit, Ihre Trainingsmethode mal zu überprüfen, denn: Drei mal zehn ist nicht gleich fünf mal sechs – das gilt zumindest für das Krafttraining. Die Anzahl der Wiederholungen entscheidet über die Resultate Ihres Trainingseinsatzes.

Um Ihre Muskeln auszutrainieren, sollten Sie Ihre Trainingsmethoden mit System wechseln. Nur der Sportler, der über die unterschiedlichen Auswirkungen verschiedener Trainingsvariationen Bescheid weiß, wird hervorragende Erfolge erzielen. Neben einem allgemeinen Fitness- und dem klassischen Muskelaufbautraining ist der systematische Wechsel zwischen einer Verbesserung Ihrer Kraftausdauer und – bei erfahrenen Freizeitsportlern – auch Ihrer Maximalkraft entscheidend.

Damit der Körper nicht überlastet wird und möglichst kontinuierliche Fortschritte erzielt werden, empfiehlt es sich, nicht länger als vier bis sechs Wochen in einem bestimmten Schwerpunktbereich zu trainieren. Ein regelmäßiger Wechsel des Trainingsplans in diesem Rhythmus wird als Periodisierung bezeichnet.

Stufe 1: Mit Ausdauer zu mehr Muskeln

Grundlage für zukünftige Trainingsbelastungen bildet ein gezieltes **Kraftausdauertraining** mit ein bis drei Durchgängen je Übung. Die Kraftausdauer entspricht der Widerstandfähigkeit der Muskulatur gegen die Ermüdung bei langen Kraftleistungen, sprich bei hohen Wiederholungszahlen. **Dabei führen Sie 20–25 Wiederholungen in ein bis zwei Sätzen mit jeweils ein bis zwei Minuten Pause aus.** Der Lohn dafür ist neben einem deutlichen Kraftzuwachs eine wesentlich stärker durchblutete Muskulatur. Es werden zahllose neue Kapillaren gebildet, feinste Blutgefäße, die den für die Energiegewinnung unentbehrlichen Sauerstoff an die Zellen heranführen. Was das bringt? Die verbesserte Sauerstoffversorgung und Stoffwechselsituation verkürzen die Regenerationszeiten, was den anschließenden Muskelaufbau fördert und die hart antrainierte neue Muskelmasse immer wieder ausreichend mit Nährstoffen versorgt. Zudem erlauben Sie auf diese Weise Ihren Bändern und Gelenken, sich bei der relativ geringen Gewichtsbelastung den gestiegenen Trainingsanforderungen anzupassen!

> Grundlage für zukünftige Trainingsbelastungen bildet ein gezieltes Kraftausdauertraining

Stufe 2: Das Muskelfundament

Wollen Sie die Anzahl Ihrer Klimmzüge steigern oder möglichst schnell zu einem beneidenswerten Körper kommen? Dann verbessern Sie Ihre Maximalkraft, denn sie legt die größtmögliche Kraftentfaltung fest, die Sie beim besten Willen gerade noch erreichen können. Und bauen Sie gleichzeitig zusätzliche Muskelmasse auf. Beides, der Umfang Ihres Bizeps und Ihre Maximalkraft, hängen im Wesentlichen vom Muskelquerschnitt sowie der Anzahl der sich gleichzeitig kontrahierenden Muskelfasern ab. Kraft und Masse können am besten durch ein reines Muskelaufbau- oder so genanntes **Hypertrophietraining** gesteigert werden.

> Kraft und Masse können am besten durch ein reines Muskelaufbau- oder so genanntes Hypertrophietraining gesteigert werden.

Für diese Form des Muskelaufbaus ist es unbedingt

erforderlich, die Energiereserven Ihrer Muskeln innerhalb von 20–30 Sekunden absolut zu erschöpfen. **Das Gewicht sollten Sie so wählen, dass Sie mindestens 6 und maximal 12 Wiederholungen in jedem der drei bis vier Sätze schaffen.** Dabei bleibt das Gewicht über alle Sätze gleich. Am Anfang können Sie es vielleicht noch zwölfmal bewegen, im letzten Satz schaffen Sie dagegen gerade noch sechs, sieben Wiederholungen.

Der Clou: Bei diesem Gewicht ist Ihr Muskel auf sich allein gestellt, da die hohe Muskelspannung die Blutzufuhr unterbindet. Erst jetzt können Sie Ihren Muskel maximal fordern. Doch keine Sorge, in den drei bis vier Minuten Pause hat er ausreichend Zeit, sich zu erholen.

Stufe 3: Maximal erfolgreich

Weniger bekannt ist die Methode des **intramuskulären Koordinationstrainings, kurz IK-Training**. Dabei wird nicht das Muskelwachstum selbst gefördert, sondern – wie der Name schon sagt – das Nerven-Muskel-Zusammenspiel in einem einzelnen Muskel innerhalb eines gezielten Bewegungsablaufes. Auf diese Weise wird die Fähigkeit entwickelt, innerhalb eines Muskels möglichst viele Muskelfasern auf einmal zu aktivieren. Die Muskelkraft wird eben nicht nur über die Größe der vorhandenen Muskelmasse bestimmt, sondern auch im hohen Maß durch die Möglichkeit der willkürlichen Aktivierung möglichst vieler Muskelfasern, eben durch die intramuskuläre Koordination.

Wenig spektakulär, denken Sie jetzt? Weiterlesen! *Denn wer Spitzenleistungen im Sport bringen will, kommt an einem Maximalkrafttraining nicht vorbei.* Mit einem IK-Training können Sie einen Anstieg Ihrer Kraft um 50–60 Prozent erreichen. Um Ihre Kraftgrenze zu sprengen, sollten Sie bereit sein, alles zu geben – und sich deshalb unmittelbar vor jeder Übung auf die kommende Belastung vorbereiten, indem Sie die Bewegung mit leichten Gewichten ungefähr 15-mal ausführen.

Ihre Maximalkraft trainieren Sie optimal, wenn Sie eine geringe Anzahl von einer bis höchstens 6 Wiederholungen pro Satz bei etwa 80–100 Prozent Ihrer maximalen Leistungsfähigkeit mit sauberen Bewegungsabläufen ausführen. Nach diesem Einsatz haben Sie sich eine Pause von drei bis fünf

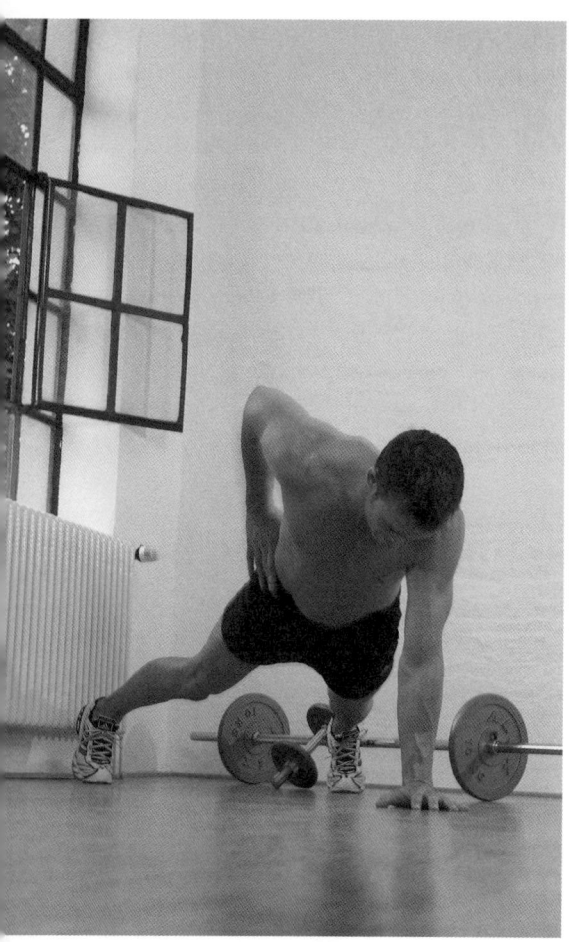

Minuten verdient. **Aber Vorsicht:** Voraussetzung für diese Trainingsform sind Erfahrung und eine gut ausgebildete Muskulatur. Klar können maximale Belastungen des aktiven und passiven Bewegungsapparates auch gefährlich werden. Deshalb sollten Sie das Power-Training nicht länger als vier Wochen durchziehen. Am besten trainieren Sie während dieser Zeit mit einem Partner, der Sie bei den einzelnen Übungen unterstützt und zu Höchstleistungen anspornt.

Muskelbaupläne

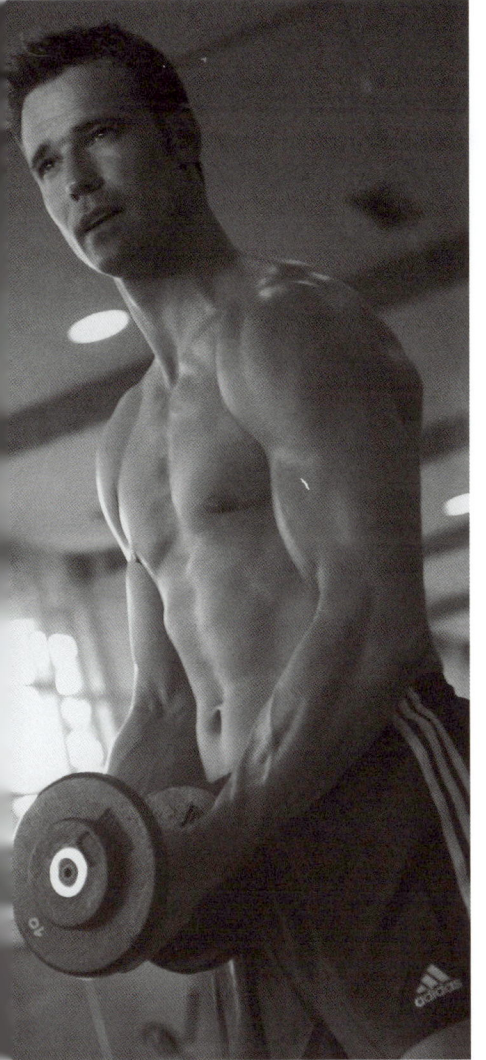

Welche Methode Sie wählen, hängt vor allem von Ihren Zielen ab: Möchten Sie hauptsächlich Muskeln aufbauen, kommen drei Methoden infrage; steht die allgemeine Fitness im Vordergrund, dann reichen die ersten zwei. Auch Ihr körperlicher Zustand spielt eine Rolle: Berücksichtigen Sie Ihre Trainingserfahrung und Ihr Alter, wenn Sie sich für ein bestimmtes Trainingssystem entscheiden. **Wenn Sie noch keine Erfahrungen im Krafttraining haben, sollten Sie auf jeden Fall mit einem umfangreichen Kraftausdauertraining einsteigen.** Ansonsten gilt: Ein regelmäßiger Wechsel der Trainingsmethoden wird nicht nur Ihre Muskeln stählen, sondern nebenbei für einen enormen Motivationsschub beim Training sorgen.

Das optimale Kraft-Programm für jedes Ziel

Entscheiden Sie sich für ein Trainingsprogramm. Dann folgen Sie den senkrechten Anweisungen. Die Belastung entscheidet, welches Resultat Sie mit dem Krafttraining erzielen.

Ziel	Muskelausdauer (allgemeine Fitness)	Muskelaufbau I (Freizeitsportler)	Muskelaufbau II (Fortgeschrittene)	Maximalkraft (nur für Profis)
Intensität (Prozentsatz der Maximalkraft)	30–50 %	45–65 %	70–85 %	90–100 %
Wiederholungen	15–60	8–15	5–8	1–5
Sätze (Umfang)	2–6	3–5	3–6	3–8
Ausführung (in Sekunden)	flott 3–4	zügig 3–5	langsam 6–8	langsam/zügig 3–8
Pausen (in Minuten)	1–3	1–3	2–3	3–5

Trainingseffekte:

<u>Muskelausdauer</u> (allgemeine Fitness): Gesteigerte Ermüdungswiderstandsfähigkeit, Grundlage für ein anschließendes Muskelaufbautraining, mittlere Zunahme an Muskelmasse

<u>Muskelaufbau I & II</u>: Verbesserung der Muskelquantität, gesteigerte Maximalkraft, Körperformung

<u>Maximalkraft</u>: Schnelle Kontraktionsfähigkeit, verbesserte intramuskuläre Koordination, keine oder nur geringe Zunahme an Muskelmasse

Tipp für Fortgeschrittene: Ihr voller Einsatz ist bei allen drei Systemen gefordert: Das Gewicht muss jeweils so schwer sein, dass Sie die angegebenen Wiederholungen gerade eben schaffen. Für deutliches Muskelwachstum arbeiten Sie als erfahrener Sportler am besten mit 60–80 Prozent Ihrer Maximalkraft. Wissenschaftliche Untersuchungen haben gezeigt, dass Wiederholungszahlen zwischen sechs und zehn bei einem Muskelaufbautraining zu den besten Ergebnissen führen.

Gehen Sie aufs Ganze – Ermittlung der Maximalkraft

Muskeln wachsen durch den Widerstand, den sie überwinden müssen. Um Ihre Trainingsbelastung besser bestimmen zu können, sollten Sie zunächst Ihre Maximalkraft ermitteln.

Sie testen ihre «theoretische Maximalkraft» am besten, indem sie nach einem intensiven Aufwärmprogramm an jedem Gerät ein Testgewicht wählen und zählen, wie viele Wiederholungen sie mit einer perfekten Bewegungsausführung absolvieren können.

Schaffen Sie mehr als 20 Wiederholungen, sollten Sie den Durchgang abbrechen. Machen Sie eine Pause von etwa drei Minuten und wählen Sie dann ein höheres Übungsgewicht. Liegt die Wiederholungszahl jetzt unter 20, merken Sie sich diese Anzahl. Je niedriger die Zahl der Wiederholungen ist, desto genauer können Sie Ihre derzeitige Maximalkraft bestimmen. Wenn Sie mehr als zwei Testdurchgänge bei einer Übung ausführen, stellen Sie durch eine entsprechende Pausenzeit (bis fünf Minuten) sicher, dass Ihre Muskulatur bei jedem Test gut erholt an den Start geht.

Zur genauen Auswertung lesen Sie dann einfach aus der Tabelle die entsprechende prozentuale Leistung Ihrer Maximalkraft ab.

Leistung in %									
100%	95%	90%	85%	80%	75%	70%	65%	60%	55%

Wiederholungen									
1	2	3–4	5–6	7–8	9–10	11–13	14–16	17–20	21–24

Wählen Sie die optimale Trainingsintensität!
Je höher die Intensität, desto geringer sind die Wiederholungszahlen.

Angenommen, Sie schaffen zehn perfekte Wiederholungen beim Bankdrücken mit 70 Kilogramm, dann entspricht das 75 Prozent Ihrer Maximalkraft. Da Sie für die weitere Trainingsplanung Ihre hundertprozentige Leistung benötigen, berechnen Sie diese einfach, ohne zusätzlichen Schweiß zu vergießen, anhand folgender Formel:

$$\text{Maximalkraft} = \frac{\text{Trainingsgewicht} \times 100}{\text{\% bei der ausgeführten Wiederholungszahl}}$$

$$\frac{70\,\text{kg} \times 100}{75\,\%} = 93{,}33$$

Für unser Beispiel ergibt sich eine Maximalkraftleistung von 93,33 kg.

Trainingsbeispiel: Wenn Sie bei Ihrer nächsten Trainingseinheit Ihre Brustmuskulatur beim Bankdrücken mit einem lokalen Muskelausdauertraining fordern möchten, müssen Sie Ihre Maximalkraftleistung in eine 30–40-prozentige Kraftleistung umrechnen.

Das heißt: 93,33 kg : 100 % x 40 % = 37,33 kg

Folge: Sie sollten sich bei dieser Übung bei drei Sätzen mit 15–20 Wiederholungen mit aufgerundeten 37,33 Kilogramm belasten. Passen Sie die Ergebnisse Ihrer Rechnungen einfach den Gewichtsabstufungen an, indem Sie entsprechend der Gewichtsabstufung der Trainingsgeräte auf- oder abrunden.

Für alle, die keine Lust auf Rechnereien haben oder mit ihren Trainingsfortschritten zufrieden sind und auf die genaue Ermittlung ihrer Leistungsfähigkeit verzichten können, gibt es eine weitere praxisnahe Möglichkeit, das Training zu steuern: Ignorieren Sie einfach die entsprechenden Prozentangaben und orientieren Sie sich ausschließlich an den Wiederholungszahlen der einzelnen Sätze. Wählen Sie das Gewicht so, dass sich die Anzahl der bei korrekter Bewegungsausführung möglichen Wiederholungen immer in dem vorgegebenen Rahmen bewegt. Während der letzten zwei bis drei Wiederholungen sollten Sie das Gefühl haben, an Ihre Grenzen gestoßen zu sein.

Langfristige Planung:
So sichern Sie sich
eine fette Muskelrendite

Nicht ohne Grund teilen Leistungssportler ihr Jahr in unterschiedliche Trainingsperioden auf. Auch für ambitionierte Freizeitsportler ist eine Jahresplanung zu empfehlen, um das Muskelaufbautraining noch wirkungsvoller zu gestalten. Aus der Trainingspraxis ist bekannt, dass bei gleich bleibender Belastung nach einer gewissen Zeit, trotz hohen Trainingsaufwands, keine nennenswerte Leistungssteigerung mehr zu erzielen ist. Um den Körper vollständig und umfassend zu trainieren, muss er in periodischen Abständen neuen Reizen ausgesetzt werden. Sportwissenschaftler empfehlen, alle zwei bis drei Monate die Trainingsmethode umzustellen, da dann die Anpassungserscheinungen in der Regel ihren Höhepunkt erreicht haben. Variieren Sie Ihr Training deshalb mit den vorgestellten Methoden, es sei denn, Sie haben gerade erst mit dem Krafttraining begonnen. Dann lassen Sie sich ungefähr ein halbes Jahr Zeit, bevor Sie mit der Periodisierung Ihres Trainings beginnen.

> Sportwissenschaftler empfehlen, alle zwei bis drei Monate die Trainingsmethode umzustellen, da dann die Anpassungserscheinungen in der Regel ihren Höhepunkt erreicht haben.

Selbstverständlich können Sie eigene Schwerpunkte bei Maximalkraft, Kraftausdauer oder Muskelaufbau legen, indem Sie die einzelnen Trainingsperioden unterschiedlich lang gestalten. **Tipp:** Bereits durchschnittlich oder besser Trainierte sollten ihre Zielvorstellungen aus den vorangegangenen Trainingszyklen ableiten. Doch Vorsicht: Die hohen Belastungen machen regelmäßige physische und psychische Regeneration unverzichtbar. Gerade nach harten Trainingsperioden verlangt der Organismus mindestens einen Monat deutliche Entlastung. Längere zusammenhängende Pausen sind allerdings nicht zu empfehlen. In Übergangsperioden genügt ein leichtes Training, das auch als «aktive Erholung» verstanden werden kann. Verringern Sie also zwischendurch den Trainingsumfang und die Intensität.

Während der Krafttrainingsphasen sollten Sie auf ein langes Ausdauertraining verzichten. Bei gleichzeitigen Kraft- und Ausdauertrainingsreizen wird sich Ihr Körper eher der Ausdauerbelastung anpassen. Im Rahmen Ihres Krafttrainings betreiben Sie deshalb nicht öfter als zwei- bis dreimal für 30 Minuten Ausdauertraining. Am Ende Ihres jeweils anstrengendsten Krafttrainingszyklus widmen Sie sich jedoch zwei Wochen ganz bewusst dem Ausdauertraining. Denn dann gilt es, den Herzmuskel zu entlasten, der durch die während des Trainings häufig auftretende Pressatmung stark unter Druck gesetzt wurde. Bei intensivem Krafttraining droht Ihnen sonst ein Missverhältnis zwischen gut entwickelter Skelett- und untrainierter Herzmuskulatur.

Trainieren Sie von nun an mit Plan und System, denn ein gut durchdachtes Trainingsprogramm sichert Ihnen nicht nur langfristigen Erfolg, sondern sorgt außerdem für eine dauerhafte Trainingsmotivation. Hören Sie nicht auf, Ihren Körper immer wieder systematisch herauszufordern, dann müssen Sie Ihre Topform zur Freibadsaison nicht länger dem Zufall überlassen!

Die obere Grafik zeigt Reihenfolge und Dauer der Krafttrainingsmethoden für Einsteiger, die untere ein Beispiel einer langfristigen Trainingsplanung für Fortgeschrittene: Steigen Sie in den Trainingszyklus mit einem achtwöchigen Kraftausdauertraining ein, um optimale Voraussetzungen für das folgende Muskelaufbautraining zu schaffen. Anschließend gehen Sie mit der neu gewonnenen Kraft im IK-Training aufs Ganze. **Achtung:** Vergessen Sie nicht, mehrere Wochen Pause für Urlaub und Regeneration einzuplanen.

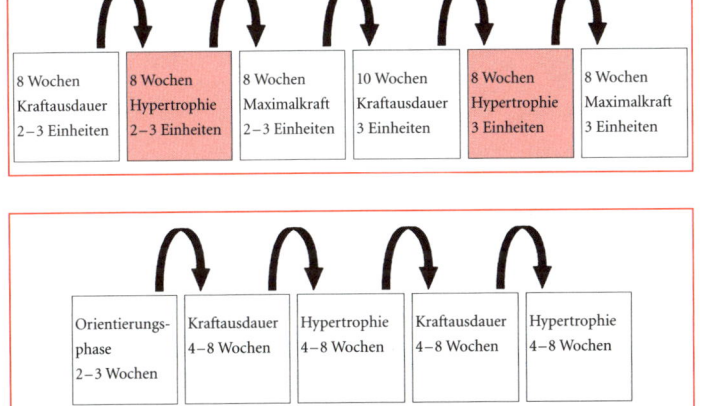

So trainieren Sie richtig

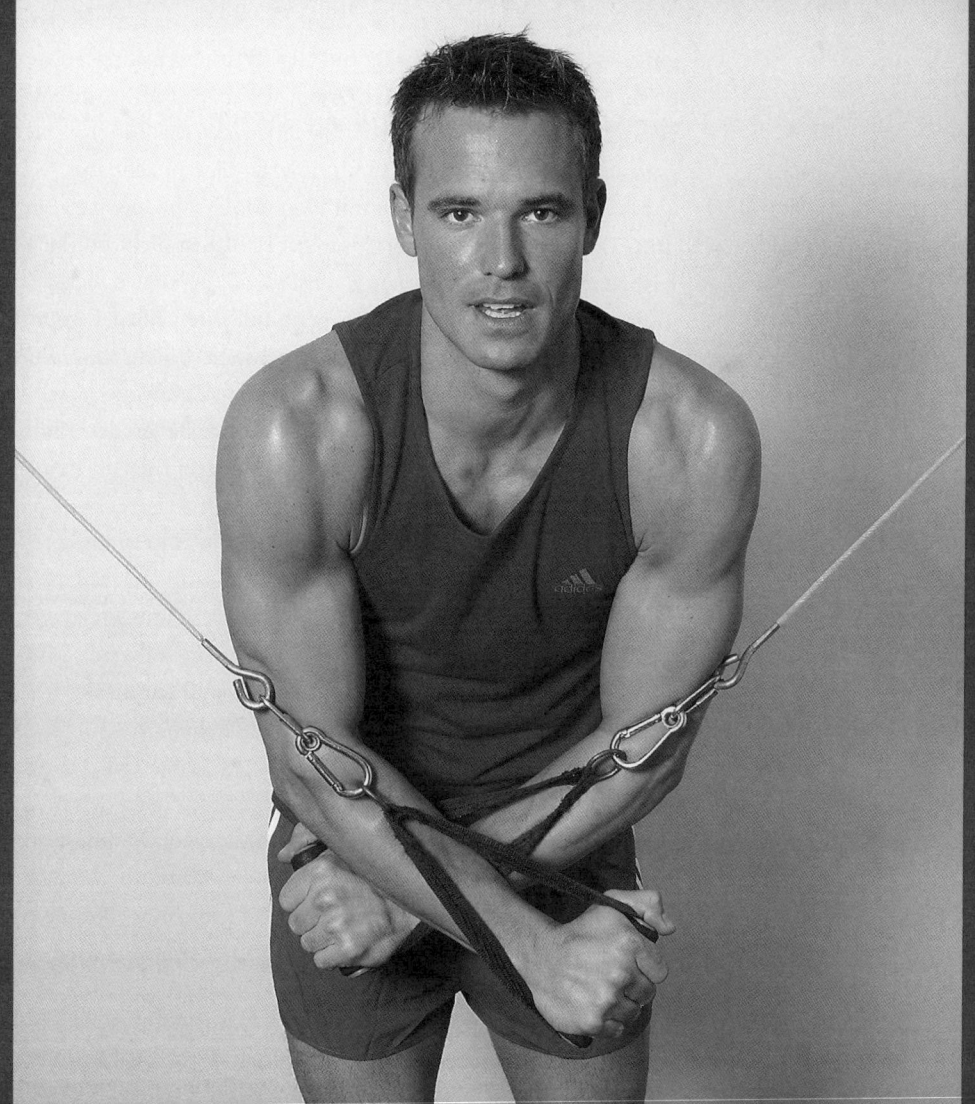

Der richtige Weg zum beneidenswerten sportlichen Körper

Die perfekte Trainingseinheit
im Überblick

Warm-up mit dem Seil:
Sprunghaft fit

Die größten Fitness-Fallen

Die goldenen Regeln
für ein perfektes Training

Die perfekte Trainingseinheit im Überblick

Im Durchschnitt trainiert ein Freizeitsportler ungefähr zweimal pro Woche etwa zwei Stunden lang. Diese Zeitinvestition sollte bestmöglich genutzt werden. Die richtige Reihenfolge der einzelnen Trainingselemente entscheidet mit über Ihre sportlichen Erfolge beim Krafttraining: Aufwärmen, Muskel-Workout, Cooldown oder eine längere Ausdauereinheit, Stretching und Entspannung. Gehen Sie in dieser Reihenfolge vor, um sich die größtmöglichen Trainingserfolge zu sichern. Nach so einer vorbildlichen Trainingseinheit wird die Sauna zum krönenden Abschluss!

Der optimale Trainingsaufbau im Detail

Wärmstens empfohlen: Wie Sie Ihren Körper optimal vorbereiten

Wer Muskeln aufbauen will, hat keine Zeit zu verlieren! Sie sehen deshalb die Trainingsvorbereitung nach ein paar kreisenden Bewegungen mit den Armen und der Hüfte als abgeschlossen an, um anschließend länger die Eisen zu biegen? Hoffentlich ist Ihnen mit dieser Trainingsphilosophie der Besuch beim Orthopäden bisher erspart geblieben! Denn neben einer fehlerhaften Technik ist vor allem ungenügendes Aufwärmen die Hauptursache für Verletzungen beim Training!

Erweitern Sie von nun an Ihr Trainingsrepertoire um ein umfangreiches Aufwärmprogramm. Damit bereiten Sie sich physiologisch wie psychologisch auf die bevorstehende Trainingsbelastung vor: Die Körperkerntemperatur steigt auf ideale 38,5 Grad Celsius, Blut und Gewebeflüssigkeit werden dünnflüssiger, sämtliche Stoffwechselprozesse laufen schneller ab, Ihre physische und psychische Leistungsbereitschaft wird gesteigert – kurz: Sie befinden sich auf einem verletzungsfreien Weg zum Muskelaufbau, weil nur erwärmte Muskeln richtig leistungsfähig sind! Gönnen Sie also Ihrem Körper eine circa zwölf Minuten lange Ausdauereinheit mit geringer bis mittlerer Belastungsintensität, um das Training auf der Höhe Ihrer Leistungsfähigkeit zu beginnen. Als Faustformel für die maximale Herzfrequenz gilt: Puls = 180 minus Lebensalter.

Mehr gute Gründe für das Training vor dem Training:

- **Mehr Energie:** Im Körper wird Sauerstoff als Oxyhämoglobin ins Gewebe transportiert. Durch das Aufwärmen wird diese komplexe chemische Verbindung schneller aufgebrochen. *Die Muskeln können dadurch beim eigentlichen Training von der ersten Belastungssekunde an mehr Sauerstoff verbrennen.*
- **Stärkere Durchblutung:** *Mehr Blut erreicht die Muskeln – und damit auch mehr Brennstoff (beispielsweise Glukose und freie Fettsäuren), der für die Energieproduktion benötigt wird.* Positiver Nebeneffekt: Da mehr Blut zum Herzen fließt, sinkt das Risiko von Herz-Kreislauf-Unregelmäßigkeiten, die bei starken Anstrengungen auftreten können und im Extremfall zu Mangeldurchblutung und Infarkt führen.
- **Höhere Effizienz:** *Aufwärmen erhöht die Elastizität der Muskelfasern und unterstützt so die mechanische Wirksamkeit der trainierenden Muskeln.* Gleichzeitig werden Sehnen und Bänder elastischer und dehnfähiger. Damit sinkt die Anfälligkeit für Muskel-, Sehnen- und Bänderrisse. Sie reduzieren Ihr Verletzungsrisiko erheblich und können sich anschließend problemlos maximal belasten.
- **Höhere Belastbarkeit:** *Das allgemeine Aufwärmen erhöht die Belastbarkeit der Gelenke.* Durch die kurze Ausdauereinheit vor dem Training wird die Produktion so genannter synovialer Flüssigkeit angeregt: Dank dieser «Gelenkschmiere» saugt sich der Gelenkknorpel mit Flüssigkeit voll und wird dicker. Mit dem Effekt, dass Druckbelastungen, die beim Krafttraining auftreten, auf eine größere Auflagefläche verteilt und Belastungsspitzen im Gelenkbereich besser verkraftet werden. So können Sie ein Maximalkrafttraining locker verkraften.

- **Schnellere Kühlung:** Je früher man ins Schwitzen kommt, desto weniger Hitze staut sich im Körper. *Durch das Aufwärmen verhindern Sie, dass Ihre Körpertemperatur in gefährliche Höhen steigt.*
- **Bessere Koordination:** Beim Aufwärmen erhöht sich die Geschwindigkeit, mit der Impulse durch die Nervenbahnen geleitet werden. *Folge: Die Koordination zwischen Nerven und Muskeln verbessert sich, Ihre Bewegungen laufen reibungsloser ab.*

Doch damit nicht genug! **Im Krafttraining sollte die Warm-up-Phase aus zwei Teilen bestehen:** einer leichten Ausdauerbelastung **und** einigen muskelspezifischen Aufwärmsätzen.

Optimal vorbereitet sind Sie, wenn Sie Ihre Muskulatur auch während des Trainings vor jeder Übung erst einmal gezielt mit leichten Gewichten aufwärmen, um sich mit dem Bewegungsablauf vertraut zu machen. Ganz nebenbei wird noch die Kontraktionsgeschwindigkeit Ihrer Muskeln erhöht. Anschließend können Sie die Übung mit schweren Gewichten exakter und damit effektiver ausführen. Beste Voraussetzungen also für einen gesunden Rekordversuch im Bankdrücken während des folgenden Haupttrainings – Ihr persönliches Power-Workout! (Bereits ausgearbeitete Muster-Trainingspläne finden Sie auf Seite 206.)

Cool-down: Nach dem Training ist vor dem Training!

Ein Saunagang reicht aus, um Ihren Körper für vorangegangene Trainingsstrapazen zu entschädigen! Stimmt – vorausgesetzt, Sie haben Ihr Herz-Kreislauf-System nach dem Krafttraining noch einmal moderat auf Touren gebracht. Überflüssig? Nicht bei diesen Vorteilen! In der Phase des Abwärmens sollten sich Ihre beschleunigten Körperfunktionen wieder weitgehend normalisieren. **Nach einem Cool-down mit geringer Intensität werden Stoffwechselendprodukte abgebaut und die geleerten Energiespeicher wieder aufgefüllt.** Das ist wichtig, denn auch zur Entspannung benötigt Ihr Muskel Energie. Mit der kurzen Herz-Kreislauf-Belastung nach dem Hantelstemmen leiten Sie bereits die Superkompensation ein. Mit diesem Finale runden Sie Ihr Workout perfekt ab, erholen sich schneller und vollständiger und können das nächste Mal mit mehr Power trainieren!

Und zum Schluss:
Ab auf die Matte!

Zeit für Entspannung und damit für eine umfangreiche Stretching-Einheit! Dehnen muss sich, wer beweglich sein will, und Beweglichkeit ist eine entscheidende Voraussetzung für körperliche Fitness und Muskelaufbau. Jedes gute Training sollte durch eine Stretching-Einheit abgeschlossen werden. Wer anfangs intensiv dehnt, riskiert seinen Muskeltonus herabzusetzen und dadurch für das nachfolgende Training wichtige Körperspannung einzubüßen.

Aber wie dehnt man richtig? Beim Stretchen geht es darum, Ihre Muskeln durch Bewegung in einem maximalen Radius zu stimulieren. Durch wiederholtes Dehnen steigt die Toleranz der in der Muskulatur liegenden Spannungsmelder gegenüber den Dehnreizen. Das bedeutet, Sie können Ihre physiologische Beweglichkeitsgrenze Schritt für Schritt erweitern. Ausreichende Beweglichkeit und Stabilität benötigen Sie vor allem für eine saubere und sichere Ausführung der Übungen beim Freihanteltraining. Mangelnde Beweglichkeit wird hier zum Trainingshindernis, da der Muskel nicht über den gesamten Bewegungsradius gekräftigt werden kann. Kurzum: Stretching verbessert Ihr Körpergefühl entscheidend, das reibungslose Zusammenspiel aller Muskelgruppen hält Sie in jeder Situation geschmeidig.

Den besten Einstieg in ein professionelles Stretch-Training bietet statisches Dehnen, das sich vor allem im Fitness-Bereich durchgesetzt hat: Der Muskel wird in eine Position gebracht, in der ein leichtes Ziehen zu spüren ist. Halten Sie die Stellung – für mindestens zehn Sekunden! Nichts Neues für Sie? Dann sollten Sie das bereits entwickelte Muskelgefühl in komplexere Dehntechniken umsetzen.

> **Stretching verbessert Ihr Körpergefühl entscheidend, das reibungslose Zusammenspiel aller Muskelgruppen hält Sie in jeder Situation geschmeidig.**

Fußballer und Leichtathleten haben es uns schon immer vorgemacht: **Kontrollierte Schwingbewegungen – im Fachjargon dynamisches oder «intermittierendes» Dehnen – sind weitaus besser als ihr Ruf!** Man arbeitet mit kleinen geführten und dadurch kontrollierten Zugbewegungen. Die entwickelten Schwungkräfte sind dabei so gering, dass weder die nachgesagte hohe Verletzungsgefahr noch die befürchtete reflexartige Kontraktion der Muskulatur – ein Schutz vor Überdehnung – auftritt. Extra Pluspunkt: **Dynamisches Dehnen nach dem Training fördert durch den ständigen Wechsel zwischen An- und Entspannung die Durchblutung Ihrer Muskulatur.** Wer statisch dehnt, sollte die Spannung lediglich kurz halten, da sonst aufgrund der Kompression der Blutgefäße die Durchblutung und Regenerationsfähigkeit der Muskulatur vermindert werden.

Die Übergänge zwischen beiden Stretching-Techniken sind allerdings fließend – am besten arbeiten Sie sich von einfachen zu komplexeren Übungen voran. Egal welche Stretching-Methode Sie wählen – auch Ihre Stimmung profitiert davon: **Mit seinen großen Bewegungen und sich öffnenden Körperpositionen hilft regelmäßiges Dehnen, Sie nicht nur physisch, sondern auch psychisch wieder aufzurichten!**

Zusätzlicher Bonus
des richtigen Trainingsaufbaus

Der Erfolg des Krafttrainings hängt auch wesentlich von der effizienten Zusammenarbeit von Gehirn, Nervensystem und Muskulatur ab. Erst nach einem Ausdauertraining angesetzt, wäre der Nutzen eines Krafttrainings deutlich geringer. Durch die nach einer längeren Kardio-Einheit auftretende Vorermüdung würde sich sogar die Verletzungsgefahr im Gewichtstraining erhöhen. Daher sollte ein Ausdauertraining in jedem Fall erst im Anschluss an das Krafttraining folgen. *Um die Energievorräte Ihres Körpers optimal zu nutzen, sollten Sie direkt nach dem Warm-up mit dem Krafttraining beginnen.* Beim anaeroben Training mit Hanteln und an den Geräten verbrauchen Sie Ihre Kohlenhydratreserven. Wenn Sie dann anschließend statt eines lockeren Cooldowns Ihre Ausdauer durch eine längere Einheit auf dem Laufband trainieren wollen, greift Ihr Körper schneller die Fettdepots an, da die Kohlenhydratreservoirs in den Muskeln bereits angegriffen sind. Selbst wenn Ihr Trainingsziel vor allem im Muskelaufbau besteht, müssen Sie nicht befürchten, durch das Ausdauertraining Ihre hart erarbeitete Muskelmasse zu gefährden. Muskelmasse verliert nur, wer Ausdauerleistungen über zwei bis drei Stunden erbringt.

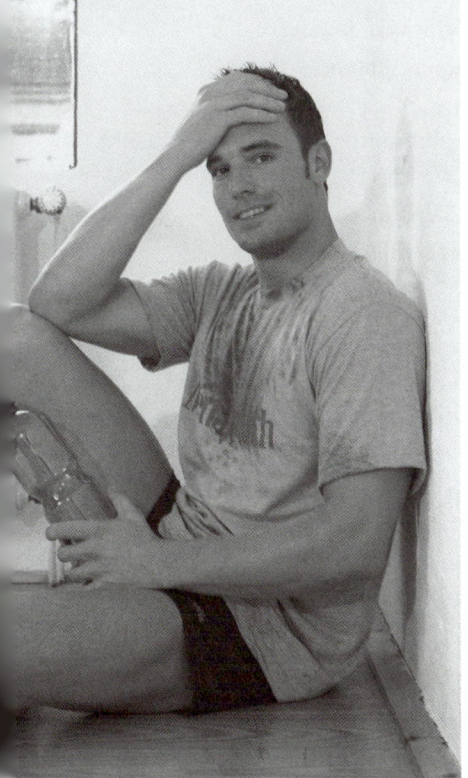

Der ideale Ablauf einer Trainingseinheit im Überblick

Maßnahme	Inhalte	Zeit
Psychische Einstellung (für Leistungssportler)	Konzentration auf das Training, Entspannen, Visualisierung des Trainingsablaufs	2–3 Min.
Allgemeines Aufwärmen	Aerobes Training auf dem Laufband, Fahrradergometer, Stepper u. ä. Mehr als 1/3 der Körpermuskulatur im Einsatz. Puls bis ca. 130 S/Min.	5–15 Min.
Spezielles Aufwärmen	Muskulatur lockern. Gelenke durchbewegen. Leichte Aufwärmsätze der nachfolgenden Trainingsübung	3–5 Min.
Gerätetraining	Ganzkörper oder Splittraining	50–60 Min.
Abwärmen / Cool-down	Aerobes Fahrrad-, Stepper-, Rudertraining etc. Puls bis ca. 130 S/Min.	5–10 Min.
Entspannung & Stretching	Lockerung der Muskulatur, Stretching	5–15 Min.

Die größten Fitness-Fallen

Wer mit unangemessenen Tricks oder unkonzentriert arbeitet, muss länger auf Erfolge warten. Deshalb vermeiden Sie besser die häufigsten «Trainingssünden».

Schwung statt Muskelkraft

Ein echter Betrugsklassiker, der bei jeder Übung die Anstrengung enorm mindert: **Statt mit Muskelkraft bewegen Sie die Gewichte mit Schwung, den Sie sich aus den Gelenken holen oder von anderen Muskelgruppen borgen.**

Paradebeispiel – das Bizepstraining: Die Hanteln schwingen seitlich am Oberkörper vorbei, und durch das stetige Pendeln des Rückens wird die Belastbarkeit der Bandscheiben jedes Mal einem unfreiwilligen Härtetest unterzogen. Nicht selten sind schmerzhafte Zerrungen, Muskelfaserrisse oder vermehrter Gelenkverschleiß die üblen Folgen. Besser ist: Sie führen jede einzelne Wiederholung langsam und kontrolliert aus. Als Grundregel gilt: Sie sollten an jedem Punkt der Bewegung das Gewicht ohne Verzögerung abstoppen können. Sobald Sie versuchen Geschwindigkeitsrekorde zu brechen, verringert sich der Trainingseffekt erheblich und die Unfallgefahr steigt proportional zur Beschleunigung. Machen Sie keine Kompromisse bei der Übungstechnik zugunsten des Gewichts. Beim Freihanteltraining sollten Sie daher immer die Bewegung im Spiegel überprüfen. Die Dinger hängen nicht nur an der Wand, um das perfekte Outfit zu kontrollieren.

> **Machen Sie keine Kompromisse bei der Übungstechnik zugunsten des Gewichts.**

Kein kompletter Bewegungsablauf

Manche Übungen sind wirklich richtig anstrengend. Aber sie werden nicht wirklich leichter, wenn Sie die Bewegung nur teilweise ausführen. Beim Bankdrücken muss die Hantel schon runter, bis sie fast Ihre Brust berührt, und sollte nicht bereits auf halber Strecke wieder den Rückweg nach oben antreten. **Um Ihre Muskeln vollständig auszutrainieren, müssen Sie die Übungen über den gesamten Bewegungsradius ausführen.** Ist die Übung so zu schwer, könnte eine Gewichtsscheibe weniger schon Wunder wirken.

Die andere Betrugsvariante: Sie führen die Bewegung zu weit aus, strecken das Gelenk durch. Dabei entspannt der Muskel, das Gelenk wird übermäßig belastet (das passiert beispielsweise oft bei der Beinpresse oder beim Bankdrücken). **Die Muskelspannung sollte kontinuierlich während der gesamten Übung im überwindenden (konzentrischen) und nachgebenden (exzentrischen) Teil der Bewegung aufrechterhalten werden.** Sie trainieren am schonendsten und effektivsten, wenn Sie immer eine leichte Beuge in den Gelenken beibehalten, die gerade belastet werden.

> **Tipp:** Kontrollieren Sie bewusst Ihre Bewegungsabläufe oder lassen Sie die Übungen regelmäßig von einem Trainingspartner oder Trainer beobachten, denn die sehen Fehlbewegungen am besten.

Pausenclowns kriegen nie starke Muskeln!

Sie trainieren bereits seit einem halben Jahr, gehören schon zu den erfahrenen Fitness-Sportlern und haben gerade einen harten Satz Bizepscurls absolviert. Die Muskeln sind ausgepumpt und zittern. Zeit für einen Plausch mit der attraktiven Nachbarin auf dem Laufband. Schließlich haben Sie heute Abend nichts mehr vor. Von wegen! Es gibt mindestens zwei gute Gründe, das nette Gespräch erst nach dem Training an der Studiobar zu beginnen – und innerhalb der nächsten Minute mit dem zweiten Satz zu starten.

Erstens: Die Leistungsbereitschaft der Muskulatur ist bei einer höheren Körpertemperatur wesentlich größer. **Dauern die Pausen zu lange, kühlt der Muskel ab und muss sich die Trainingstemperatur anschließend erst wieder erarbeiten.** Dabei wird wertvolle Energie verbraucht, die Sie besser in die Übungsintensität stecken. Natürlich benötigt der Muskel eine kurze Pause zwischen zwei Sätzen, um seine Kontraktionsfähigkeit wiederzugewinnen. Aber zwei bis drei Minuten reichen bei einem normalen Muskelaufbautraining völlig aus.

Zweitens: Bei submaximalem Training (8–15 Wiederholungen) stellt der Körper innerhalb einer Minute 72 Prozent seiner Leistungsfähigkeit wieder her. Dauert der Pausenflirt wesentlich länger – in drei Minuten sind die ersten aktivierten Muskelfasern wieder voll einsatzfähig –, ist die Stimulanz für die Muskeln nicht mehr optimal. Die Folge: Der Muskel regeneriert vollständig, sodass der Faserzuwachs stagniert. Um aber Muskelkraft aufzubauen, müssen Sie ein Maximum an Fasern anregen und deren Energiedepots erschöpfen. Starten Sie mit dem zweiten Satz erst nach über drei Minuten, arbeiten nur die vorher schon aktivierten, jetzt regenerierten Fasern. Erst wenn diese bereits ermüdet sind und den Widerstand nicht mehr alleine überwinden können, zieht der Muskel weitere Fasern zur Arbeit hinzu. **Pausen zwischen den Sätzen sind eine wichtige Komponente bei Ihrem Training. Für optimalen Muskelaufbau pausieren Sie maximal drei Minuten.** Dies ermöglicht Ihren Muskeln, sich ausreichend zu erholen, und verschafft Ihnen die Fähigkeit, schwere Gewichte bei mehreren Sätzen zu heben – erst dadurch bekommt Ihr Training die notwendige Intensität.

Die goldenen Regeln für ein perfektes Training

Wer einen sportlich muskulösen Körper haben will, muss effektiv trainieren. Für ein erfolgreiches Training müssen Sie einige fundamentale Regeln beherzigen.

Die großen Muskelgruppen zuerst!

Trainieren Sie während einer Einheit immer zuerst die großen Muskelgruppen (Oberschenkel, Gesäß, Rücken, Brust) und danach die kleinen (Arme, Schultern, Waden). Der Grund für diese Vorgehensweise liegt auf der Hand: Sie benötigen mehr Energie, um große Muskeln zu bearbeiten als kleine, und natürlich haben Sie am Anfang des Trainings mehr Power als am Ende. Viele Sportler starten deshalb mit Übungen für die Beine – eine der größten Muskelgruppen des Körpers. Ideal für einen solchen Trainingseinstieg sind Kniebeugen oder die Beinpresse, da hier die vorderen und hinteren Oberschenkelmuskeln sowie das Gesäß gleichzeitig gefordert werden.

Anschließend können Sie zu einer zusammengesetzten Übung für den Oberkörper übergehen, etwa den Klimmzügen oder dem Bankdrücken. Nachdem Sie die meisten größeren Muskelgruppen trainiert haben, konzentrieren Sie sich auf Übungen, die speziell auf kleinere Muskeln abzielen, wie den Bizeps, die Waden oder die Unterarme.

Auf die perfekte Form achten.

Beim Krafttraining ist die perfekte Ausführung der Übungen eine wesentliche Voraussetzung für ein erfolgreiches Training. Häufig ist eine unkoordinierte Technik die Ursache für Verletzungen und eine unfreiwillige Trainingsunterbrechung. Versuchen Sie immer konzentriert zu arbeiten, denn oft sind Kleinigkeiten entscheidend. Viele Übungen lassen sich durch Änderungen des Hebels in leichtere und schwerere differenzieren. Wählen Sie am Anfang lieber die leichteren und führen Sie diese stets korrekt aus.

Um Ihren Körper nicht unnötig zu strapazieren, sollten Sie jede Übung einige Male ohne Gewicht oder nur mit minimalem Widerstand geübt haben, bis Sie die Technik optimal beherrschen. Konzentrieren Sie sich bei den Vorbereitungen allein auf das Gleichgewicht und die Kontrolle Ihrer Bewegungen. Nutzen Sie diese Sätze, um ein genaues Bewegungsgefühl für eine Übung zu entwickeln – nur so können Sie später sicher und effektiver trainieren. Versuchen Sie bei jeder Übung die arbeitenden Muskeln zu erfühlen. Dadurch können Sie ein ausgezeichnetes Körpergefühl entwickeln. Nebenbei lernen Sie, Muskelverspannungen durch gezielte Gegenübungen zu beheben. **Kurz: Die richtige Technik bringt Ihren Muskeln mehr als schwere Gewichte.**

Nehmen Sie Haltung an.

Die Basis für ein sicheres und intensives Training ist die jederzeit perfekte Körperhaltung. Vermeiden Sie grundsätzlich Trainingsformen mit Rundrücken oder Hohlkreuzhaltung sowie Übungen in der tiefen Hocke oder überstreckten Haltung. Von Drehbewegungen mit Zusatzgewichten ist auf jeden Fall abzuraten.

- **Beweisen Sie Standfestigkeit!** Für perfekte Haltungsnoten bei allen Übungen, die im Stehen ausgeführt werden, sollten Sie die vorderen und hinteren Beinmuskeln gleichmäßig anspannen und Ihre Position durch die Kontraktion der Gesäß- und Rumpfmuskulatur weiter stabilisieren. Zusätzlich ist es notwendig, auf eine natürliche aufrechte

> Beweisen Sie Standfestigkeit!

Position Ihrer Wirbelsäule zu achten. Kontrollieren Sie besonders die Haltung Ihres Kopfes – denn über Stellreflexe steuert er die Haltung des Rückens. (Beispiel: Wenn Sie den Kopf in den Nacken legen, gehen Sie automatisch ins Hohlkreuz.) Ihre Knie sind stets leicht gebeugt und die Füße stehen dabei schulterbreit auseinander oder in einer leichten Schrittstellung.

- **Der perfekte Sitz entscheidet!** Wenn Sie Übungen im Sitzen ausführen, dann stellen Sie in der Ausgangsposition die Beine etwas mehr als hüftbreit geöffnet auf den Boden. Wählen Sie die Sitzhöhe möglichst so, dass sich Ihre Hüfte oberhalb der Knie befindet. Optimal ist es, wenn Sie außerdem den Oberkörper gerade halten, indem Sie das Brustbein anheben, die Schultern nach hinten unten ziehen und Ihr Kinn nicht nach vorne überstrecken – so bringen Sie Ihre Brust- und Halswirbelsäule in die richtige Stellung. Indem Sie Ihre Bauchmuskulatur anspannen, vermeiden Sie ein Hohlkreuz ebenso wie einen Rundrücken und entlasten Ihre Bandscheiben.

Der perfekte Sitz entscheidet!

Zusätzlicher Vorteil: Bei vielen Übungen, besonders für die Schulter- und Armmuskulatur, führt eine «unruhige» Körperhaltung oft dazu, dass Muskelgruppen mit ins Spiel kommen, die Sie eigentlich nicht trainieren wollen – etwa der Trapezmuskel beim Setheben. Im Spiegel können Sie beobachten, wie dann der gesamte Schulterbereich nach oben gezogen wird, was so aussieht, als ob Sie mit den Schultern zucken. **Stellen Sie den Rest Ihres Körpers ruhig, und Sie können sich völlig auf die Muskeln konzentrieren, die Sie wirklich trainieren wollen.** Spätestens jetzt werden Sie merken: Ihre Muskeln gezielt und isoliert zu trainieren, ist hart – für Sie und die Muskulatur.

> **Tipp:** Zur Vorbeugung sollten Sie Ihren Trainingsplan ungefähr alle acht Wochen überprüfen und alte Übungen gegen neue austauschen. Je länger man das Gleiche trainiert, desto mehr lässt die Konzentration nach – und die Gefahr, Übungen nicht mehr sauber auszuführen, steigt. Führen Sie unmittelbar vor jeder Übung einen kurzen Haltungs-Check durch: Kontrollieren Sie noch einmal die Position von Kopf, Schultern, Rücken, Knien und Füßen. Legen Sie dann mit der Gewissheit los, technisch vorbildlich zu trainieren!

Atmen nicht vergessen!

Die Anstrengung verführt dazu. Trotzdem: Halten Sie niemals den Atem an, während Sie Gewichte stemmen. Die Grundregel ist einfach: In der ersten Phase der Muskelkontraktion, wenn der Widerstand überwunden wird, atmen Sie aus, anschließend, wenn Sie das Gewicht in die Ausgangsposition zurückführen, wird eingeatmet. *Gewöhnen Sie sich am besten gleich zu Beginn an diesen Atemrhythmus, sonst belasten Sie mit der entstehenden Pressatmung Lunge und Kreislauf.* Mögliche Folgen des damit verbundenen größeren Drucks im Brustraum: Der Blutrückfluss zum Herzen aus den Armen, Beinen und dem Kopf wird stark eingeschränkt, was dazu führt, dass die Durchblutung des Herzmuskels zurückgeht und die Menge Blut, die vom Herzen zur Versorgung der Körpers ausgepumpt wird, fast um die Hälfte abnimmt. In diesem Fall müssen Sie mit degenerativen Herz-Kreislauf-Veränderungen, Herzrhythmusstörungen oder Kollapszuständen rechnen. Also, lieber tief durchatmen!

Die effektivsten Übungen

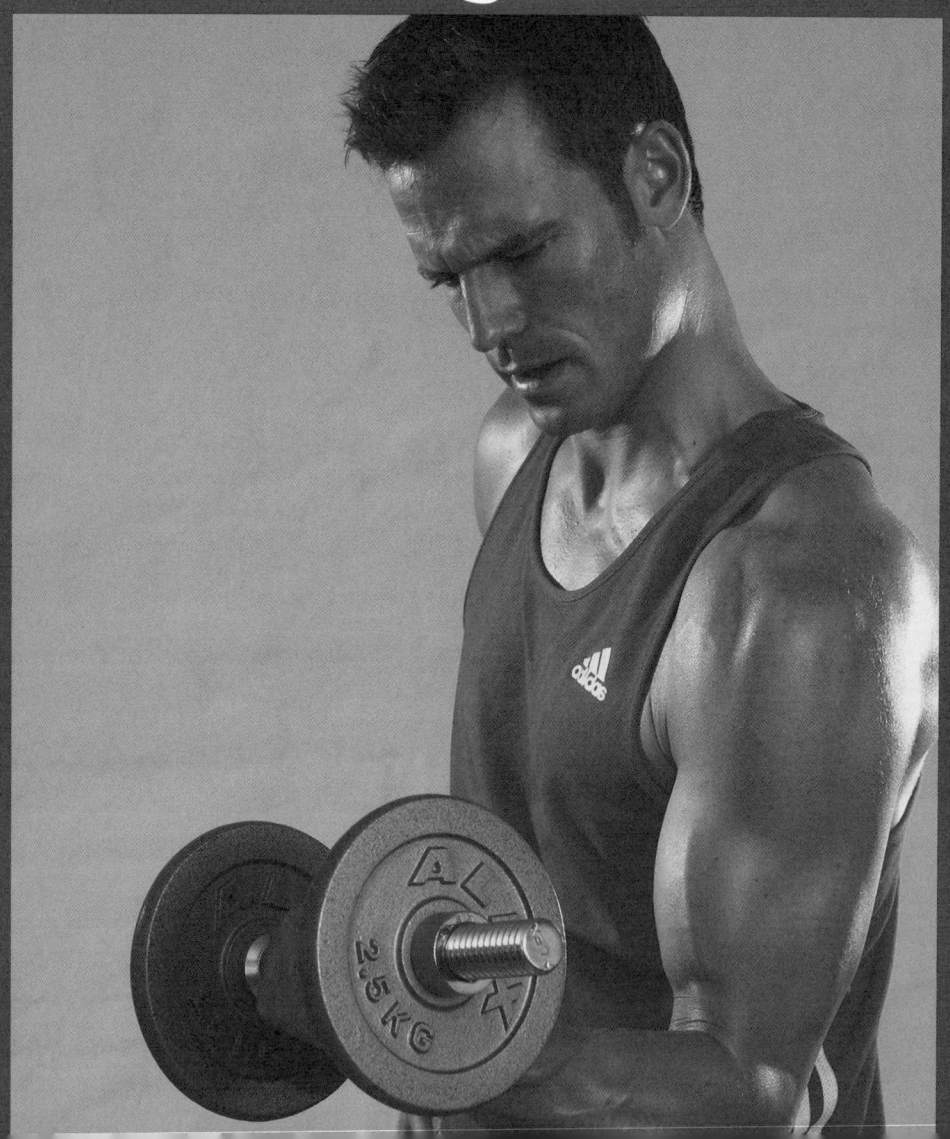

So legen Sie Ihre Muskeln frei

Bevor es losgeht

Oberer Rücken:
V-Form für ein starkes Kreuz

Brust:
Kontur für den Blickfang

Schultern:
So machen Sie Front

Arme:
Power für die Parademuskeln

Rumpf:
Gut trainiert ist Trumpf!

Vorderseite Beine:
ein starker Auftritt

Stretching – Locker zur Bestform

Im anschließenden Übungsteil finden Sie die effektivsten Übungen für jede Muskelgruppe. Der Übersicht halber werden diese den jeweiligen Muskelgruppen zugeordnet. Besonders komplexe und koordinativ anspruchsvolle Übungen sind durch ein Hantelsymbol gekennzeichnet. Dabei sollten Sie Folgendes beachten:

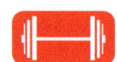

Jeder Mensch spürt bei ein und derselben Art des Trainings oder bei der gleichen Übung unterschiedliche Auswirkungen. Es gibt also keinen Weg, um eine präzise Intensitätsstaffelung aufzustellen, die Gültigkeit für alle Sportler hat.

> Wählen Sie die Übungen generell nach folgendem Grundsatz aus: Sie sollten nicht zu schwierig sein und trotzdem eine Herausforderung darstellen. Ist Ihnen eine Übung zu einfach, sollten Sie vielleicht eine höhere Belastung wählen. Fällt Ihnen eine Übung ungewohnt schwer, überprüfen Sie, ob Sie eventuell auf einem zu hohen Niveau arbeiten.

Wählen Sie die Übungen generell nach folgendem Grundsatz aus: Sie sollten nicht zu schwierig sein und trotzdem eine Herausforderung darstellen. Ist Ihnen eine Übung zu einfach, sollten Sie vielleicht eine höhere Belastung wählen. Fällt Ihnen eine Übung ungewohnt schwer, überprüfen Sie, ob Sie eventuell auf einem zu hohen Niveau arbeiten.

Die Auswahl der optimalen Trainings-Übungen funktioniert zunächst nach dem Try-and-Error-Prinzip. Sollte Ihnen der eine oder andere Bewegungsablauf nicht zusagen, suchen Sie im Übungsteil einfach eine Alternative aus. Denn wenn Sie an einer Maschine oder bei einem Bewegungsablauf mit freien Gewichten nicht zurechtkommen, bleiben die Erfolge aus – und das demotiviert.

Bei der isolierten Betrachtung einzelner Körperpartien dürfen Sie nicht das funktionelle Zusammenspiel der verschiedenen Muskeln aus dem Auge verlieren. Nur wenn sämtliche Muskelpartien gleichmäßig trainiert werden, können Sie Top-Leistungen bringen.

Denken Sie immer daran: Variable Workouts wirken Wunder! Variieren Sie die Übungen immer wieder, aber achten Sie darauf, alle Muskelpartien ausgewogen ins Workout einzubringen. Je häufiger Sie Ihre Übungen variieren und den Trainingswinkel verändern, desto besser wird der jeweilige Muskel aufgebaut.

1x1 der Sicherheit

Vor Benutzung der Geräte oder Hanteln sollten Sie einen kurzen Check durchführen:

- Liegt bei der Hantel das gewünschte Gewicht auf, beziehungsweise ist der Gewichtsstecker richtig eingesteckt?
- Ist die richtige Sitz-, Stand- oder Liegeposition eingestellt?
- Ist die volle Bewegungsfreiheit gewährleistet?
- Sind bei der Freihantel die Gewichtsscheiben auf beiden Seiten gleich verteilt?
- Sind die Hantelscheiben mit einem Verschluss gesichert?
- Sind an den Trainingsgeräten technische Mängel offensichtlich, z. B. ein aufgerautes Band, ein aufgefasertes Seil oder Kabel zur Kraftübertragung?

Die richtige Technik zählt: Das Anheben von Hanteln, Scheiben oder anderen Gewichten vom Boden erfordert eine gute Hebetechnik – ansonsten kann es zu Rückenbeschwerden kommen. Und so einfach funktioniert es: **Gehen Sie immer in die Knie, um so das Gewicht mit der Kraft der Beinmuskeln anzuheben. Halten Sie den Rücken dabei stets gerade!**

So haben Sie alles im Griff:

- **Untergriff:** Sie greifen die Stange von unten. Die Handinnenflächen zeigen dabei zur Decke.
- **Obergriff:** Sie umfassen die Stange von oben, sodass Ihre Handinnenflächen in Richtung Boden zeigen.
- **Wechselgriff:** Die Kombination von Unter- und Obergriff ist vor allem beim Heben von schweren Gewichten hilfreich.

Bevor es losgeht

Auch wenn dieser Ratschlag Sie nerven mag: Falls Sie eine der folgenden Fragen mit «Ja» beantworten, sollten Sie sich vor Trainingsbeginn bei Ihrem Arzt kurz durchchecken lassen. Diese Empfehlung gilt auch dann, wenn Sie sich topfit fühlen. Denn nur so erhalten Sie Aufschluss über mögliche Risikofaktoren und Ihre Konstitution, als Startpunkt für sinnvolle Trainingstipps:

	Ja	Nein
Sind Sie über 35 Jahre alt und haben Sie seit mehr als einem Jahr keinen Sport mehr getrieben?	☐	☐
Leiden Sie unter akuten Muskel- und Gelenkbeschwerden?	☐	☐
Haben Sie öfter Rückenschmerzen?	☐	☐
Haben Sie einen zu hohen oder zu niedrigen Blutdruck?	☐	☐
Nehmen Sie aufgrund von Stoffwechsel- und/oder Herzkreislaufproblemen regelmäßig Medikamente ein?	☐	☐
Haben Sie schon einmal unter Atembeschwerden gelitten?	☐	☐

Oberer Rücken:
V-Form für ein starkes Kreuz

Wollten Sie schon immer mal mit ein paar lässigen Klimmzügen Ihrer Freundin imponieren? Hier kommt Ihr Oberkörper enorm in Form! Das Beste daran: Sie profitieren doppelt von Ihrem Training – denn mit diesen Übungen sind Sie nicht nur auf dem besten Weg zu einem V-förmigen Oberkörper, sondern beugen auch Rückenbeschwerden optimal vor.

Wer ordentlich was aushalten will, braucht ein starkes Rückgrat. Und zwar nicht nur im übertragenen Sinn. Der Rückenmuskulatur kommt im Hinblick auf die Stabilisation und Beweglichkeit beim Sport und im Alltag eine zentrale Bedeutung zu. Im oberen Rücken gibt es eine Vielzahl von Muskeln; dabei prägt der breite Rückenmuskel (M. latissimus dorsi) das Relief des Rückens am stärksten und verleiht ihm die athletische V-Form, das breite Kreuz. Der M. latissimus dorsi gehört zu den größten Muskeln des Körpers und ist bei fast allen Sportarten beteiligt.

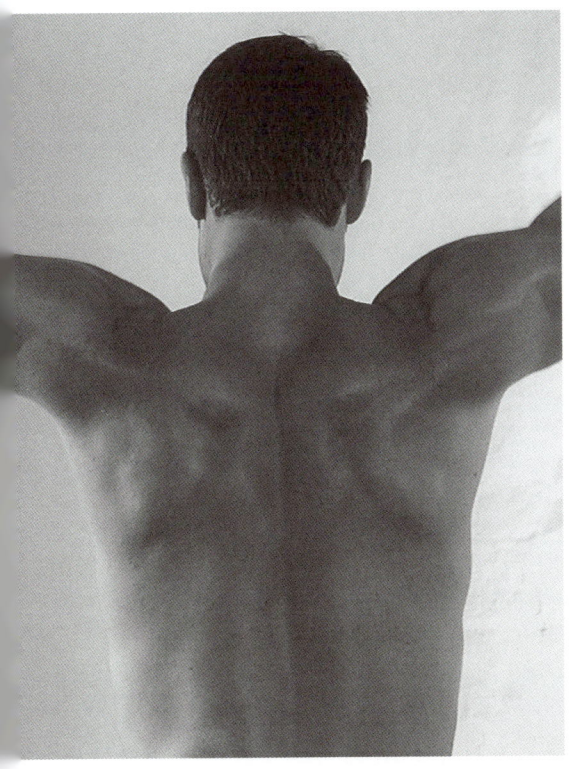

Der Nacken wird vom Trapezmuskel (auch Kapuzenmuskel genannt), dem M. trapezius, geformt. Dieser hat drei Anteile, einen absteigenden, einen aufsteigenden und einen quer verlaufenden. Unter dem Trapezmuskel liegt der M. rhomboideus. Er sorgt zusammen mit dem M. trapezius für das Zu-

Rückhalt für den Rücken

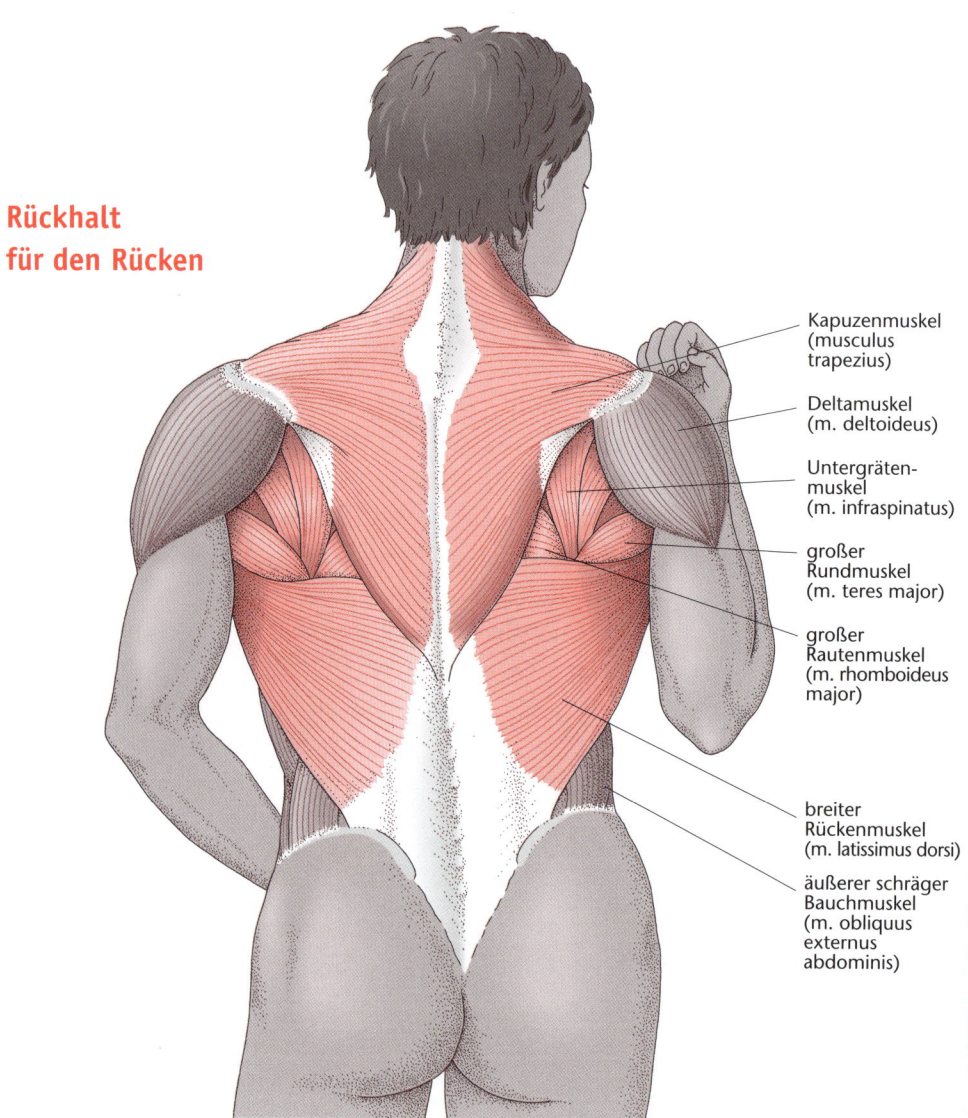

Kapuzenmuskel (musculus trapezius)

Deltamuskel (m. deltoideus)

Untergrätenmuskel (m. infraspinatus)

großer Rundmuskel (m. teres major)

großer Rautenmuskel (m. rhomboideus major)

breiter Rückenmuskel (m. latissimus dorsi)

äußerer schräger Bauchmuskel (m. obliquus externus abdominis)

sammenziehen der Schulterblätter. Gemeinsam tragen sie entscheidend zur aufrechten Körperhaltung bei.

Legen Sie sich bei den folgenden Übungen besonders ins Zeug, um ein Ungleichgewicht – eine muskuläre Dysbalance – zwischen Brust und Rückenmuskulatur auf jeden Fall zu vermeiden. Denn während der obere Rücken nur selten gefordert wird, arbeiten Sie immer mit den Armen vor dem Körper unter starker Einbeziehung der Brustmuskulatur – ob beim Lenken ihres Autos, bei der Arbeit am Computer, selbst vor dem Fernseher beim Zappen mit der Fernbedienung.

Nachfolgend finden Sie die effektivsten Übungen für die wichtigsten Rückenpartien kombiniert. Dabei ist eine korrekte Ausführung der Übungen ganz besonders wichtig, um schmerzhaften Fehlern keine Chance zu lassen. Da der Aufbau des Rückens sehr komplex ist, können die einzelnen Muskelgruppen nur schwer isoliert gestärkt werden. Sie trainieren also oft den gesamten Bereich!

> **Tipp:** Einsteiger und Männer, die schon einmal Rückenprobleme hatten, sollten ihren Rücken vor Trainingsbeginn von einem Orthopäden auf muskuläre Defizite, Dysbalancen und Verschleißerscheinungen untersuchen lassen. Ihr Rückentraining wird dadurch nicht nur sicherer, sondern auch effizienter ausfallen.

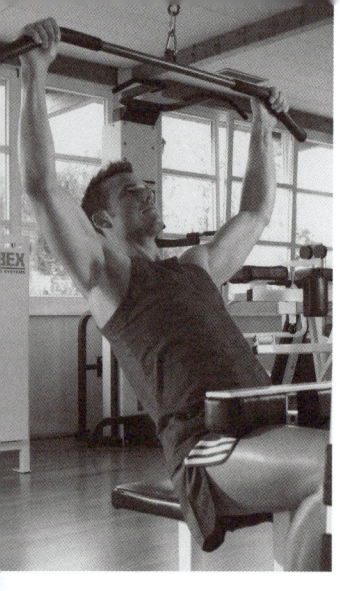
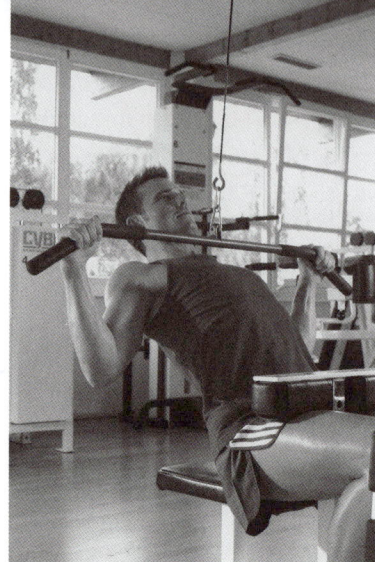
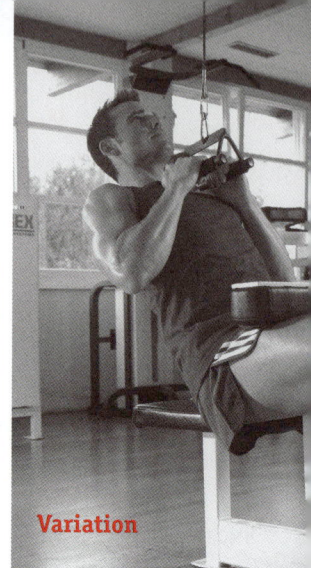

Variation

Lat-Zug zur Brust

- **Info:** Die Bezeichnung «Lat» ist eine gängige Abkürzung für den lateinischen Namen des breiten Rückenmuskels, Musculus latissimus dorsi.
- Ihr Oberkörper ist leicht nach hinten geneigt, der Kopf bleibt dabei in der natürlichen Verlängerung der Wirbelsäule, und der untere Teil Ihrer Rückenmuskulatur ist bereits angespannt.
- Sie halten die Stange etwas weiter als schulterbreit, die Handflächen zeigen nach vorne. Ziehen Sie jetzt die Stange zur oberen Brust und führen Sie gleichzeitig die Schultern nach hinten unten, die Ellbogen bewegen sich dabei nach außen.
- Halten Sie den Oberkörper gerade und fest angespannt.
- Beim Zurückführen der Stange verändert sich die Position des Oberkörpers nicht.
- **Alternativ** können Sie die Stange zum Nacken ziehen. Bei dieser Variante ist es etwas leichter, den Oberkörper zu stabilisieren, Sie nehmen dafür aber eine höhere Belastung der Schultergelenke in Kauf.
- **Variationen:** Nutzen Sie unterschiedliche Griffe und verändern Sie regelmäßig die Griffweite, um alle Fasern maximal zu fordern. Bei supiniertem Griff etwa – Ihre Handflächen zeigen zum Körper – oder dem Lat-Ziehen mit einem V-Griff belasten Sie den Bizeps intensiver.

Rudermaschine

- Stellen Sie die Polster der Rudermaschine so ein, dass Ihre Arme fast gestreckt sind. Fixieren Sie das Brustbein am Polster und spannen Sie Ihre Bauch- und Rückenmuskulatur an, um sich zusätzlich zu stabilisieren.
- Ziehen Sie zunächst bewusst die Schultern zurück, dann ziehen Sie ganz langsam die Griffe mit den Armen zum Körper, die Ellbogen zeigen nach außen, die Brust bleibt am Polster.
- Halten Sie die Oberarme waagerecht knapp auf Schulterhöhe. Es kommt darauf an, die Schulterblätter so weit wie möglich zusammenzuführen. Beim Heranziehen des Gewichts nähern sich die Schulterblätter an, beim Zurückführen öffnen sie sich.
- Während der gesamten Bewegung bleibt der Oberkörper am Polster aufgerichtet.
- **Tipp:** Vermeiden Sie ruckartige Bewegungen – sie schaden dem Rücken.
- **Variation:** An vielen Geräten können Sie zwischen zwei Übungsvarianten wählen: einem breiten Griff, der vor allem den rückwärtigen Teil der Schultermuskulatur sowie die Muskeln um die Schulterblätter trainiert, und mit tiefen Ellbogen an einem engen Griff, der besonders den breiten Rückenmuskel fordert.

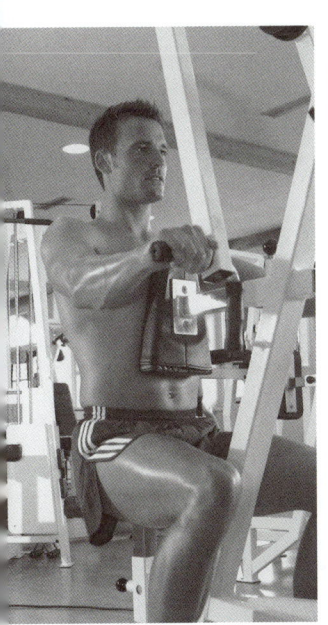
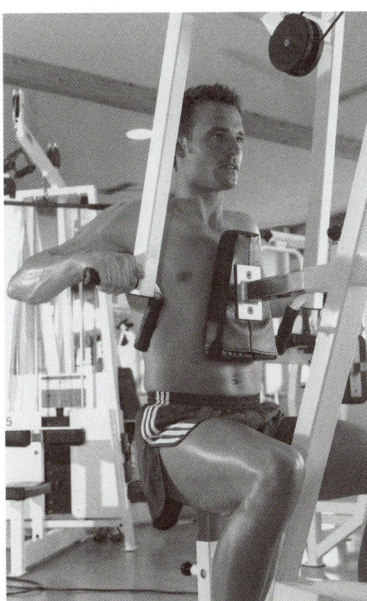
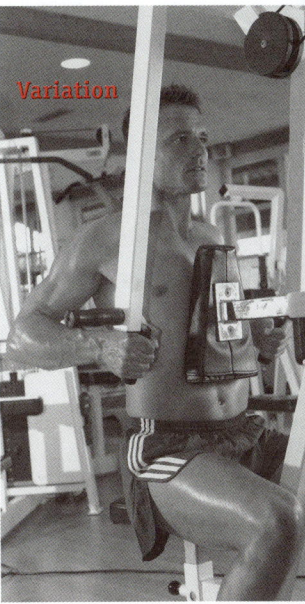

Variation

Lat-Ziehen mit gestreckten Armen

- Stellen Sie sich in einem leichten Ausfallschritt vor ein Lat-Zug-Gerät und umfassen Sie die Stange schulterbreit, die Handrücken zeigen nach oben.
- In der Ausgangsposition halten Sie die Stange etwas über Schulterhöhe. Der gesamte Körper sollte angespannt sein, besonders die Rumpf- und Gesäßmuskulatur.
- Führen Sie jetzt die Stange mit leicht gebeugten Armen zu den Oberschenkeln.
- Neben dem Latissimus trainieren Sie mit dieser Übung die Fähigkeit, Ihren gesamten Oberkörper zu stabilisieren.
- **Achtung:** Der Winkel im Ellbogengelenk verändert sich während der Bewegungsausführung nicht.

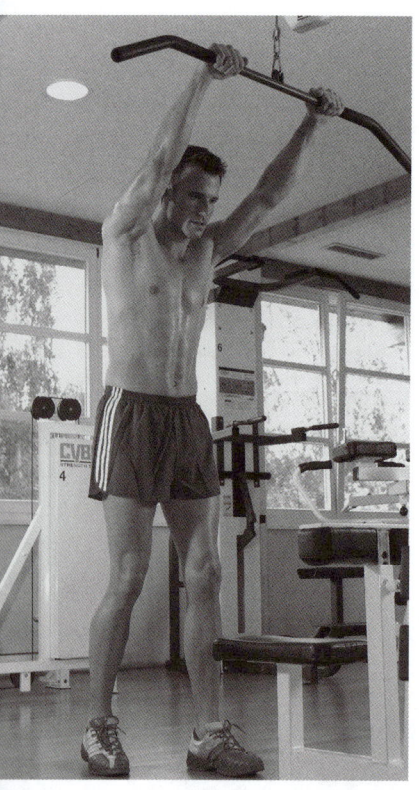
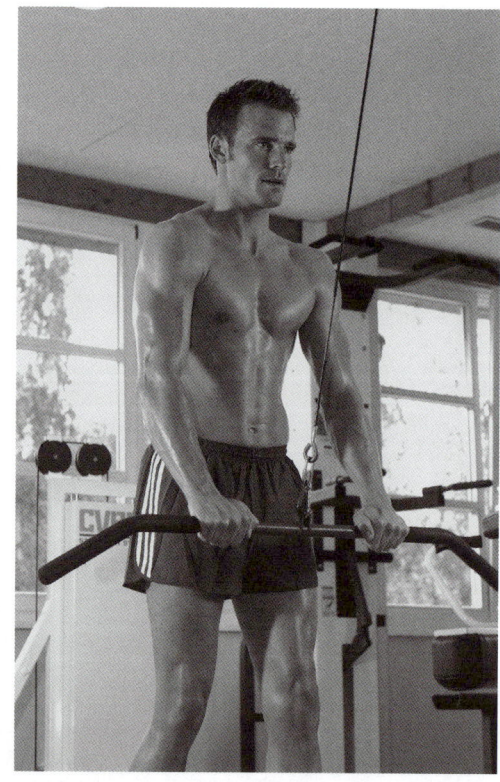

Rudern sitzend am Seilzug

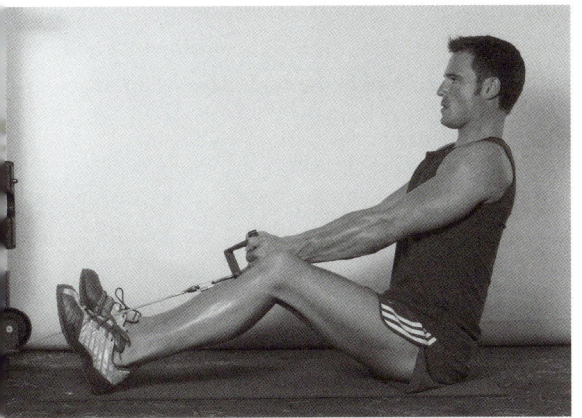

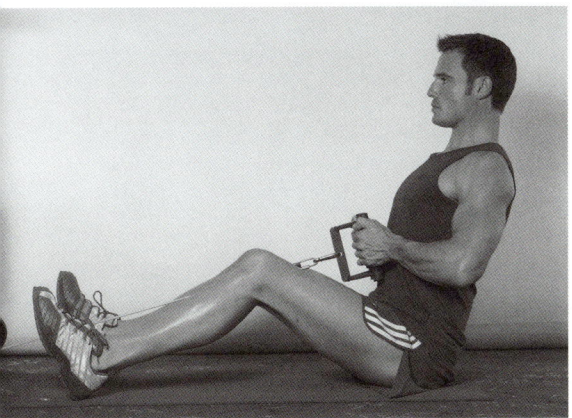

Variation

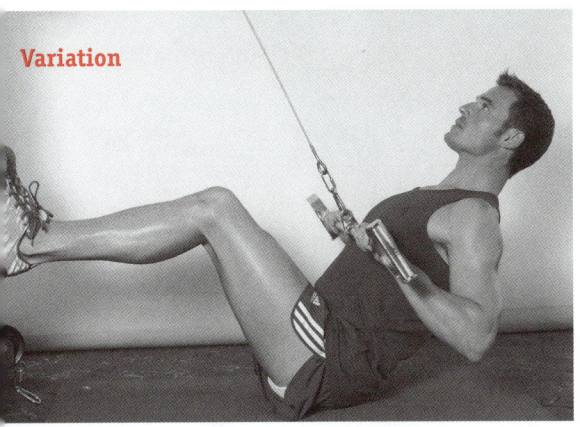

- Setzen Sie sich auf den Boden und stützen Sie Ihre Füße gegen den Zugturm. Die Knie sind nicht ganz durchgestreckt.
- Greifen Sie nun den Zuggriff und richten Sie den Oberkörper auf. Der Rücken bleibt während der gesamten Übung gerade.
- Ziehen Sie nun den Griff bis zu Ihrem unteren Bauch heran. Halten Sie während der Bewegung die Ellbogen nah am Körper und strecken Sie das Brustbein nach vorn.
- Drücken Sie am Ende der Bewegung die Schulterblätter zusammen. Nachdem Sie diese Stellung kurz gehalten haben, führen Sie das Gewicht langsam wieder zurück in die Ausgangsposition.
- **Variation:** Nutzen Sie bei dieser Übung die unterschiedlichsten Griffe wie etwa die Lat-Zug-Stange, den Kammgriff oder eine Stange, die sonst beim Trizeps-Training eingesetzt wird. Verändern Sie zusätzlich die Griffpositionen, indem Sie die Stange abwechselnd von oben oder unten umfassen. Verändern Sie außerdem den Winkel, in dem Sie Ihren Rücken trainieren – nutzen Sie dafür einfach die obere Kabelrolle des Seilzugs.

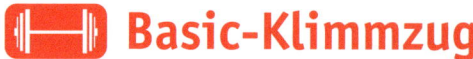

Basic-Klimmzug

- Sie hängen im Ristgriff – d. h., die Handflächen zeigen vom Körper weg –, die Hände so weit wie möglich voneinander entfernt an einer Klimmzugstange. Die Beine sind dabei leicht angewinkelt und die Fußgelenke überkreuzt.
- Ziehen Sie sich jetzt nach oben, bis sich Ihr Kinn über der Stange befindet. Drücken Sie dabei die Brust etwas nach vorn heraus, während Sie die Ellbogen nach hinten und die Schulterblätter zusammenziehen.
- Bewegen Sie Ihre Ellbogen nach hinten unten. Versuchen Sie außerdem, sich im Wechsel mit der Brust und mit dem Nacken zur Stange zu ziehen. Beide Bewegungsrichtungen variieren den Trainingsreiz für Ihre Muskelfasern.

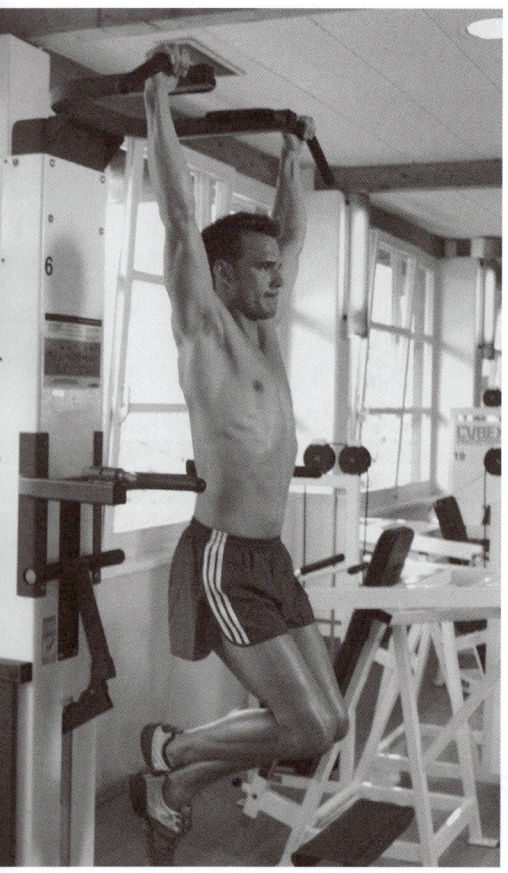
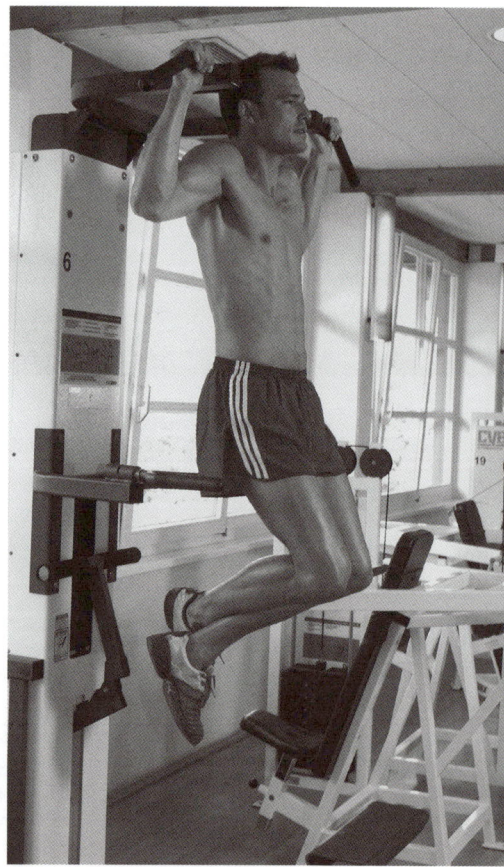

- Halten Sie den Oberkörper während der gesamten Bewegung gerade. Achten Sie darauf, während der Bewegung den Körper ruhig zu halten – vermeiden Sie Pendelbewegungen und versuchen Sie nicht, mit ruckartigen Bewegungen oder schwingenden Beinen nachzuhelfen. Als Faustregel gilt: Schultern und Becken bilden eine Linie!
- Halten Sie am Punkt der maximalen Kontraktion die Position für einige Sekunden, bevor Sie Ihren Oberkörper wieder langsam in die Ausgangsposition zurücksenken. Die Ellbogengelenke bleiben beim Absenken des Körpers immer ein wenig gebeugt. Sind die Arme vollständig gestreckt, beanspruchen Sie lediglich Ihre Bänder und Gelenke und nicht Ihre Rückenmuskulatur.

Griffpositionen

Großflächige Muskeln wie der Latissimus haben häufig lang gezogene Ursprungsflächen, Sie müssen daher verschiedene Übungs- oder Griffvarianten einsetzen, um alle Muskelanteile optimal trainieren zu können. Ein Wechsel des Griffs bietet beim Klimmzug zahlreiche Variationsmöglichkeiten. Im Wesentlichen gibt es drei verschiedene Trainingspositionen:

- **Ristgriff** – die Handflächen zeigen vom Körper weg
- **Kammgriff** – die Handflächen zeigen zum Körper
- **Hammergriff** – die Handflächen zeigen zueinander

Für Klimmzüge im **Ristgriff** gilt folgende Regel: Je weiter Sie greifen, desto höher wird der Schwierigkeitsgrad der Übung – Anfänger nehmen die Hände also etwas enger zusammen. Zusätzlich verändert sich die muskuläre Beanspruchung: In der äußeren Position nimmt der unterstützende Anteil des Bizeps stetig ab, d. h., Sie betonen mit dieser Übungsvariante stärker Ihren Latissimus!
Für Klimmzüge im **Kammgriff** gilt: Sollte die Übungsausführung im Ristgriff für Sie zunächst noch etwas zu schwierig sein, wechseln Sie zum schulterbreiten Kammgriff (die Handflächen zeigen dabei zum Körper). Sie werden merken, dass die Übungsausführung jetzt durch einen stärkeren Einsatz des Bizeps wesentlich erleichtert wird.

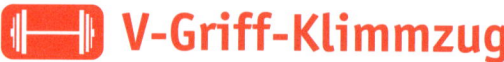 V-Griff-Klimmzug

- Klemmen Sie einen V-Griff über eine Klimmzugstange, Sie finden diesen Griff in der Regel am Latissimus-Zug in Ihrem Studio – für den Fall, dass Sie in den eigenen vier Wänden trainieren, beweisen Sie Improvisationstalent und benutzen Sie einfach Ihr Handtuch.
- Nach diesen Vorbereitungen greifen Sie zu: Die Handflächen zeigen zueinander, die Beine sind angewinkelt und die Füße übereinander geschlagen. Ziehen Sie sich jetzt langsam nach oben. Um die Bewegung vollständig ausführen zu können, neigen Sie den Kopf abwechselnd zur linken und zur rechten Seite.
- Langsam in die Ausgangsposition zurücksinken lassen, die Arme werden fast durchgestreckt.

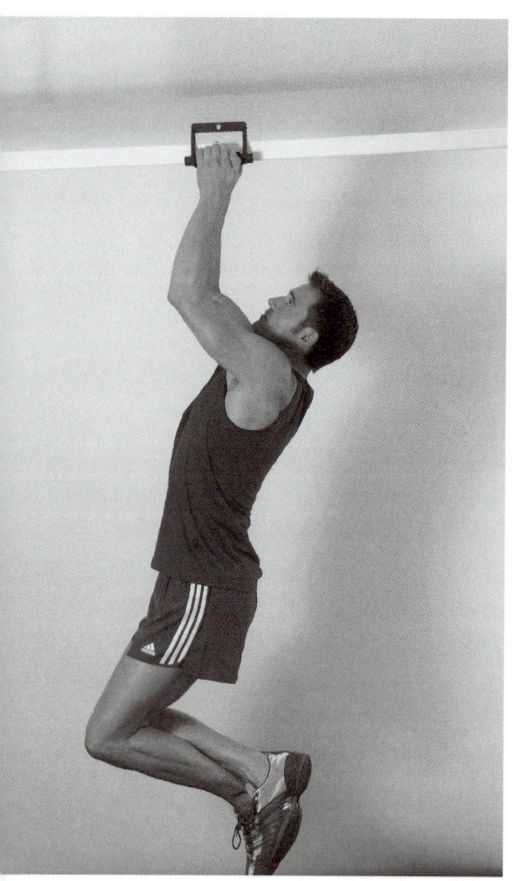
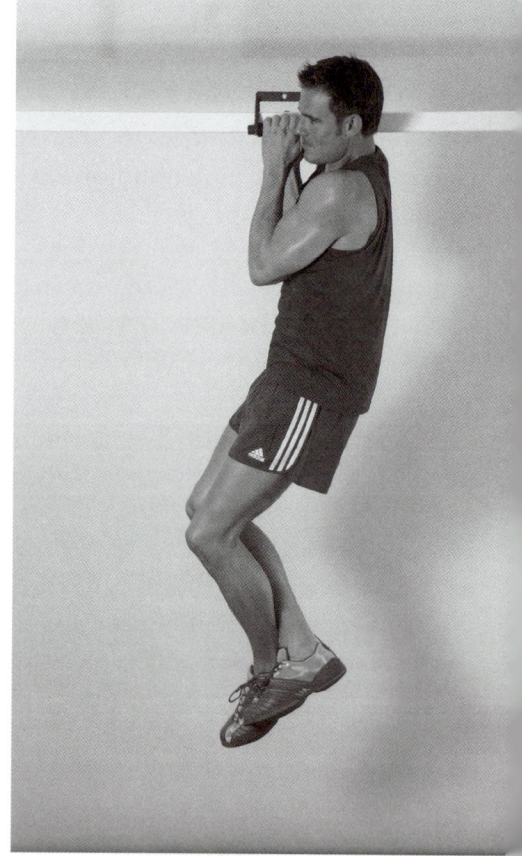

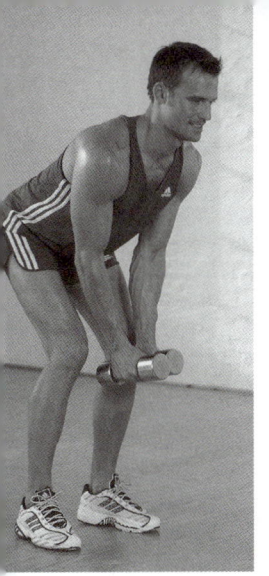 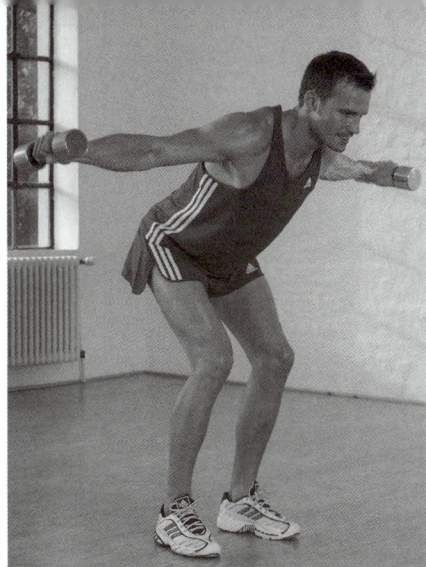 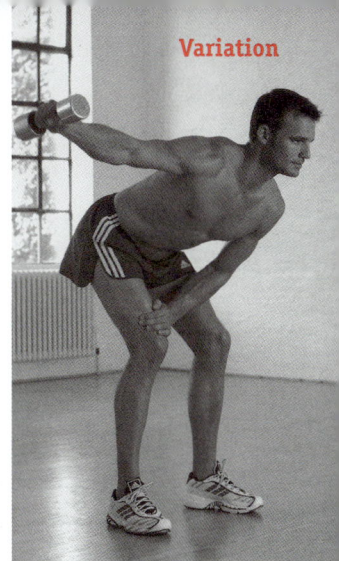

Variation

Fliegende Reverse

- Beugen Sie den Oberkörper aus dem Stand nach vorn, sodass zwischen Oberschenkeln und Rumpf ein 75- bis 90-Grad-Winkel entsteht. Der Kopf befindet sich in Verlängerung des Rückens.
- In Ihren Händen halten Sie mit zueinander zeigenden Handflächen jeweils eine Kurzhantel.
- Heben Sie nun die Gewichte so weit wie möglich nach oben.
- Achten Sie während der Bewegung darauf, dass Sie Ihren Rücken gerade halten.
- **Variation:** Stützen Sie sich in stabiler Schrittstellung mit der linken Hand aufs Knie. In der rechten, auf Oberschenkelhöhe befindlichen Hand halten Sie eine Kurzhantel. Spannen Sie die Rumpfmuskulatur an und heben Sie den leicht angewinkelten rechten Arm so weit wie möglich seitlich an.

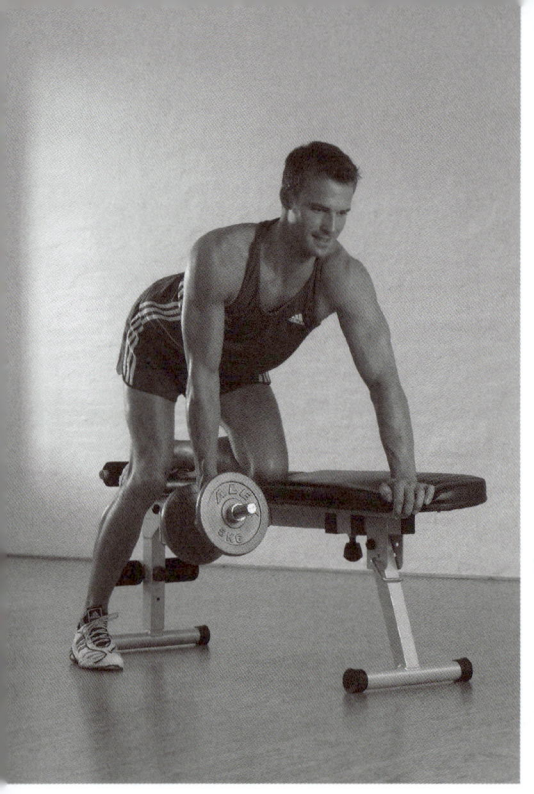 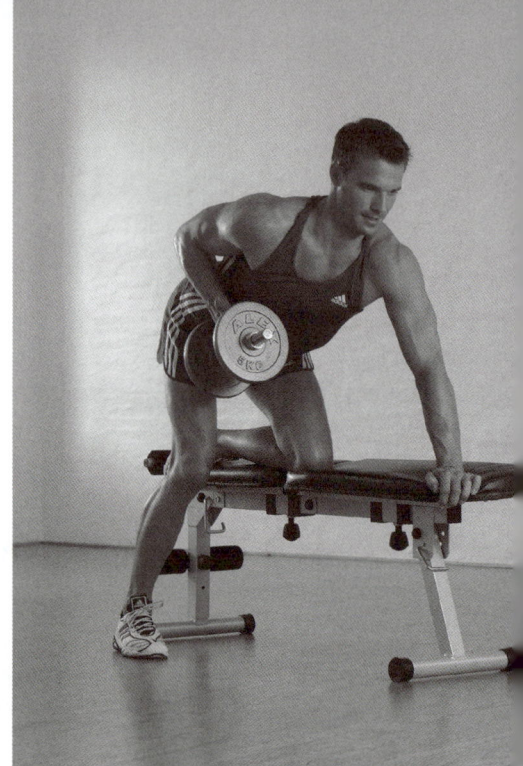

Einarmiges Rudern

- Stützen Sie sich mit einer Hand und dem gleichseitigen Bein auf eine Trainingsbank, wobei die Hand unterhalb der Schulter liegt und der Ellbogen nicht ganz durchgedrückt ist. Der Rücken ist flach und parallel zum Boden. Halten Sie den Kopf in einer Linie mit der Wirbelsäule.
- In der freien herabhängenden Hand halten Sie eine Kurzhantel. Der Arm der trainierten Körperseite ist nicht vollständig gestreckt und bildet mit dem fast waagerechten Oberkörper einen rechten Winkel. Das Knie des Standbeins ist leicht gebeugt.
- Ziehen Sie das Gewicht mit dem Ausatmen nahe am Körper entlang nach oben, bis sich Ihre Hand auf Höhe der unteren Rippen befindet. Halten Sie die Ellbogen dabei dicht am Körper. Erst eine Seite konzentriert nach Plan trainieren, dann Hand und Schrittstellung wechseln.
- **Achtung:** Spannen Sie die Bauchmuskulatur an, um ein Hohlkreuz zu vermeiden. Der Rücken bleibt während der gesamten Übung gerade.

Vorgebeugtes Rudern

- Greifen Sie eine Langhantel mit mehr als schulterweitem Griff, die Handflächen zeigen zu Ihnen. Die Füße stehen schulterbreit auseinander, die Knie sind gebeugt.
- Neigen Sie jetzt den Oberkörper so weit nach vorne, dass der Rücken gerade bleibt – kein Hohlkreuz oder Rundrücken! Die Bauchmuskulatur ist selbstverständlich angespannt! In dieser Ausgangsposition befindet sich die Hantel oberhalb der Knie.
- Jetzt ziehen Sie die Langhantel nah am Körper entlang langsam zum Rumpf. In der Endposition zeigen die Ellbogen nach hinten oben.
- Die Hantel dann ruckfrei wieder absenken.
- **Variation:** Vorgebeugtes Rudern am Seilzug. Sie stehen mit leicht gebeugten Knien etwa einen halben Meter entfernt vor einem Kabelzug. Lehnen Sie sich mit geradem Rücken etwas nach vorne und umfassen Sie eine am unteren Seil fixierte gerade Stange im Untergriff. Ziehen Sie diese zum oberen Bauch, führen Sie die Ellbogen dabei eng am Körper vorbei möglichst weit nach hinten. Kehren Sie langsam in die Ausgangsposition zurück, der Rücken bleibt dabei stets gerade.

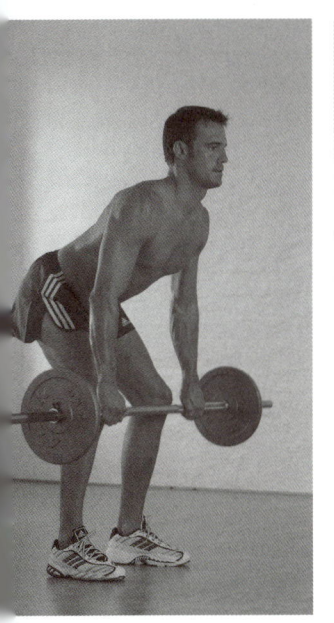
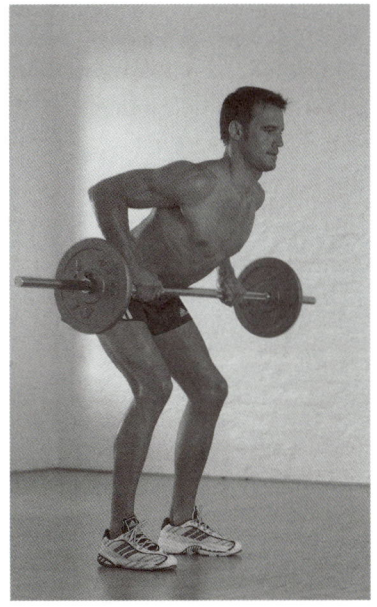
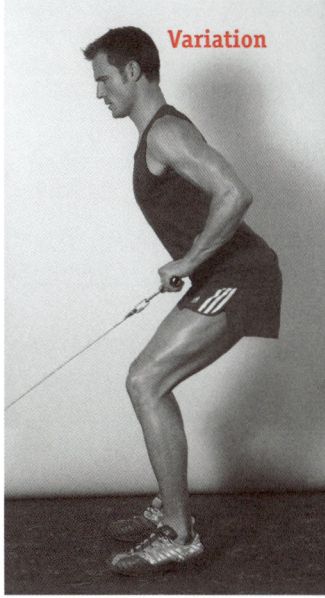

Variation

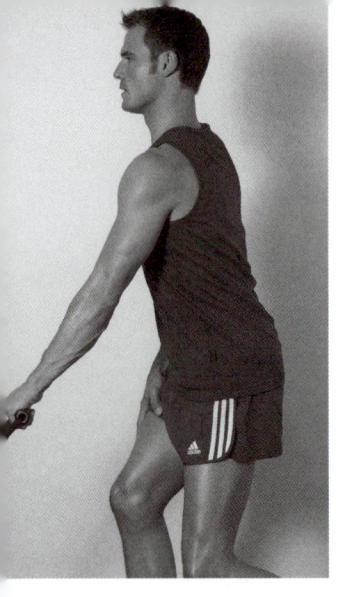 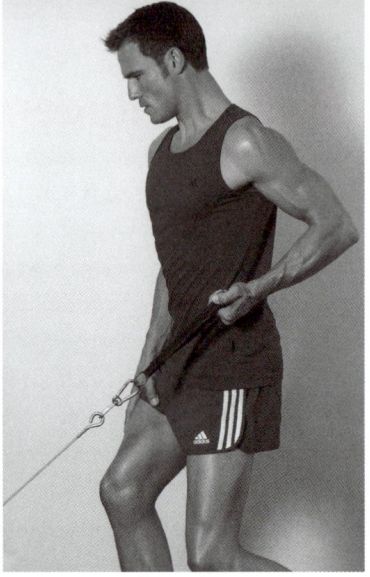 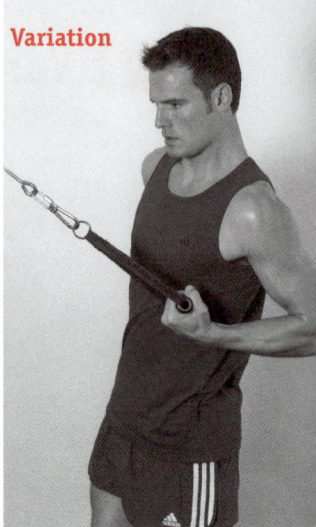

Variation

Isoliertes Rudern am Kabelzug

- Arretieren Sie am Kabelzug die Umlenkrolle tief und stellen Sie sich in Schrittstellung vor den Zugturm.
- Beugen Sie den Oberkörper leicht nach vorne und stützen Sie einen Arm auf den gleichseitigen Oberschenkel. In der anderen Hand halten Sie mit gestrecktem Arm den Griff.
- Ziehen Sie nun den Griff zum unteren Rippenbogen und bewegen Sie gleichzeitig mit den Armen die Schultern nach hinten. Den Arm dabei möglichst nah am Körper halten.
- In der Endposition sind die Schulterblätter so weit wie möglich zusammengezogen.
- Kurz innehalten, dann langsam den Arm in die Ausgangsposition zurückführen. Später Seitenwechsel.
- **Variation:** Befestigen Sie den Handgriff an der oberen Halterung der Kabelzugmaschine und ziehen Sie im Wechsel jeweils mit einem Arm den Griff eng am Körper vorbei zur Hüfte.

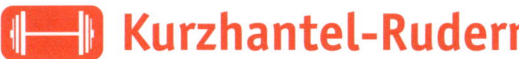 Kurzhantel-Rudern

- Gehen Sie in einen stabilen, vorgebeugten Stand. Die Beine sind leicht angewinkelt, die Gesäßmuskulatur angespannt, der Rücken gerade.
- In der Ausgangsstellung sind die Arme gerade nach unten gestreckt, dann werden die Hanteln am Körper zum Bauch gezogen.
- Drehen Sie die Handgelenke so ein, dass der Handrücken in der Endposition zum Körper zeigt.
- Selbstverständlich gibt es auch hier mehrere Möglichkeiten: Sie können die Handgelenke nach innen drehen, sodass die Handflächen zueinander gerichtet sind. Eine Rotation, an deren Ende der Handrücken nach vorne, vom Körper weg zeigt, ist ebenfalls möglich.
- Ziehen Sie Ihre Schulterblätter so weit wie möglich zusammen, um eine maximale Kontraktion Ihrer Rückenmuskulatur zu erreichen.
- **Der Vorteil dieser Übung:** Kurzhanteln ermöglichen es Ihnen, den Bewegungsumfang etwas auszudehnen, um eine Spitzenkontraktion Ihrer Muskelfasern zu erreichen.
- **Zusätzlicher Pluspunkt:** Sie können problemlos die Bewegungsbahn der Hanteln verändern und so die Rückenmuskulatur in immer neuen Winkeln fordern.

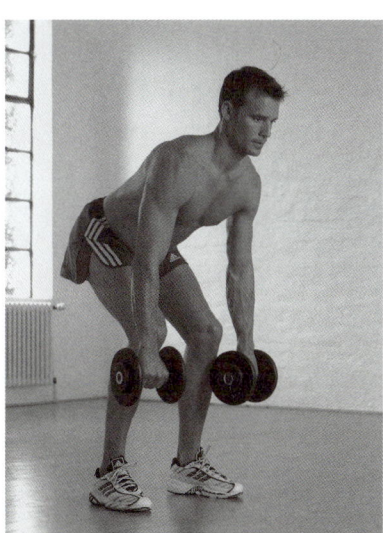 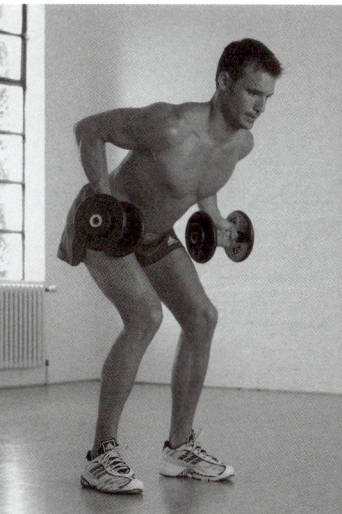

T-Bar-Rudern

- Legen Sie eine Langhantel auf den Boden, sodass ein Ende an einer Wand oder einem anderen Widerstand stabilisiert wird. Auf das andere Ende legen Sie Hantelscheiben mit dem gewünschten Trainingsgewicht. Stellen Sie sich mit etwas mehr als hüftbreit geöffneten Beinen über den Teil der Stange, an dem die Gewichte sind.
- Lehnen Sie sich nun vornüber, bis der Oberkörper fast parallel zum Boden ist. Die Knie sollten leicht gebeugt sein, der Kopf oberhalb der Gewichte. Umgreifen Sie die Stange mit beiden Händen direkt hinter den Gewichtsscheiben.
- Ziehen Sie jetzt das Ende der Stange langsam hoch, bis die Platten Ihre Brust berühren – die Ellbogen bleiben dabei eng am Körper.
- Lassen Sie das Gewicht sachte herab, ohne dass es Bodenkontakt bekommt.
- **Tipp:** Die Stange lässt sich mit Hilfe eines V-förmigen Griffes einer Lat-Zugmaschine noch besser halten.

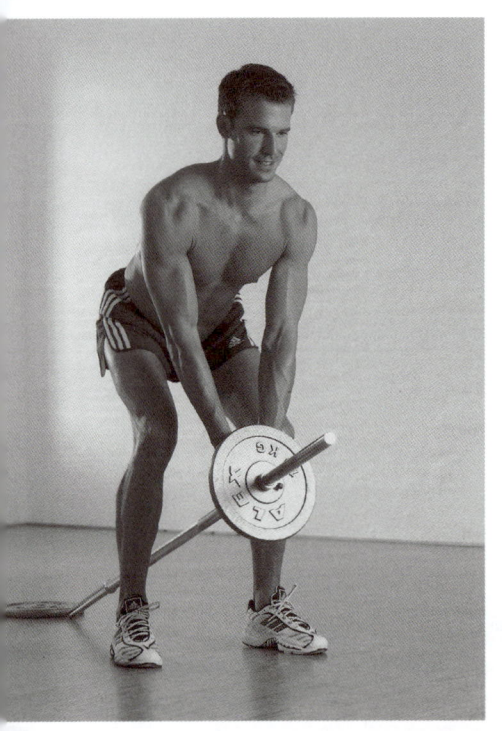 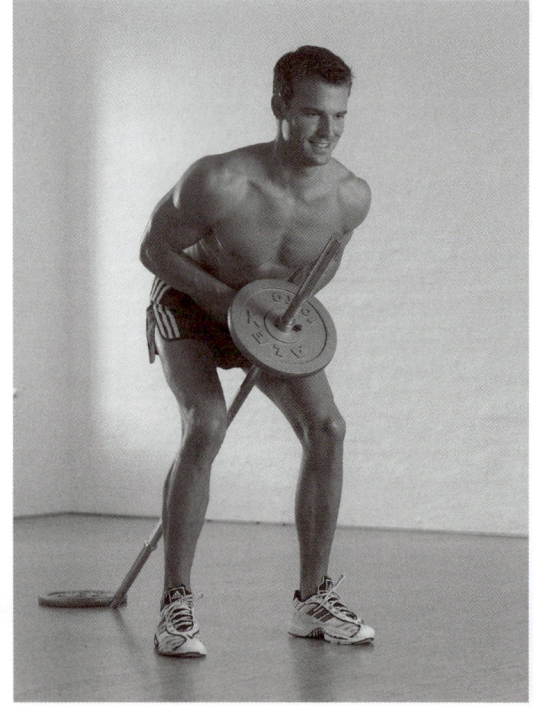

Brust: Kontur für den Blickfang

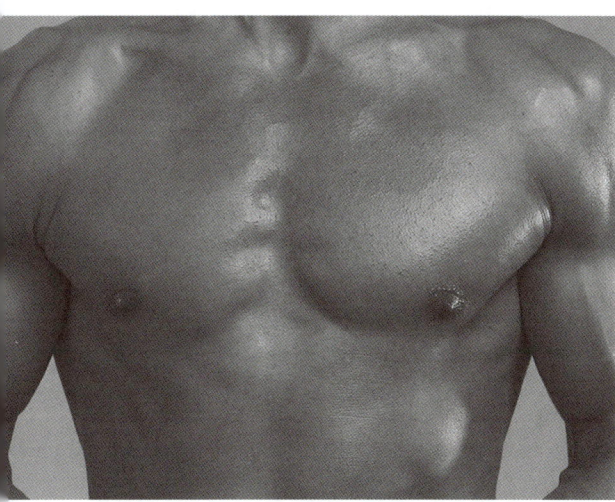

Für viele Männer sind gut ausgebildete und definierte Brustmuskeln eines der wichtigsten Trainingsziele. Die richtige Brustweite gilt als entscheidender Erfolgsfaktor: Ein Mann mit kräftigem Oberkörper ist für Frauen ein echter Blickfang. **Zusätzlicher Optik-Vorteil: Bei Männern mit einer austrainierten Brustmuskulatur kommt der flache Waschbrettbauch noch etwas besser zur Geltung – oder ein noch vorhandener Bauchansatz «schrumpft».**

Nicht zu vergessen beim Brust-Workout: Die am meisten vernachlässigten Körperpartien sind auf der Rückseite Ihres Körpers: der Nacken, die Rückseite Ihrer Schultern, der untere Rücken. Um nicht aus der muskulären Balance zu geraten, darf man die Schulter- und Rückenmuskulatur auf keinen Fall vernachlässigen. Tipp: Schließen Sie eine Rückenversicherung ab, indem Sie immer eine Übung mehr für die hinteren Partien Ihres Körpers ausführen.

Zum Abschluss noch das Rezept für eine massive Brust: Mixen Sie die Übungen! Obgleich das Bankdrücken eine ausgezeichnete Übung für die Brustmuskulatur ist, sollten Sie versuchen, mit Übungsvarianten zu trainieren, um alle Bereiche gleichmäßig zu fordern. Die Vielzahl der Varianten bietet mehr als ein abgerundetes Workout. Extrabonus: Sie trainieren die Brustmuskeln aus verschiedenen Winkeln, wodurch die Plateauphasen verhindert werden. Ideale Bedingungen also für kontinuierliche Trainingsfortschritte!

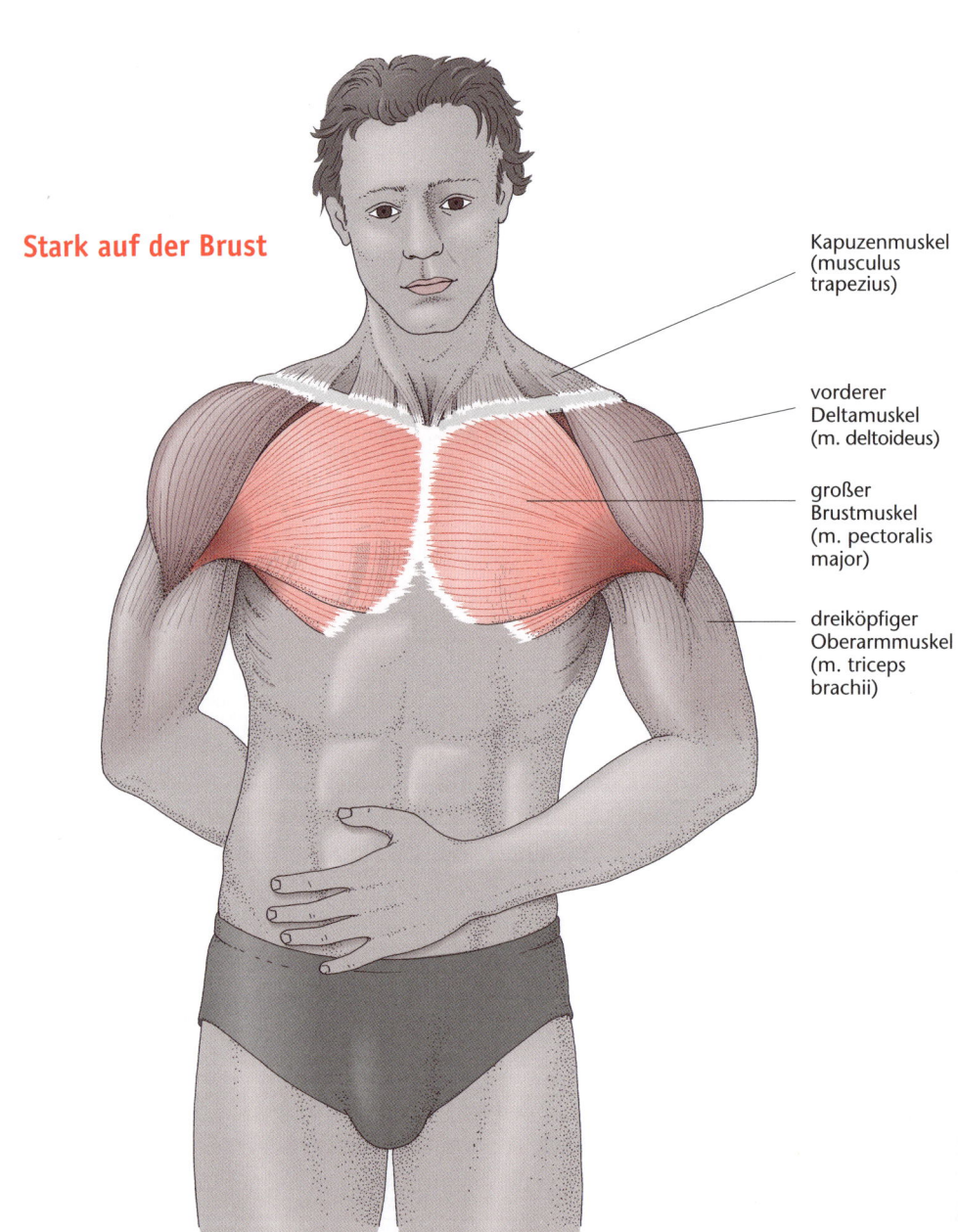

Bankdrücken an der Maschine horizontal

- Stellen Sie den Sitz so ein, dass sich die Griffe ungefähr in Höhe der Brustmitte befinden. Halten Sie die Handgelenke stabil und gerade.
- Fixieren Sie den Rücken, indem Sie sich mit beiden Beinen vom Boden abdrücken und zusätzlich den Bauch anspannen. Der Kopf bleibt in der Verlängerung der Wirbelsäule am Polster.
- Nun strecken und beugen Sie die Arme, ohne die Schultern hochzuziehen oder den Ellbogen zu überstrecken.
- **Wichtig:** Halten Sie die Hände immer in der Verlängerung der Arme, um so die Handgelenke zu entlasten.

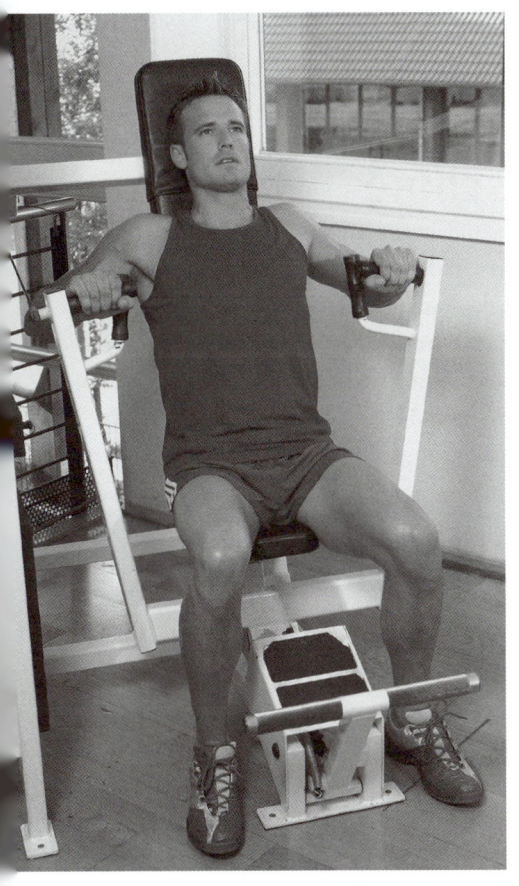
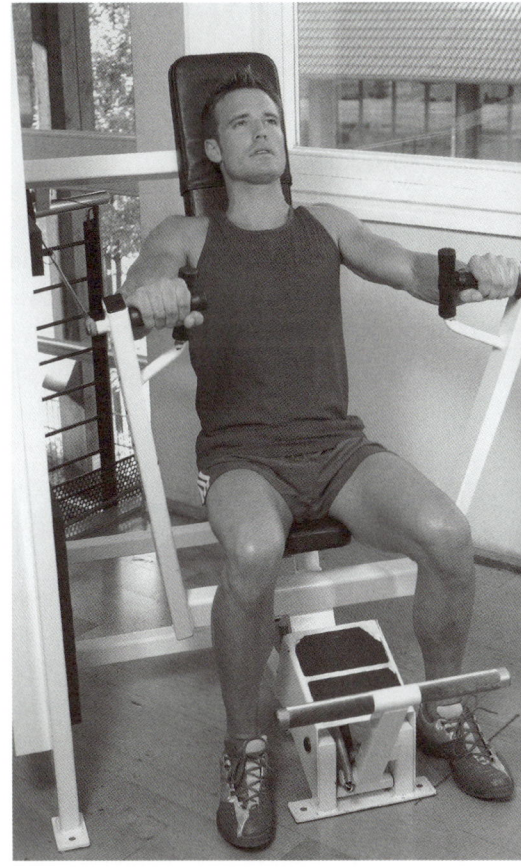

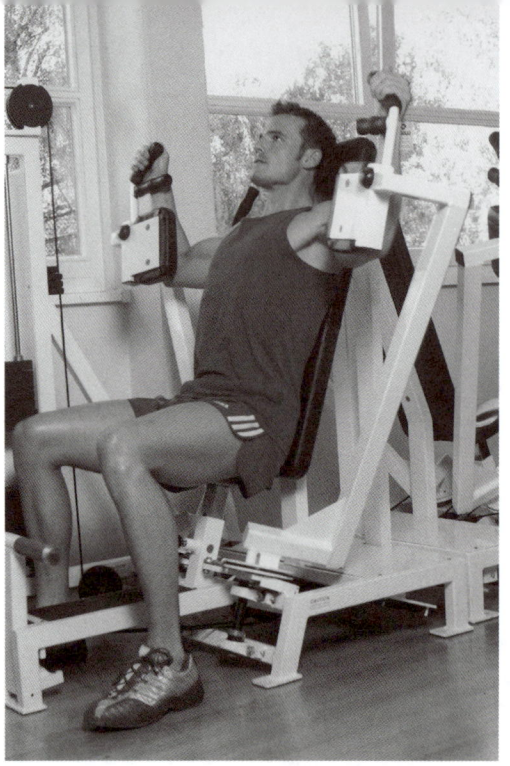
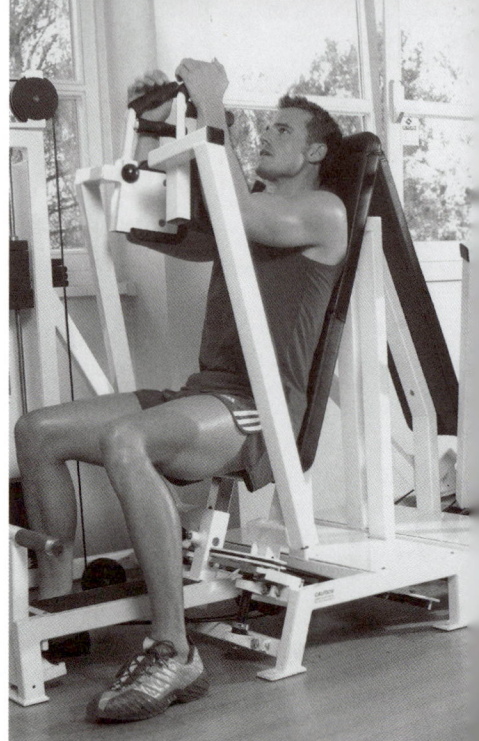

Butterflymaschine

- Diese Übung ist besonders für Anfänger geeignet, um die Brust indirekt zu trainieren. Effekt: Die Muskulatur wird effektiv gereizt und der Muskelaufbau gefördert.
- Die Einstellung des Gerätes ist dann korrekt, wenn sich in der sitzenden Ausgangsposition ein rechter Winkel zwischen den angehobenen Oberarmen und dem Oberkörper ergibt.
- Drücken Sie aus der Startposition die Polster mit den Unterarmen zusammen. Üben Sie keinen Druck mit den Händen aus, sie dienen nur der Stabilisierung.
- Führen Sie die Ellbogen in der Umkehrphase nur wenig hinter die Schulterachse zurück.
- **Wichtig:** Um eine Verkürzung der Brustmuskulatur zu vermeiden oder nicht noch weiter zu verstärken, sollten Sie stets mehr Übungen für die Rücken- als für die Brustmuskulatur in Ihr Programm aufnehmen.

Bankdrücken

- Legen Sie sich auf eine Drückerbank, fassen Sie die Stange mit einem etwas mehr als schulterweiten Griff. Die Hantel sollte so in den Handflächen liegen, dass die Handgelenke nicht zu stark angewinkelt sind, das Gewicht wird dadurch vom Handgelenk zu den Ellbogen und weiter zum Schultergelenk gleichmäßig verteilt.
- Stellen Sie Ihre Beine auf der Hantelbank ab oder schlagen Sie die Füße übereinander. Ziehen Sie die angewinkelten Knie in Richtung Brust an, sodass Ihre Lendenwirbelsäule flach aufliegt – auf diese Weise vermeiden Sie eine unnötige Belastung Ihres unteren Rückens während der Übung.
- Führen Sie jetzt das Gewicht in einer langsamen und kontrollierten Bewegung zum Brustkorb, bis die Langhantel wenige Zentimeter von der Brust entfernt ist. Die Ellbogen zeigen dabei nach

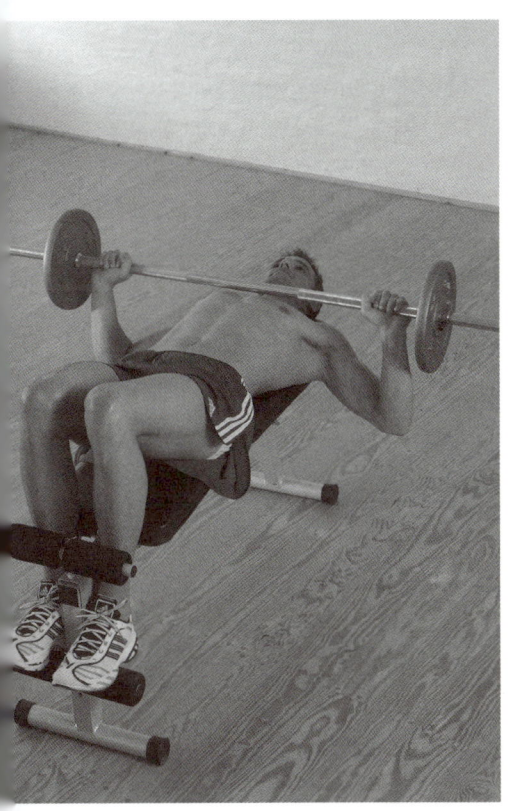 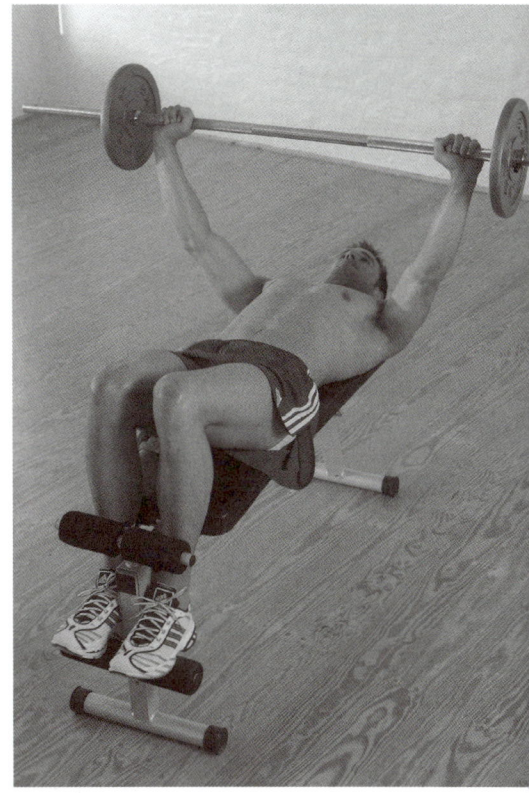

außen. Je enger Sie die Ellbogen an den Seiten halten, desto mehr entlasten Sie die Brust und fordern den Trizeps.
- Drücken Sie das Gewicht ohne Pause wieder gerade nach oben. In der Endposition sollten die Arme gerade, die Ellbogen aber nicht vollständig durchgedrückt sein. So halten Sie Ihre Brustmuskulatur permanent unter Spannung und schonen die Gelenke.
- **Achtung:** Lassen Sie die Hantelstange auf keinen Fall mit der Schwerkraft nach unten fallen. Jede Form des Schwungs mindert die Effektivität dieser Übung erheblich. Besonders für Profis ist das langsame Absenken der Hantel entscheidend für einen anhaltenden Muskelaufbau.
- **Tipp:** Der sicherste Weg, Verletzungen durch Übermüdung oder Balanceverlust zu vermeiden, ist die Hilfestellung durch einen Trainingspartner – das gilt für Anfänger und Fortgeschrittene gleichermaßen.
- **Profitipp:** Variieren Sie regelmäßig den Griffabstand! So erhöhen Sie den Schwierigkeitsgrad und erreichen gleichzeitig eine harmonische Entwicklung aller an der Bewegung beteiligten Muskelgruppen. Wählen Sie einen weiten Griffabstand, um vor allem den äußeren Anteil Ihrer Brustmuskulatur effektiv zu trainieren – dieser setzt Ihre Hemden unter Spannung!

Wichtig für die Handgelenke! Hantelstangen auf der Handfläche oberhalb des Gelenkknochens halten. Wer das Gelenk nach hinten überdehnt, setzt die Bänder und Sehnen des Handgelenks unnötig unter Druck und riskiert so Überlastungen. Ansonsten leichtere Gewichte wählen.

Schrägbankdrücken

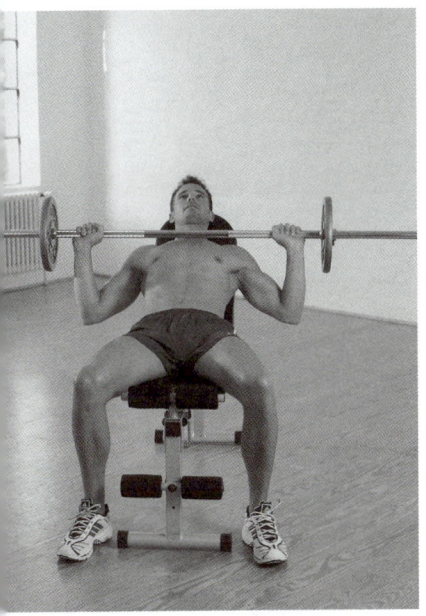

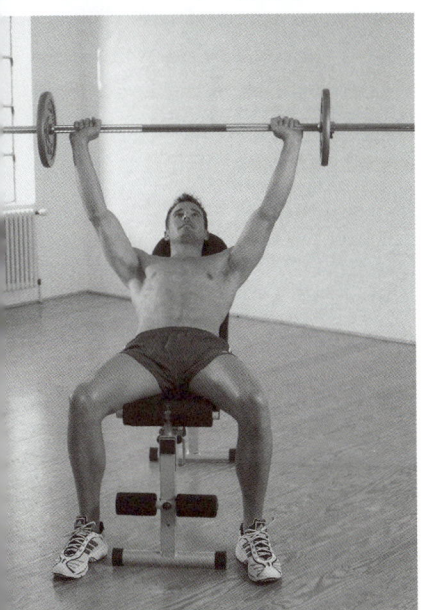

- Mit dieser Übung trainieren Sie besonders die oberen Anteile der Brust- sowie die vordere Schultermuskulatur. Sie liegen auf einer Schrägbank – der Winkel beträgt circa 45 Grad. Je steiler die Bankeinstellung ist, desto mehr beanspruchen Sie den vorderen Anteil des Deltamuskels.
- Heben Sie die Langhantel mit einem etwas mehr als schulterweiten Griff aus der Halterung.
- **Tipp:** Orientieren Sie sich an den Markierungen auf der Hantelstange (die Stellen, an denen das Metall glatt ist!) um sicherzustellen, dass Sie mit beiden Händen gleichmäßig greifen!
- Anschließend senken Sie die Hantel langsam ab, bis sie sich unmittelbar über Ihrer Brustmitte befindet. Drücken Sie dann das Gewicht zurück in die Ausgangsstellung.
- **Vorsicht:** Vermeiden Sie unbedingt ein Hohlkreuz. Halten Sie Ihre Ellbogen direkt unter der Hantelstange, so nutzen Sie die Hebelkraft maximal!
- **Wichtig:** Die Ellbogen werden während der Übung nie durchgestreckt. Um ein Hohlkreuz zu vermeiden, platzieren Sie die Füße auf einer erhöhten, stabilen Unterlage – einer Hantelbank oder einem Hocker. Wenn Sie trotzdem den unteren Rücken krümmen, reduzieren Sie besser das Trainingsgewicht.
- **Vorteil dieser Übung:** Sie zwingen Ihre Muskeln, in neuen, veränderten Winkeln zu kontrahieren und neue Muskelfasern zu aktivieren. Auf diese Weise schöpfen Sie das gesamte Potenzial großer Muskelgruppen aus – und können maximale Trainingserfolge erzielen!

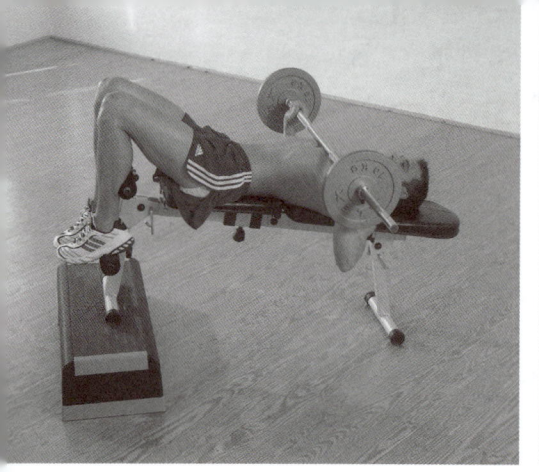
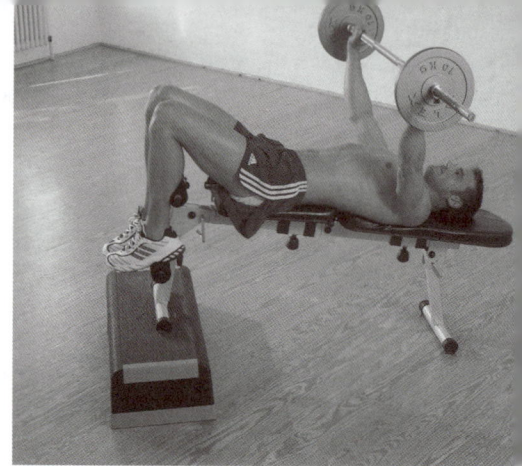

🏋 **Decline-Bankdrücken**

- Um eine perfekte Brustmuskulatur auszubilden, ist es notwendig, regelmäßig den Trainingswinkel zu verändern! Die negativ nach unten geneigte Bank richtet die Belastung besonders auf die unteren Fasern der Brustmuskulatur.
- Sie liegen auf einer circa im 15-Grad-Winkel nach unten geneigten Bank. Verankern Sie die Füße so, dass Sie Ihre Körperposition damit fixieren können. Wie beim klassischen Bankdrücken halten Sie die Arme etwas weiter als schulterbreit.
- Drücken Sie die Hantel aus der Halterung und senken Sie das Gewicht langsam zur Brustmitte, um das Gewicht dann wieder kontrolliert nach oben in die Startposition zurückzuführen. Auch als Fortgeschrittener führen Sie die ersten Sätze lediglich mit der Hantelstange aus – so stellen Sie sich optimal auf die ungewöhnliche Trainingsposition ein.
- **Achtung:** Aufgrund der tiefen Lage des Oberkörpers strömt vermehrt Blut in Richtung Kopf. Falls Sie unter Bluthochdruck leiden, meiden Sie diese Übung auf jeden Fall!
- **Tipp:** Wenn Sie Ihr Brusttraining in der Regel mit dem Flachbankdrücken beginnen, wechseln Sie stattdessen lieber regelmäßig zwischen Flach-, Schräg- und der Decline-Bank. Das sichert Ihnen eine harmonische Gesamtentwicklung Ihrer Brustmuskulatur.

Kurzhanteldrücken

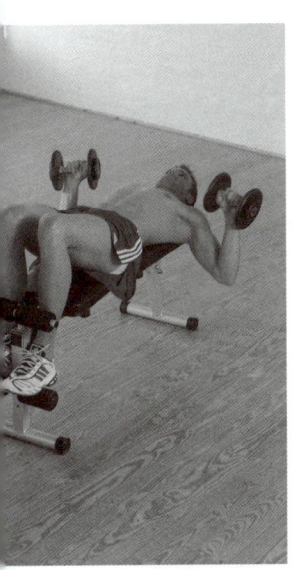

- Diese Übung ähnelt dem Bankdrücken mit der Langhantel, aber durch den größeren Bewegungsradius können Sie die Brustmuskulatur umfassender trainieren.
- Legen Sie sich auf eine Schrägbank, in jeder Hand eine Kurzhantel. In der Startposition sind Ihre Arme gebeugt, und die Hanteln befinden sich seitlich vom Brustkorb, die Handflächen zeigen nach vorn.
- Wenn Sie bereits Erfahrungen mit dem Hanteltraining haben und über ein entsprechend geschultes Körpergefühl verfügen, sollten Sie die Füße auf die Bank stellen, um ein Hohlkreuz zu vermeiden.
- Nun drücken Sie die Gewichte aus dieser Position in einem Bogen nach oben und führen sie zur Brustmitte zusammen.
- Kontrollieren Sie die Bewegung – die Hanteln sollten nicht zusammenstoßen. Senken Sie die Kurzhanteln dann langsam wieder bis Brusthöhe ab und wiederholen Sie die Ausführung.
- **Gut zu wissen:** Durch das Kurzhanteldrücken bauen Sie die Muskulatur beider Körperseiten gleichmäßig auf – wenn Sie ausschließlich mit der Langhantel trainieren, kompensiert die stärkere Seite die fehlende Kraft der schwächeren und verhindert dadurch eine ausgewogene Entwicklung der Muskulatur. Zusätzlicher Vorteil: Sie können die Gewichte weiter absenken und so eine bessere Vordehnung der Brustmuskulatur erreichen.
- **Alternativ** kann diese Übung selbstverständlich auch auf einer Schrägbank oder auf einer nach unten geneigten so genannten Decline-Bank ausgeführt werden.

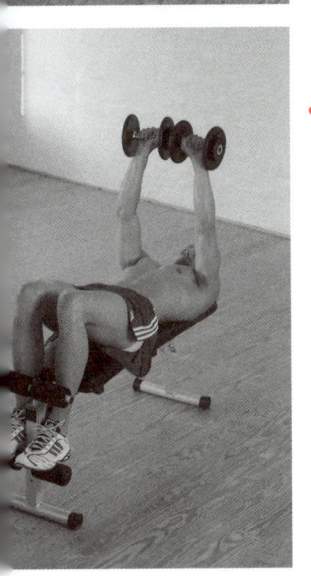

Fliegende Bewegung

- Mit einer Kurzhantel in jeder Hand legen Sie sich auf eine Trainingsbank. In der Startposition halten Sie die fast gestreckten Arme in Höhe der Brustmitte so, dass die Handflächen zueinander zeigen.
- Jetzt die Hanteln in einem weiten Bogen nach unten bewegen. Der leichte Winkel im Ellbogengelenk verändert sich dabei nicht.
- Mit dem Ausatmen heben Sie die Hanteln wieder bis zur Senkrechten nach oben.
- **Achtung:** Das wichtigste Element bei allen Varianten der Fliegenden Bewegung – mit Kurzhanteln oder am Kabelzug – besteht darin, den Winkel in Ihrem Ellbogengelenk während der Übung nicht zu verändern. Sobald Sie Ihre Ellbogen zu beugen beginnen, unterstützt der Trizeps die Bewegung und die Brustmuskulatur wird entlastet.
- **Variation:** Nutzen Sie auch bei dieser Übung Hantelbänke in unterschiedlichen Neigungswinkeln.
- **Profitipp:** Überkreuzen Sie die Arme in der Endposition, um die Kontraktion weiter zu verstärken!

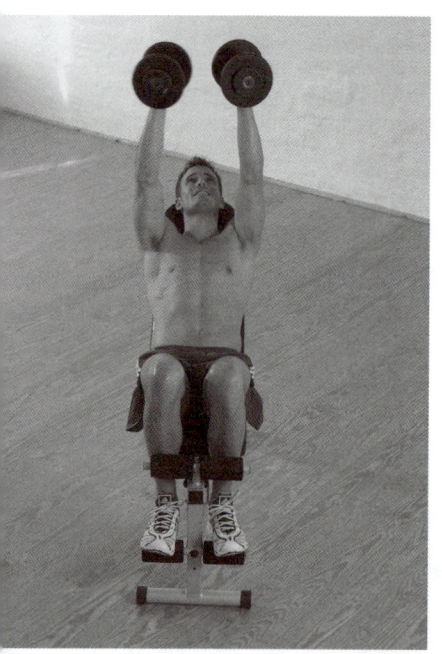
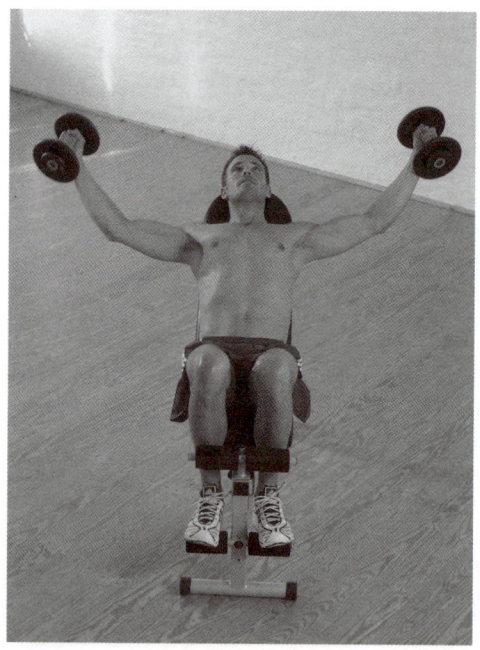

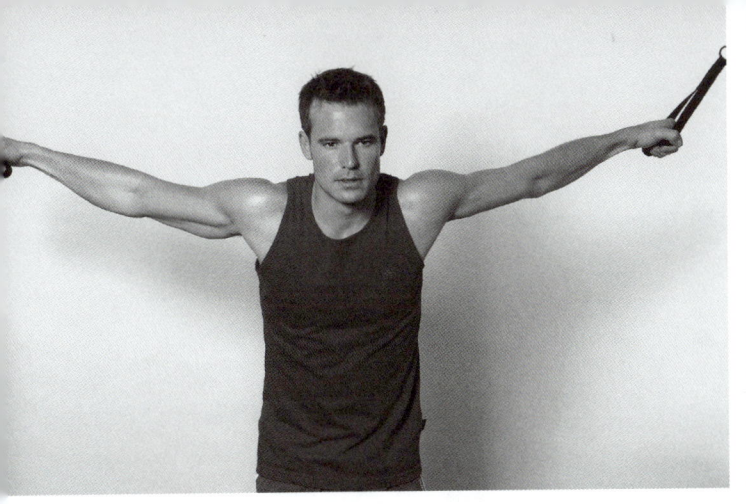 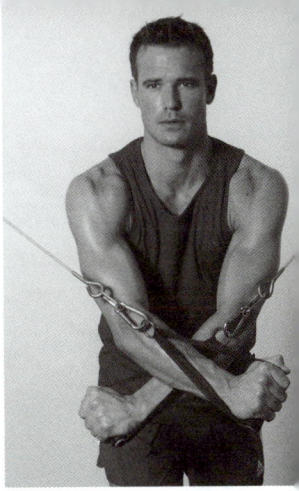

Cable-Cross

- Dies ist sicher eine der intensivsten und damit effektivsten Übungen für die Brustmuskulatur überhaupt! Im Ausfallschritt stehend, ziehen Sie die Griffe in der Mitte des Seilzuges bis auf Schulterhöhe zu sich heran.
- Aus dieser Position führen Sie Ihre Arme zur Brustmitte zusammen, ohne den leichten Winkel in Ihrem Ellbogengelenk zu verändern.
- Überkreuzen Sie Ihre Arme so weit wie möglich, um Ihre Brustmuskeln maximal zu kontrahieren.
- **Tipp:** Lassen Sie keine Körperseite die Oberhand gewinnen, variieren Sie die Position der Arme – rechter Arm über den linken und umgekehrt. Noch intensiver wird es, wenn Sie die Übung lediglich mit einem Arm ausführen.

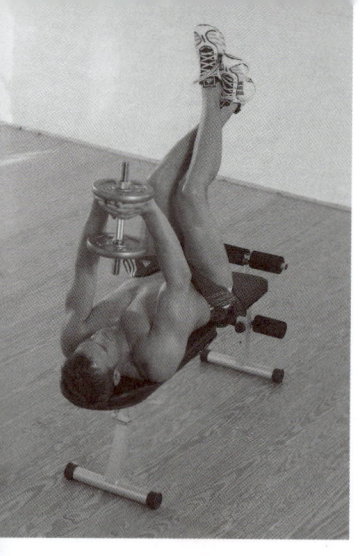
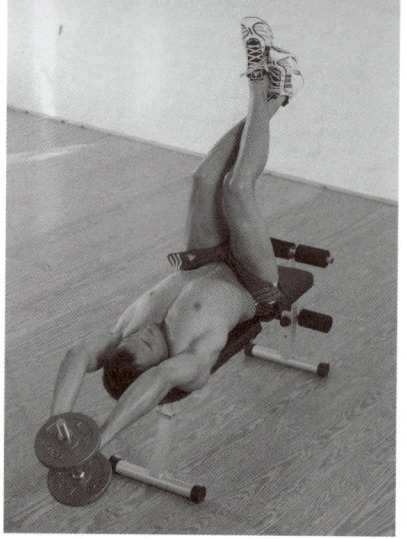

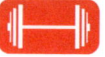 Überzüge mit der Kurzhantel

- Sie liegen nur mit den Schultern und dem oberen Rücken auf einer Hantelbank. In der Ausgangsposition wird Ihr Kopf gerade noch durch die Kante der Bank abgestützt.
- Nehmen Sie eine Kurzhantel und greifen Sie sie so, dass sich die Hände überkreuzen und der Daumen und Zeigefinger den Griff der Hantel umschließen.
- Die Arme mit der Hantel zur Decke strecken. Während des Absenkens hinter den Kopf die Arme im Ellbogen ganz leicht beugen.
- Beim Zurückführen in die Ausgangsposition ausatmen.
- **Variation:** Sie liegen rücklings auf einer Flachbank. Auf Brusthöhe halten Sie eine SZ-Stange. Heben Sie das Gewicht leicht an und führen Sie die Hantel über den Kopf hinter die Bank, ohne den Winkel zwischen Ober- und Unterarm zu verändern.

Neue Reize für die Muskulatur! Zur Brust genommen

Fitness-Experten raten: Beine hoch. Allerdings weniger zum Entspannen, sondern um die Brust zu trainieren. Denn wer die Beine hochstellt, erhöht die Belastung und sorgt dadurch für neue Reize auf die Muskulatur. Das klappt bei allen gängigen Brustübungen, z. B. bei Kurzhantel-Flys mit leichterem Gewicht als gewohnt. Wundern Sie sich nicht, wenn Sie die Hantel nur noch sieben- statt zwölfmal nach oben bringen. Achtung: Da die Füße keinen Bodenkontakt haben, verliert man schneller das Gleichgewicht. Ein Trainingspartner hilft, Haltung zu bewahren.

Schultern: So machen Sie Front

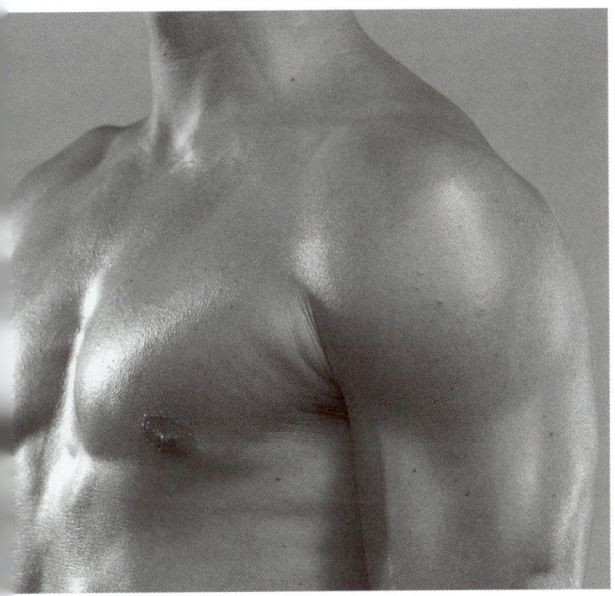

Austrainierte und kräftige Schultern runden Ihr Körperbild perfekt ab, denn breite Schultern sind das Zeichen für Stärke und Männlichkeit. Die Grundlage dafür legen Sie durch ein komplexes Schulter-Workout. Doch eine gut trainierte Schultermuskulatur – besonders der Delta- und der Trapezmuskel – hat nicht nur optische Vorteile. Sie dient in erster Linie dazu, das sehr bewegliche, dadurch aber auch verletzungsanfällige Schultergelenk zu schützen. Die Gelenkigkeit ist die Stärke und gleichzeitig auch die Schwäche der Schultern. Der große Kopf des Kugelgelenks ruht auf einer verhältnismäßig kleinen Pfanne. Nur gut ausgebildete Muskeln können dafür sorgen, dass die Schulter nicht aus ihrer labilen Verankerung gerät. Wann immer Sie eine Tätigkeit über Kopf ausüben, ist diese Sicherung besonders gefordert, ob beim Tennis, Basketball oder bei einem Klimmzug.

Genau aus diesem Grund wurden Übungen ausgewählt, die sowohl den Schutzpanzer um das Gelenk verstärken als auch für ein harmonisches Muskelspiel sorgen. Mit dem angenehmen Nebeneffekt, dass Sie Verspannungen der Schulter-Nacken-Partie vorbeugen und daraus entstehendes Kopfweh in Zukunft getrost vergessen können.

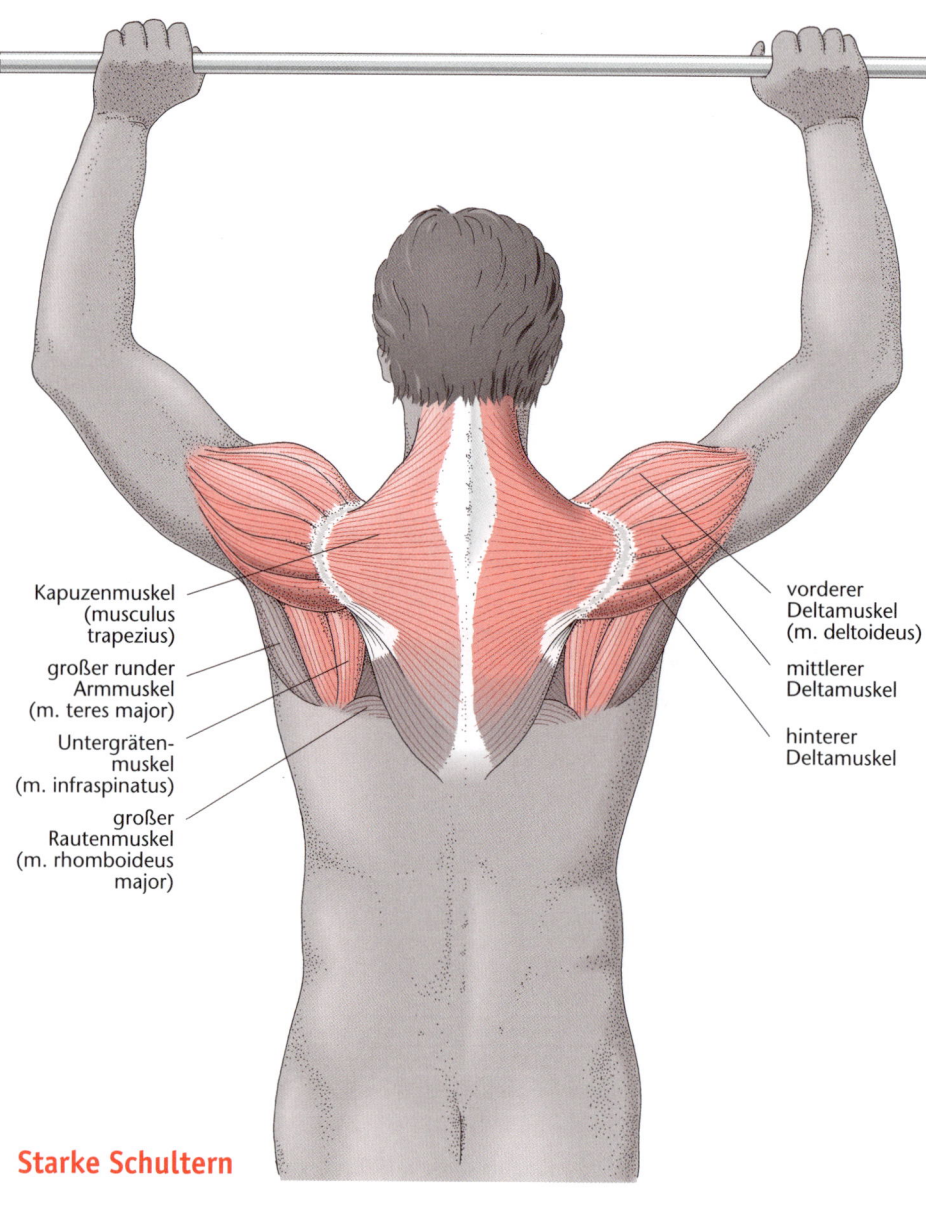

Starke Schultern

Schulterpresse

- Sie sitzen in der Schulterpresse, die Beine sind mehr als hüftweit geöffnet, die Füße stehen fest auf dem Boden und der Kopf liegt entspannt auf dem Polster. Die Sitzposition ist so eingestellt, dass sich die Griffe etwa auf Augenhöhe befinden.
- Ziehen Sie in der Ausgangsposition die Schultern bewusst nach hinten unten und drücken Sie den Rücken fest an das Polster.
- Drücken Sie nun langsam die Griffvorrichtung zur Decke, bis die Arme fast gestreckt sind.
- Danach ganz langsam absenken, bis die Gewichtsscheiben schon fast wieder aufliegen.
- **Wichtig:** Fixieren Sie die Handgelenke bei dieser Übung in einer geraden Position. Die Ellbogen sollten sich immer ziemlich genau unter den Händen befinden.
- **Achtung:** Spannen Sie Ihre Bauch- und Rückenmuskulatur an und drücken Sie gleichzeitig die Füße in den Boden, um Ihren Oberkörper an der Lehne zu fixieren. So können Sie Rückenbelastungen minimieren.

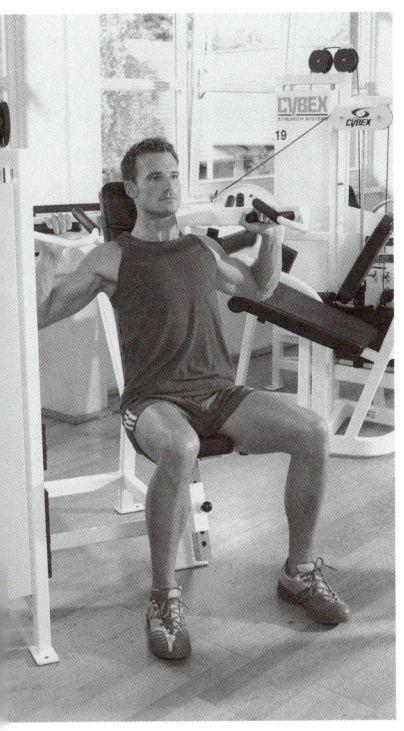
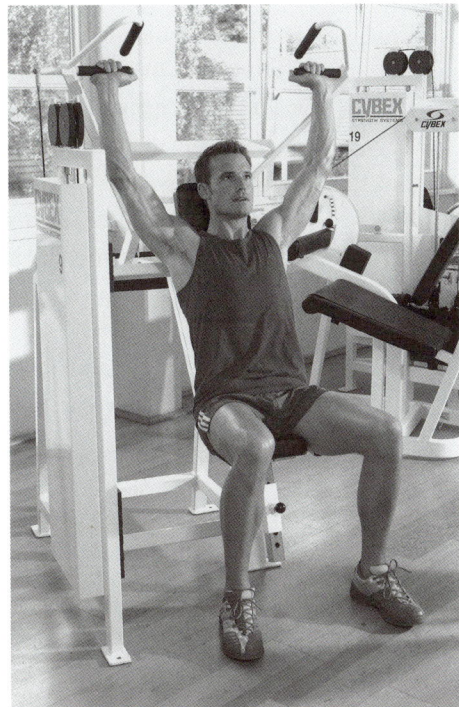

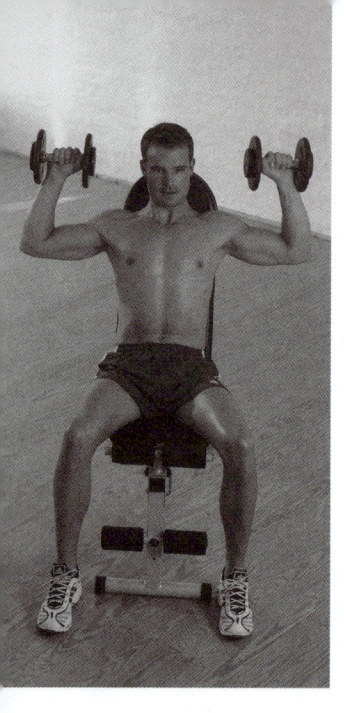 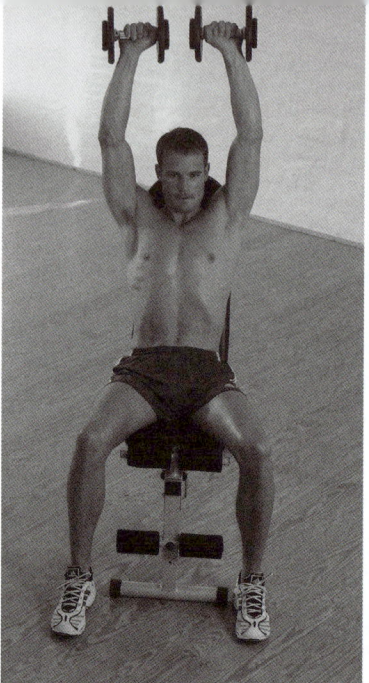 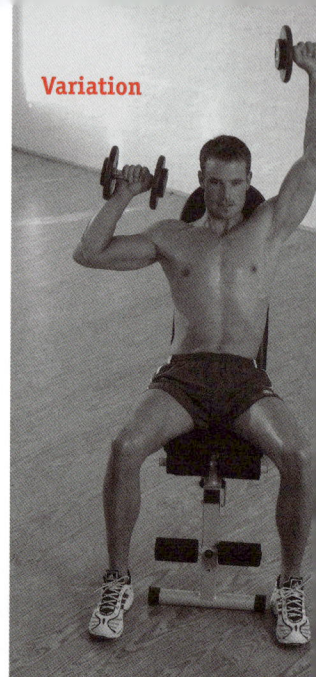

Variation

Kurzhantel-Nackendrücken

- Die Rückenlehne Ihrer Bank befindet sich in einer 90-Grad-Stellung, Ihr Oberkörper liegt fest an der Lehne.
- In der Ausgangsposition befinden sich Ihre Arme in der Verlängerung der Schulterachse, die Handflächen zeigen nach vorne.
- Führen Sie dann die Hantel in einem leichten Bogen nach oben, bis sich die Hände senkrecht über der Schulter befinden.
- Den Rücken während der ganzen Bewegung immer gerade halten. Zur besseren Kontrolle können Sie die Übung vor einem Spiegel ausführen!
- **Variation:** Selbstverständlich können Sie diese Übung auch im Stehen oder abwechselnd mit jeweils nur einem Arm ausführen.

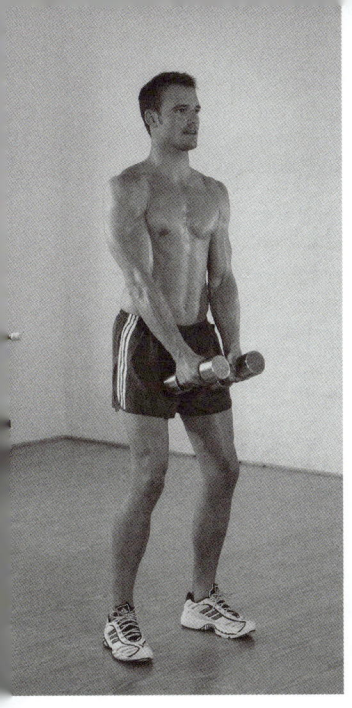
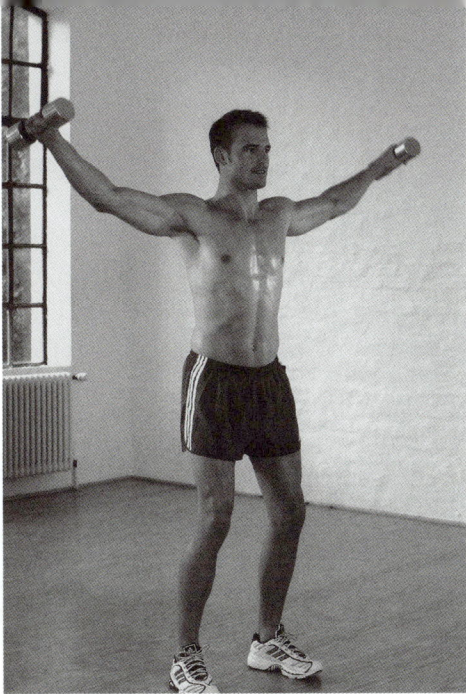

Seitheben

- Gehen Sie in einen leichten Ausfallschritt oder eine Grätschstellung. Ihr Brustkorb ist angehoben und die Bauchmuskeln angespannt. Halten Sie außerdem die Handgelenke gerade und die Ellbogen minimal gebeugt.
- Heben Sie jetzt die Arme bis auf Schulterhöhe an und senken Sie sie wieder langsam ab – aber nur so tief, dass Sie noch eine Belastung spüren. So bleibt die Schultermuskulatur während des gesamten Satzes unter Spannung.
- **Tipp:** Denken Sie immer daran, dass Ihre Muskeln, nicht die Schwerkraft, die Hantel absenken!

Frontheben

- Sie stehen mit je einer Kurzhantel in der Hand stabil im Ausfallschritt.
- **Tipp:** Anfänger lehnen sich gegen eine Wand.
- Heben Sie nun langsam einen fast durchgestreckten Arm nach oben, bis sich die Hantel etwa auf Augenhöhe befindet.
- Kurz halten, dann den Arm langsam und kontrolliert wieder absenken. Im Wechsel mit dem linken und rechten Arm diese Bewegung wiederholen. Später können Sie die Übung intensivieren und beide Arme gleichzeitig nach vorne heben.
- **Variation I:** Bringen Sie Abwechslung in Ihre Trainingsroutine: Umfassen Sie mit beiden Händen eine Kurzhantel, die Finger werden dabei ineinander verschränkt. Oder heben Sie mit beiden Armen gleichzeitig eine Langhantel nach oben.
- **Variation II:** Stellen Sie sich mit dem Rücken zum Zugturm und halten Sie einen Griff mit einer Hand. Die Beine sind leicht gebeugt, Bauch- und Gesäßmuskulatur fest angespannt, der Rücken ist gerade. Führen Sie das Seil jetzt ganz langsam bis auf Schulterhöhe.

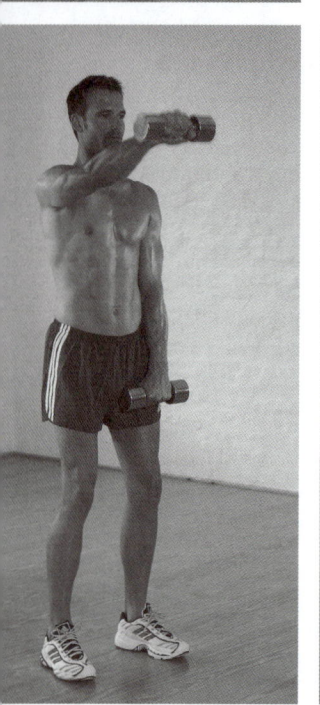

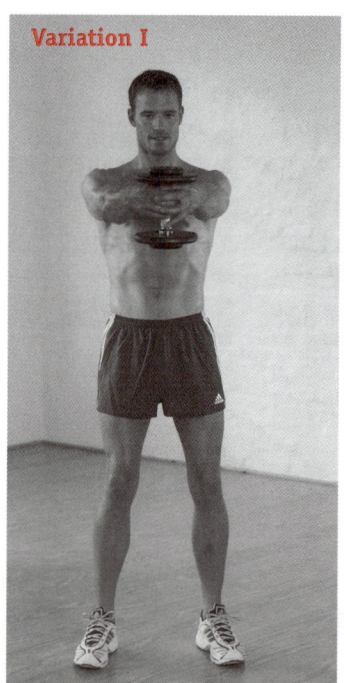

Variation I

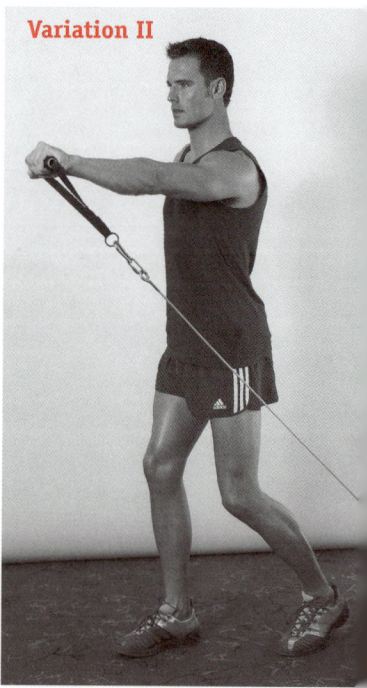

Variation II

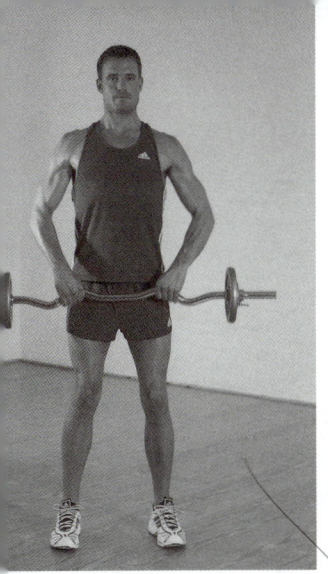
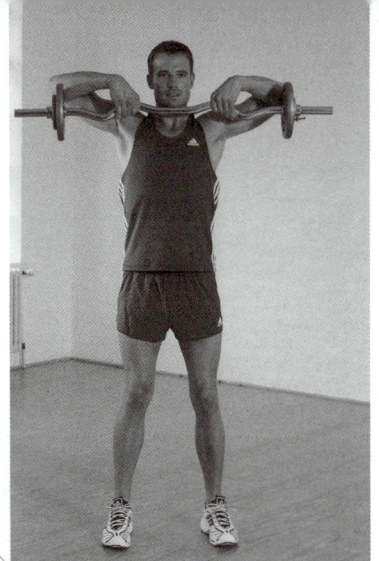
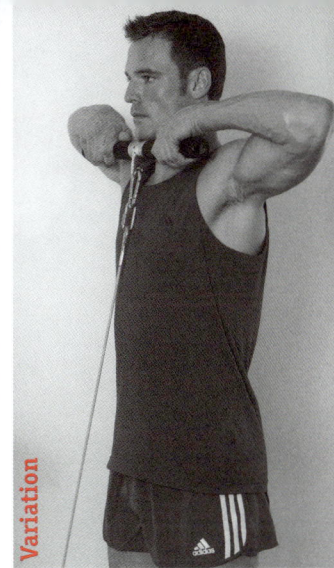

Variation

Frontziehen

- In der Ausgangsstellung halten Sie eine SZ- oder Langhantel vor dem Körper.
- Ziehen Sie die Hantel langsam am Körper entlang nach oben bis zum Kinn. Die Ellbogen bewegen sich dabei nach oben außen.
- Diese Stellung kurz halten, dann die Hantel ganz langsam wieder absenken, ohne die aufrechte Position des Oberkörpers zu verändern.
- Bis Ihre Arme die Waagerechte erreichen, trainieren Sie intensiv Ihre Schultermuskulatur, anschließend übernimmt der für den so genannten Stiernacken verantwortliche Kapuzenmuskel die Arbeit.
- **Variation:** Befestigen Sie den Griff an der unteren Halterung eines Kabelzugturms und halten Sie die Zugstange mit gestreckten Armen vor dem Körper. Ziehen Sie die Stange nah am Körper in Richtung Kinn. Die Ellbogen bewegen sich dabei nach außen oben. Anschließend kontrolliert zurückführen.

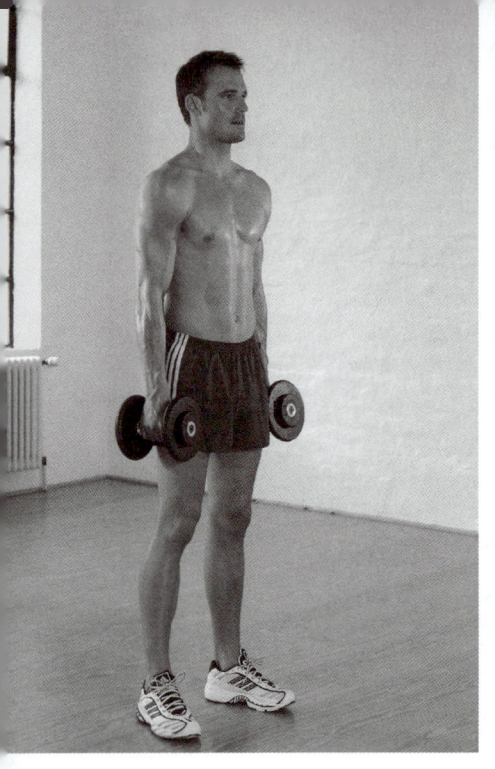
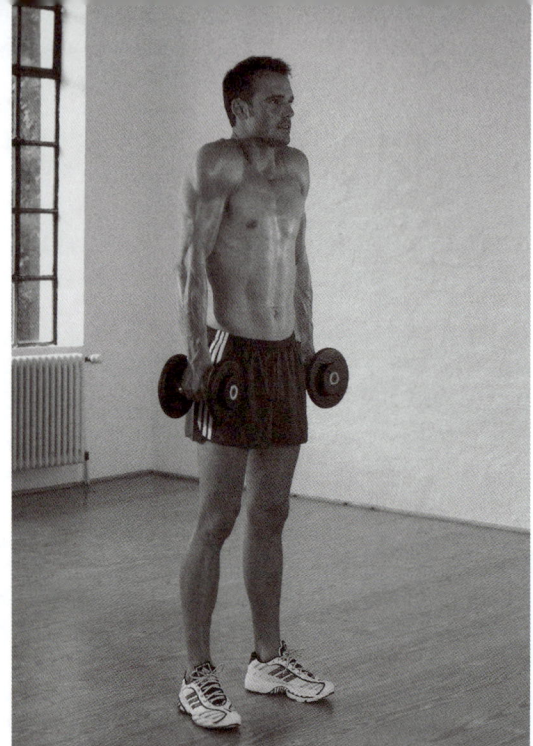

Schulterheben mit Kurzhanteln

- Sie stehen aufrecht, die Knie sind leicht angewinkelt, und halten jeweils eine Kurzhantel in jeder Hand locker neben dem Körper. Achten Sie darauf, die Rumpfmuskulatur anzuspannen und weder Hohlkreuz noch Rundrücken zu machen.
- Heben Sie nun die Schultern so weit wie möglich nach oben in Richtung der Ohren – als ob Sie den Nacken zu den Ohren hinaufziehen wollten. Die Arme bleiben gestreckt, die Bewegung findet nur im Schultergelenk statt.
- Kurz halten, dann die Gewichte langsam wieder absenken. Bevor die Muskelspannung nachlässt, wieder mit der Aufwärtsbewegung beginnen.
- **Alternativ** können Sie die Übung mit einer Langhantel ausführen.
- **Variation:** Um den trainierten Kapuzenmuskel möglichst vollständig zu belasten, führen Sie die Übung in einer Kreisbewegung aus. Heben Sie die Gewichte an, indem Sie die Schultern nach hinten oben führen, um sie anschließend mit einer Innenrotation wieder abzusenken.

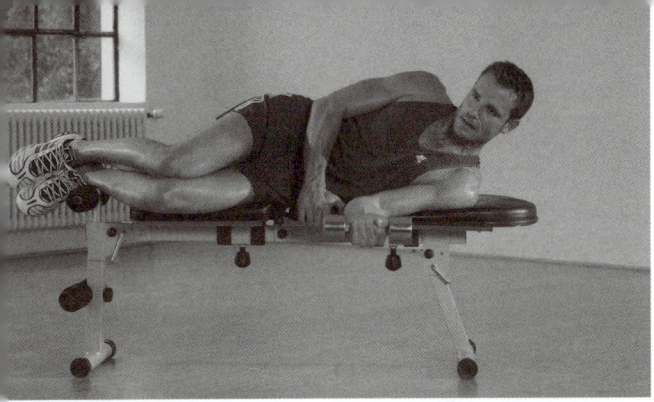

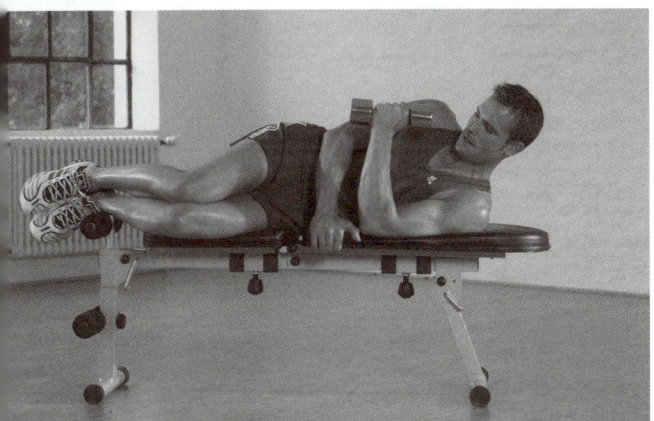

Schulter-Rotation innen

- Sie liegen auf der linken Körperseite, die rechte Hand hilft, die Balance zu halten. Der linke Unterarm ist waagerecht nach vorn ausgestreckt und in der Hand halten Sie eine leichte Kurzhantel.
- Rotieren Sie jetzt nur mit Hilfe der linken Schultermuskulatur die Hantel zur rechten Schulter.
- Langsam und kontrolliert den Unterarm wieder in die Waagerechte zurückbewegen. Nach einem Satz legen Sie sich auf die andere Seite und fordern die rechte Schulter.
- **Achtung:** Die Bewegung findet ausschließlich im Schultergelenk statt.

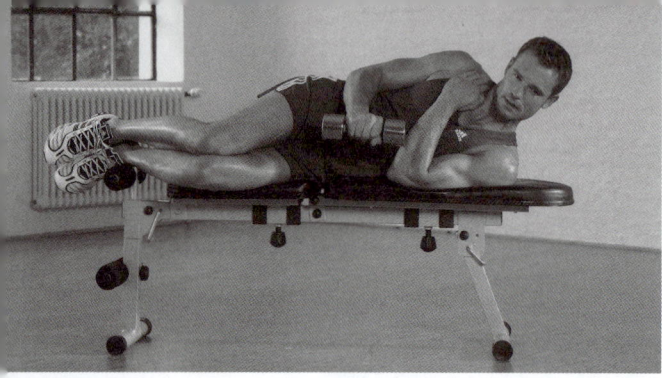

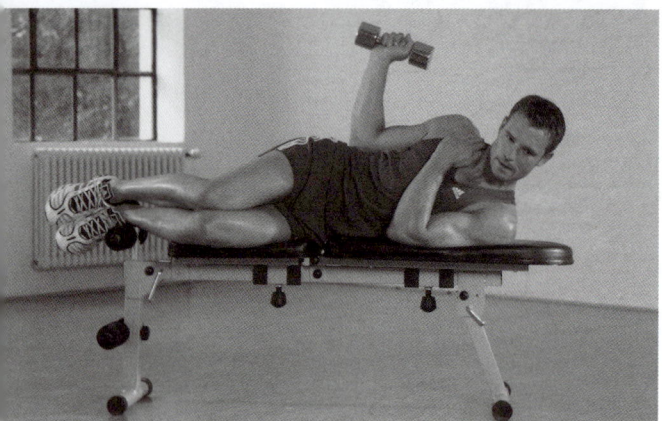

Schulter-Rotation außen

- Legen Sie sich stabil auf die linke Körperseite. Den Kopf stützten Sie auf die linke Hand oder Sie stabilisieren die Schulter, in der rechten Hand halten Sie eine Hantel. Ober- und Unterarm bilden einen 90-Grad-Winkel. Der rechte Oberarm ruht auf der rechten Hüfte, der Unterarm hängt Richtung Boden.
- Heben Sie nun den Unterarm maximal an. Achten Sie darauf, dass sich nur der Unterarm bewegt, der Oberarm bleibt ruhig. Wiederholen Sie die Übung mit dem linken Arm.

Hantel: Hoch den Daumen Umgreifen verhindert Verletzungen

Workout mit Hanteln – ein fester Bestandteil jedes Trainings. Dabei müssen Sie die Gewichte fest im Griff haben. Schließen Sie Ihre Daumen immer um die Hantelstange und halten Sie das Handgelenk während des Stemmens gerade. Anderenfalls können Sie sich bereits mit leichten Gewichten die Handgelenke stauchen – oder sich gar mit einer herabstürzenden Hantel konfrontiert sehen.

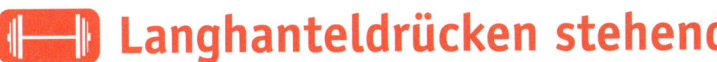 Langhanteldrücken stehend

- Sie stehen aufrecht und halten die Langhantel am oberen Ende der Brust, die Füße stehen schulterbreit auseinander. Die Handflächen zeigen nach vorn und liegen etwas mehr als schulterbreit auseinander.
- Ehe Sie die Bewegung beginnen, vergewissern Sie sich, dass Ihre Rumpfmuskulatur angespannt ist und Sie einen stabilen Stand haben.
- Drücken Sie die Langhantel gerade nach oben über den Kopf. Am Ende der Bewegung sind die Arme noch leicht angewinkelt, die Ellbogen werden nicht ganz durchgedrückt.
- Führen Sie die Abwärtsbewegung genauso kontrolliert aus wie die Aufwärtsbewegung. Legen Sie die Langhantel nicht erst auf Ihrem Brustkorb ab, sondern gehen Sie ruckfrei gleich zur nächsten Aufwärtsbewegung über.
- **Variation:** Anfänger führen die Übung erst einmal im Sitzen aus. Der Oberkörper sollte dabei etwas nach hinten geneigt an eine Lehne gestützt sein.

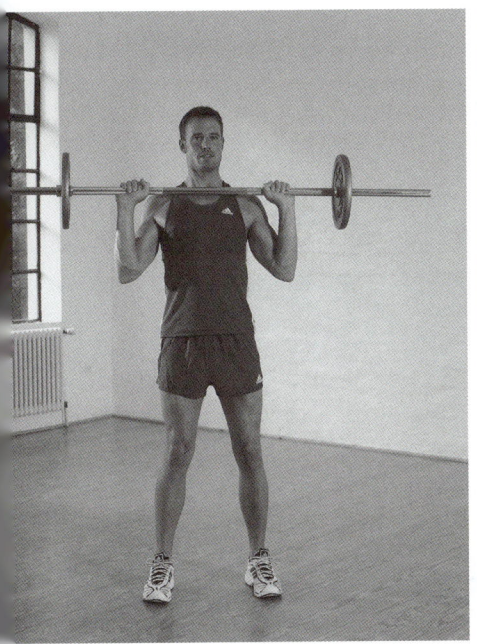
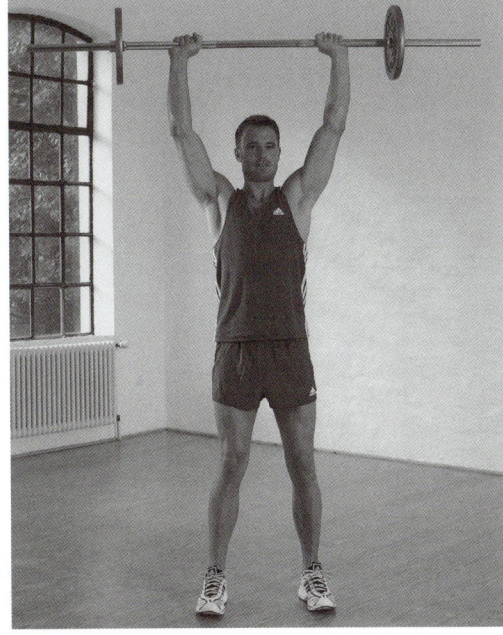

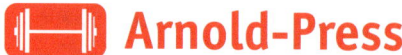 **Arnold-Press**

- Setzen Sie sich auf eine Bank mit senkrecht aufgestellter Lehne. Heben Sie die Hanteln in der Ausgangsposition auf Schulterhöhe, Ihre Handrücken zeigen nach vorne.
- Jetzt die Hanteln zur Decke hochdrücken; drehen Sie sie dabei so, dass die Handflächen zum Abschluss nach vorn zeigen. Die Ellbogen sind in der Endposition nicht voll durchgedrückt.
- Konzentriert zurück in die Ausgangsposition bewegen.

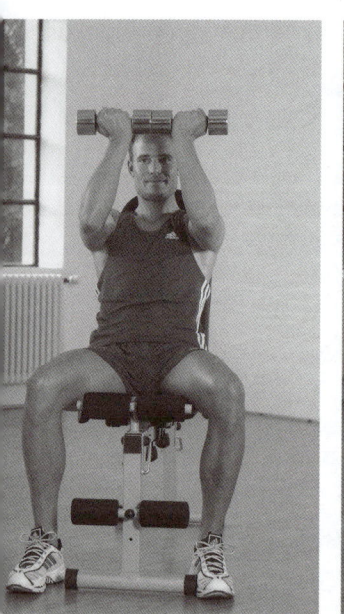
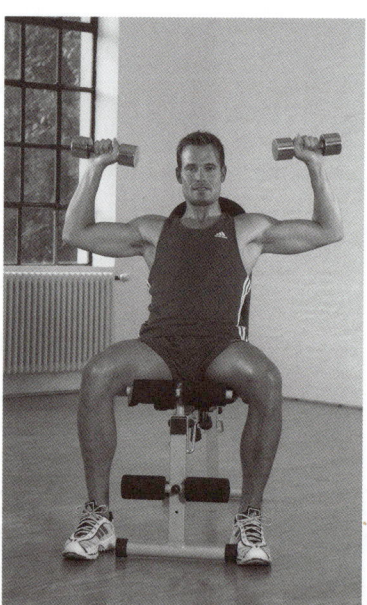
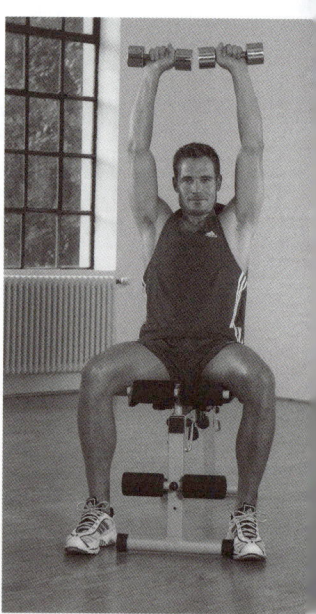

Arme: Power für die Parademuskeln

Lassen Sie sich nicht auf den Arm nehmen: Zwar gilt ein austrainierter Bizeps als das Merkmal männlicher Muskelkraft schlechthin. Doch tatsächlich wohlgeformte Arme verlangen nach einem gleichmäßigen Training beider großen Oberarmmuskeln, dem Bizeps und dem Trizeps.

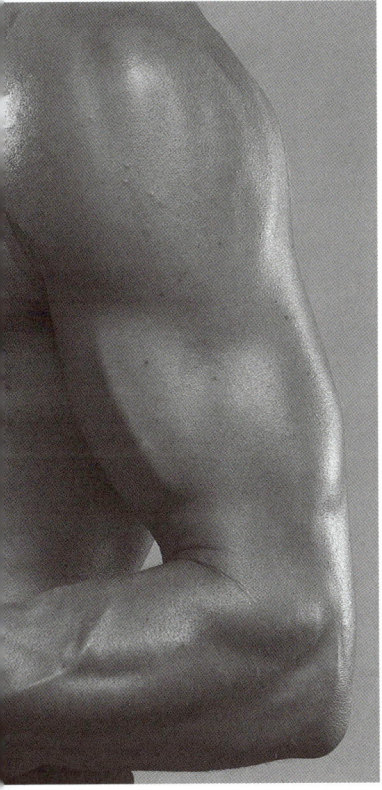

Einen deutlichen Bizeps hat fast jeder Mann. Da der Arm bei einer Vielzahl von Alltagsbewegungen beteiligt ist, wird der Muskel unwillkürlich trainiert – immer wenn Sie etwas zum Körper ziehen oder anheben, benutzen Sie den Bizeps. Sein Gegenspieler, der Trizeps, der rund zwei Drittel der Muskulatur des Oberarms bestimmt, wird dagegen eher selten gefordert – obwohl er bei allen Streckbewegungen des Armes hilft. Wenn Sie also nach einer deutlich definierten und starken Armmuskulatur streben, sollten Sie gerade den Trizepsübungen besondere Aufmerksamkeit widmen!

Zu einer harmonisch austrainierten Armmuskulatur gehören natürlich auch die Unterarme. Aber gehen Sie beim Training Ihrer Unterarme lieber langsam vor, um eine Überreizung der Sehnen im Bereich des Handgelenks zu vermeiden. Zusatznutzen gut trainierter Unterarme: Bei der nächsten Runde Klimmzüge müssen Sie sich nicht hängen lassen, bevor Sie auch wirklich Ihre Rückenmuskulatur gefordert haben!

Starke Arme sehen nicht nur gut aus, sie sind perfekte Partner bei allen Übungen für den Oberkörper und zählen neben dem begehrten Waschbrett zu den Parademuskeln eines jeden Kraftsportlers! Auf den folgenden Seiten finden Sie deshalb die effektivsten Workout-Vorschläge für Ihre Arme, die alle Faseranteile von Bi- und Trizeps sowie deren Synergisten und den Unterarm fordern und diese dadurch gut sichtbar zur Geltung bringen.

Zwei, die zupacken können

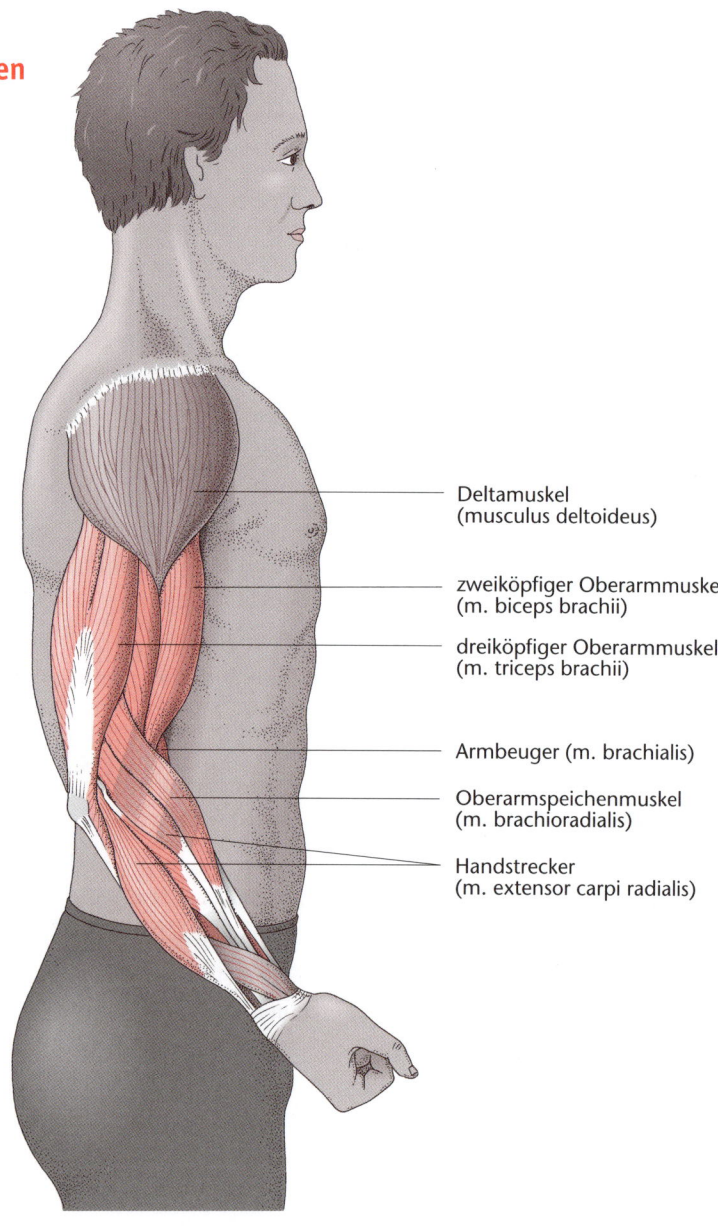

Deltamuskel
(musculus deltoideus)

zweiköpfiger Oberarmmuskel
(m. biceps brachii)

dreiköpfiger Oberarmmuskel
(m. triceps brachii)

Armbeuger (m. brachialis)

Oberarmspeichenmuskel
(m. brachioradialis)

Handstrecker
(m. extensor carpi radialis)

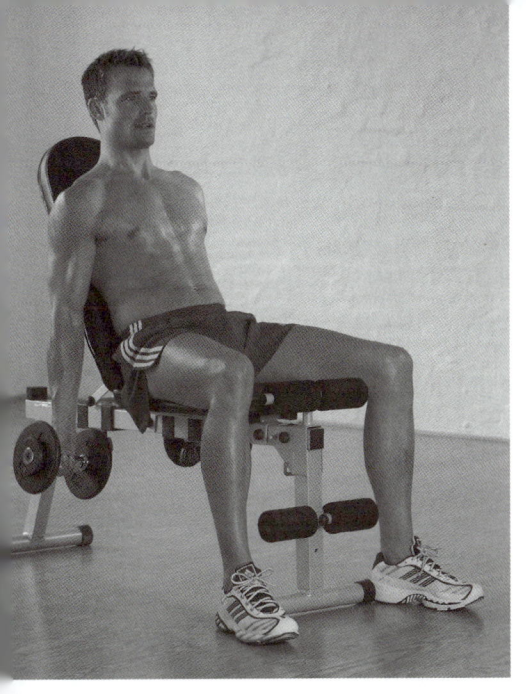
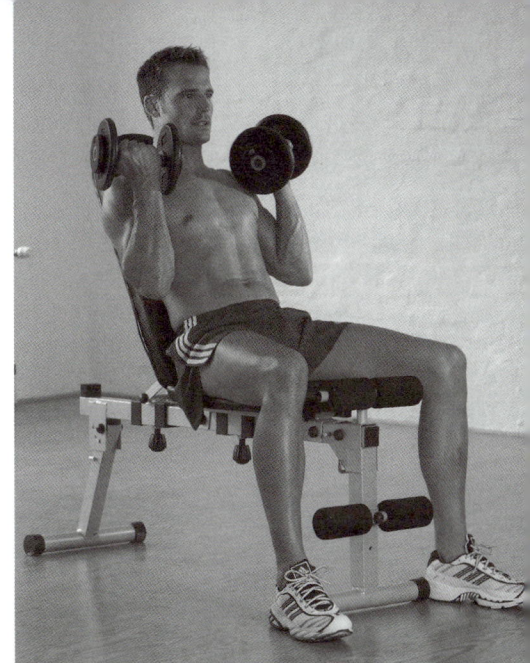

Curls auf der Bank

- Stellen Sie die Rückenlehne auf eine fast senkrechte Position ein, am besten ist ein 75-Grad-Winkel zur Sitzfläche. Lehnen Sie dann den Rücken in der Ausgangsstellung entspannt an das Polster. Bauen Sie eine Körperspannung auf, indem Sie die Fersen in den Boden drücken und dadurch Ihre Sitzposition fixieren. Lassen Sie die Schultern und Arme mit den Hanteln zunächst locker nach unten hängen, so dehnen Sie den Bizeps in der Ausgangsposition maximal und können ihn anschließend über seinen gesamten Bewegungsradius vollständig trainieren. Bei der sitzenden Variante wird die Möglichkeit, mit dem Körper Schwung zu holen, ausgeschaltet und Sie können sich vollständig auf eine perfekte Übungstechnik konzentrieren.
- Spannen Sie Ihren Bizeps an, um die Gewichte langsam bis auf Schulterhöhe nach oben zu führen. In der Ausgangsposition zeigen Ihre Handflächen zum Körper. Etwa in Höhe der Oberschenkel beginnen Sie die Unterarme so zu drehen, dass in der Endposition die Handflächen zur Schulter zeigen.
- **Vorteil:** Da die Drehung des Unterarms neben der Ellbogenbeugung eine zweite Hauptfunktion des Bizeps darstellt, können Sie

Ihre Arme durch diese Bewegungsform (Supination) besonders intensiv trainieren!
- **Tipp:** Führen Sie die Handgelenksdrehung möglichst während des Beugens des Ellbogengelenks und nicht unmittelbar zu Beginn oder am Ende der Bewegung aus.
- Rotieren Sie am höchsten Punkt der Bewegung die Hanteln so, dass die kleinen Finger zur Schulter zeigen, dadurch können Sie den Bizeps maximal kontrahieren.
- Senken Sie nach dem Punkt der maximalen Kontraktion im Bizeps die Hanteln – ohne zu schwingen – zurück in die Ausgangsposition. **Achtung:** Halten Sie den Muskel während des gesamten Satzes unter Spannung und strecken Sie die Arme nie durch!
- **Variation:** Variieren Sie diese Übung, indem Sie die Arme im Wechsel beugen, so können Sie sich jeweils voll auf eine Muskelgruppe konzentrieren und jeden Arm maximal belasten.

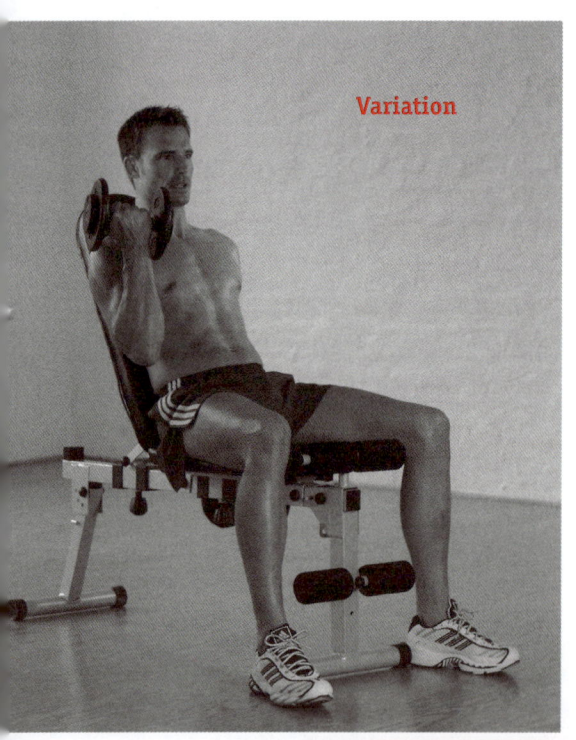

Variation

Hammer-Curls

- Mit dieser Übung können Sie ausgezeichnet den unteren Bizepsbereich, den Oberarmspeichenmuskel und die Unterarmmuskulatur trainieren. Stehen Sie aufrecht, ziehen Sie Ihre Schultern aktiv nach hinten unten. Die Arme befinden sich am Körper, eine Kurzhantel in jeder Hand, die Handflächen sind nach innen gerichtet – die Daumen zeigen nach oben.
- Beginnen Sie, die Gewichte zu Ihrer Schulter zu curlen, führen Sie dabei die Hantel so weit wie möglich nach oben und senken Sie sie anschließend wieder ab, ohne den Arm durchzustrecken. Drehen Sie während des gesamten Satzes Ihre Handgelenke nicht.
- **Tipp:** Um Ihren Bizeps so intensiv wie möglich zu fordern, halten Sie Ihre Ellbogen während der Übung seitlich des Oberkörpers, ohne nach hinten oder nach vorne mitzuschwingen! Sie können den Schwung am einfachsten reduzieren, indem Sie zu Beginn und am Ende jeder Bewegung einige Sekunden die Spannung halten.
- **Achtung:** Lassen Sie die Arme nicht hinter dem Oberkörper pendeln. Konzentrieren Sie sich darauf, dass Schultern und Oberarme ruhig bleiben.

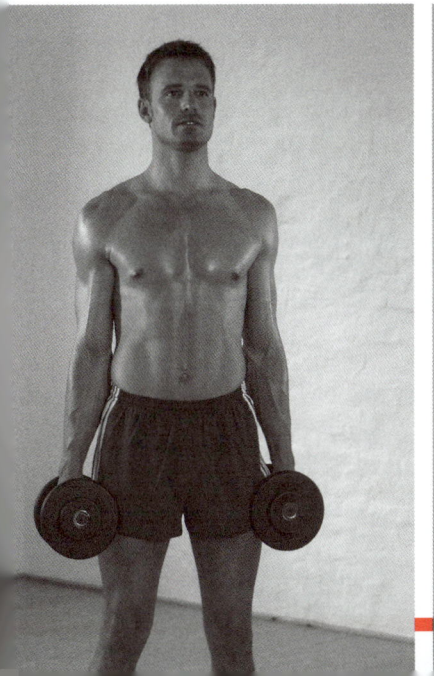
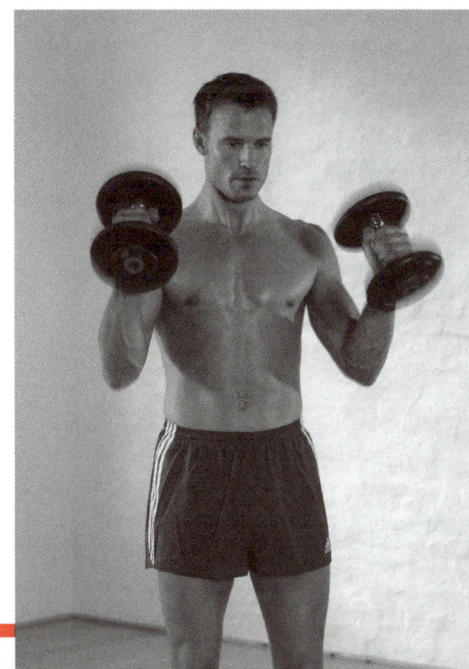

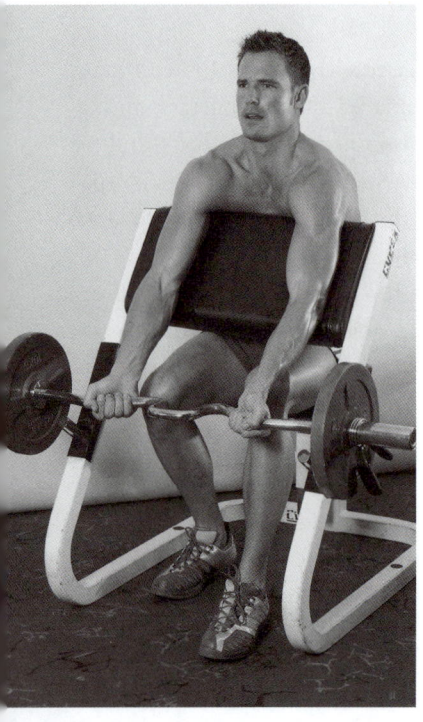

Scott-Curls

- In der Grundhaltung stellen Sie den Sitz und die Polsterhöhe so ein, dass die Achseln mit dem Polster abschließen. Achten Sie darauf, dass Kopf, Hals und Wirbelsäule auf einer Linie sind, Ihr Rücken sollte während der gesamten Übung gerade bleiben. Greifen Sie die Hantelstange mit schulterbreitem Abstand, die Arme sind dabei fast ganz gestreckt. Beugen Sie die Arme und führen Sie die Stange so weit wie möglich nach oben, halten Sie die Ellbogen dabei stets in einer Linie mit dem Schultergelenk.
- In der Endposition ist Ihr Bizeps maximal kontrahiert. Senken Sie dann das Gewicht bis fast zur vollen Streckung der Arme wieder ab. **Tipp:** Um Ihren Bizeps vollständig isoliert zu trainieren, heben Sie die Ellbogen nie von der Polsterung ab!
- **Vorsicht:** Vermeiden Sie unbedingt einen der häufigsten Fehler beim Bizepstraining: Bringen Sie nicht andere Muskelpartien des Schultergürtels oder des Rumpfes mit ins Spiel! Die Bewegung findet allein im Ellbogengelenk statt.
- **Tipp:** Halten Sie die Spitzenkontraktion einige Sekunden lang, um den Trainingsreiz weiter zu steigern!
- **Variation:** Justieren Sie das Rückenpolster einer Trainingsbank in einem 70-Grad-Winkel. In einer Hand halten Sie mit nach oben zeigender Handfläche eine Kurzhantel. Pressen Sie den Ellbogen ins Polster und curlen Sie die Kurzhantel zur Schulter.

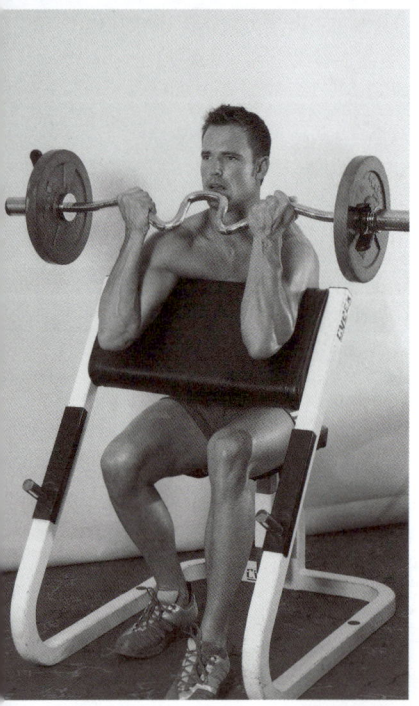

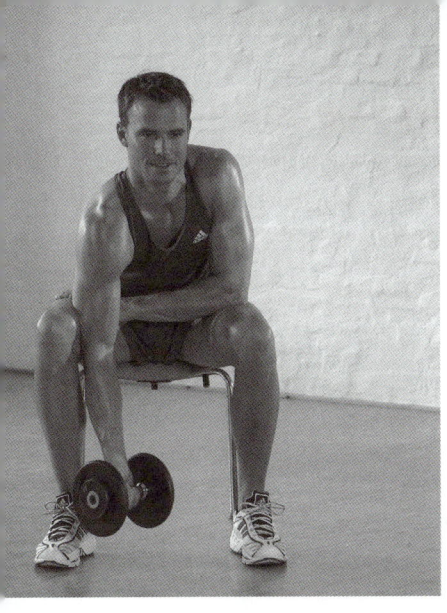
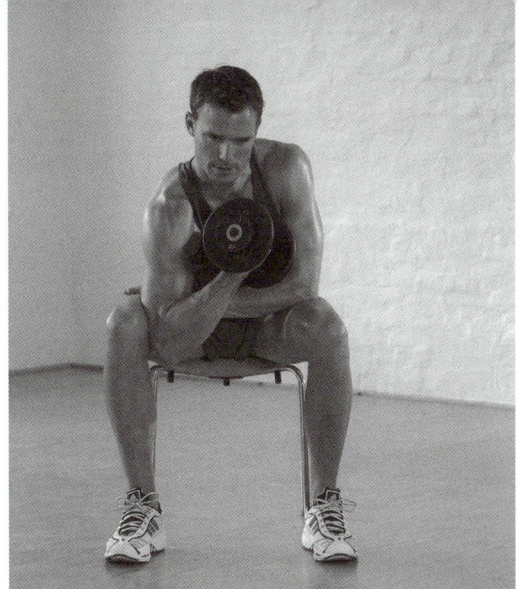

Konzentrations-Curls

- Setzen Sie sich auf einen Stuhl oder eine Flachbank, die Beine sind dabei etwas mehr als hüftbreit auseinander. Halten Sie den Oberkörper gerade, lehnen Sie sich etwas nach vorne – Kopf, Hals und Rücken bleiben auf einer Linie – und legen Sie die linke Hand auf den rechten Oberschenkel. Fixieren Sie den rechten Arm, indem Sie die Außenseite des unteren Oberarms an die Innenseite des rechten Oberschenkels gegen das Handgelenk des linken Arms legen.
- Lassen Sie den rechten Arm zunächst so nach unten hängen, dass er eine Linie mit Ihrer Schulter bildet. Ohne die Position des Armes zu verändern, führen Sie jetzt die Hantel konzentriert nach oben bis auf die Höhe Ihre Schlüsselbeins. Anschließend langsam absenken und wiederholen.
- **Profitipp:** Bei dieser Übungsvariante können Sie ohne Verletzungsgefahr Ihren Bizeps bis zur vollständigen Erschöpfung trainieren. Führen Sie den Satz zunächst so lange aus, bis keine weitere Wiederholung mehr möglich ist, dann lösen Sie die linke Hand vom Oberschenkel und unterstützen Ihren rechten Bizeps für weitere zwei bis drei Wiederholungen. Nutzen Sie auch hier die Supinationsbewegung, um alle Funktionen des Bizeps zu beanspruchen: Beginnen Sie die Übung in einer neutralen Position, die der natürlichen Position Ihres Handgelenks entspricht!

Langhantel-Curl stehend

- Bei dieser Grundübung des Bizepstrainings beanspruchen Sie alle Anteile des Bizeps effektiv. Fassen Sie die Langhantel mit einem schulterbreiten Untergriff, Ihr Oberkörper bleibt gerade, das Brustbein ist angehoben. Ziehen Sie Ihre Schultern aktiv nach hinten unten, um so den gesamten Schultergürtel zu stabilisieren. In der Ausgangsposition sind Ihre Knie leicht gebeugt und die Gesäßmuskulatur angespannt. Halten Sie während der Bewegungsausführung Ihre Ellbogen stets seitlich am Oberkörpers. Sollten Ihre Arme bereits zu stark angewinkelt sein und Ihre Ellbogen sich hinter Ihrem Oberkörper befinden, verkürzen Sie den Bewegungsradius der Übung erheblich und verhindern so ein vollständiges, intensives Bizepstraining.

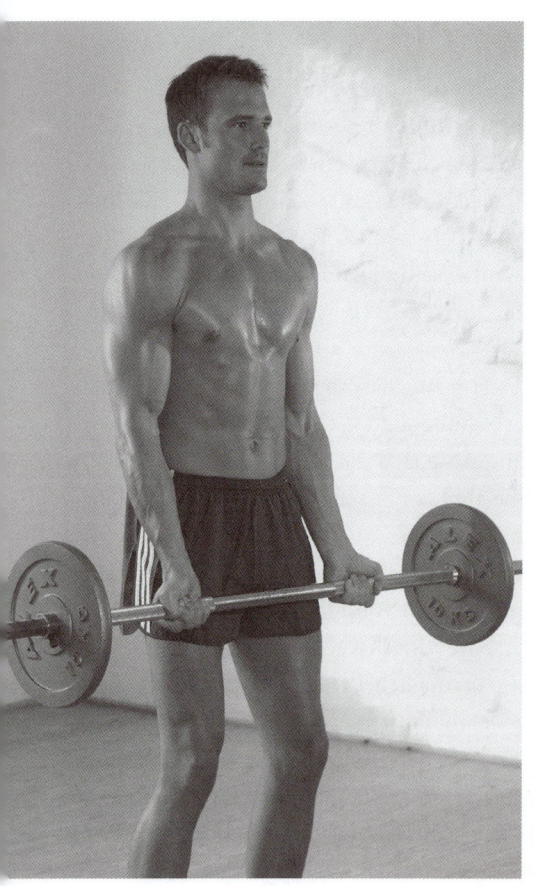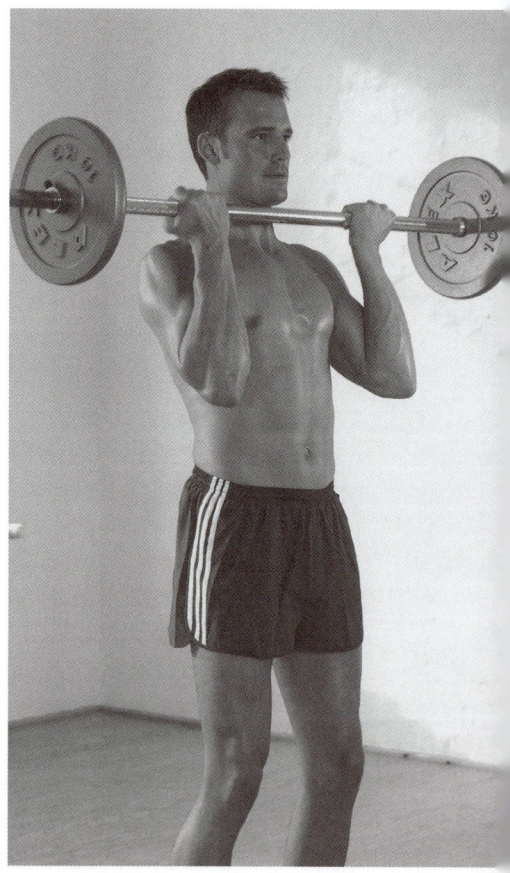

- **Tipp:** Um Ihren Rücken zu schonen und den Bizeps wirklich isoliert zu trainieren, stellen Sie sich mit dem Rücken gegen eine Wand oder einen Pfeiler und strecken Sie Ihre Arme fast ganz aus! Ihr Oberkörper ist damit stabilisiert und Sie schließen Ausweichbewegungen aus. Curlen Sie jetzt die Hantel maximal nach oben.
- **Alternative:** Sollten Sie während der Übung Schmerzen in den Handgelenken spüren, trainieren Sie mit der SZ-Stange weiter, die durch Ihren gebogenen Griff eine natürlichere Handgelenksposition zulässt.

Drei Power-Griffvarianten

So ist stetiges Muskelwachstum garantiert! Indem Sie bei dem Basic-Langhantelcurl lediglich die Griffweite etwas variieren, also vom Standardgriff über einen mehr als schulterbreiten hin zum engen Griff, bei dem die Hände nur noch etwa halsbreit auseinander sind. So beanspruchen Sie mit jeder Übung die an der Bewegung beteiligten Muskelgruppen in verschiedenen Winkeln – und lassen der Monotonie der Trainingsreize damit keine Chance!

1. Je weiter der Griff, desto stärker wird der lange Kopf des Bizeps, also der innere Bereich trainiert.
2. Durch den Ristgriff wächst Ihr Brachialis, der Muskel zwischen Bizeps und Trizeps.
3. Beim engen Untergriff wird hauptsächlich der kurze Kopf des Bizeps, das heißt die Außenseite, gefordert.

Langhantel-Curls im Ristgriff

- Diese Übung ist die ideale Ergänzung für Ihr Bizepstraining und gleichzeitig ein intensives Training für Ihre Unterarme, denn hier werden zwei weitere Muskeln gefordert, die den Bizeps bei der Armbeugung unterstützen! Der Oberarmspeichenmuskel (M. brachioradialis) und der Armbeuger (M. brachialis).
- Sie stehen aufrecht, die Füße etwas mehr als hüftweit auseinander, die Knie sind leicht gebeugt. Umfassen Sie die Langhantel mehr als schulterbreit, die Ellbogen sind leicht angewinkelt. Halten Sie die Oberarme seitlich vom Oberkörper, während Sie die Hantel maximal nach oben anheben. Die Hände bleiben dabei in der Verlängerung der Unterarme – vermeiden Sie auf jeden Fall ein Abknicken der Handgelenke!
- Halten Sie die maximale Kontraktion für einige Sekunden, bevor Sie das Gewicht langsam zurück in die Ausgangsposition senken.

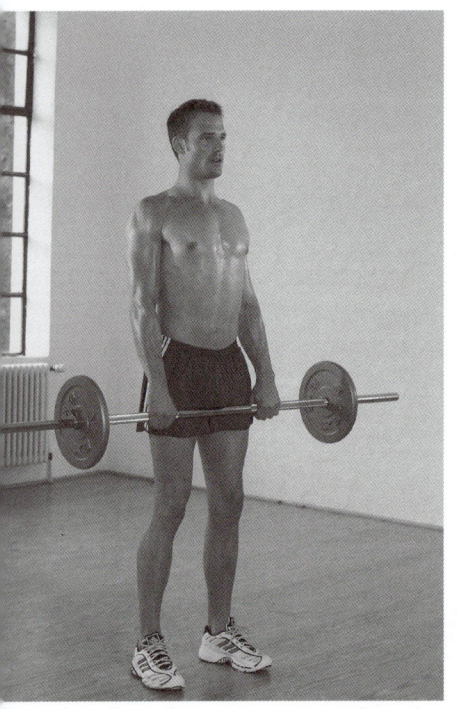
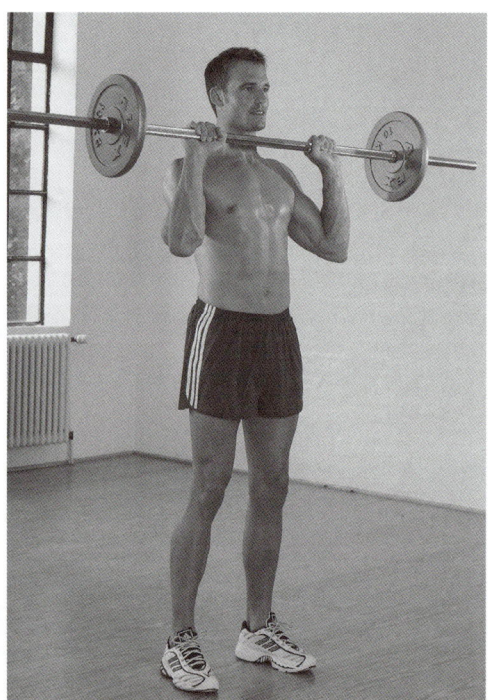

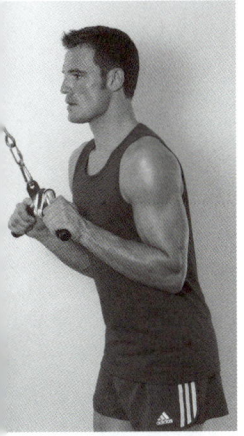

Trizepsdrücken am Seilzug

- Sie stehen vor einem Kabelzug und umgreifen die Stange mit beiden Händen in einem Abstand von circa 15 Zentimeter. Die Ellbogen liegen eng am Oberkörper an.
- Jetzt die Arme ausstrecken, sodass die Stange auf Oberschenkelhöhe ist. Zurück in die Startposition. Dabei dürfen Sie nur die Unterarme bewegen, die Ellbogen bleiben fest am Körper.
- **Tipp:** Bei dieser Übung müssen Sie standfest sein. Am besten hüftbreit stehen, den Oberkörper etwas nach vorne beugen. Eine leichte Schrittstellung hilft ein Hohlkreuz zu verhindern.
- **Variation:** Tauschen Sie die Stange gegen ein Seil aus, um den lateralen Kopf, den äußeren Anteil des Trizeps, durch eine maximale Kontraktion zu trainieren. Dafür ziehen Sie das Seil nach außen, neben Ihre Oberschenkel, um so die Arme strecken zu können. Halten Sie an diesem Punkt die Spannung bewusst für zwei bis drei Sekunden, um den Trainingseffekt weiter zu steigern.

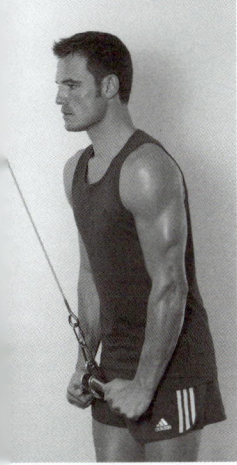

Variation

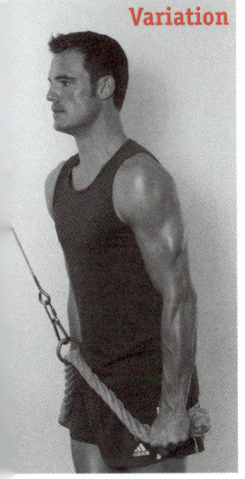

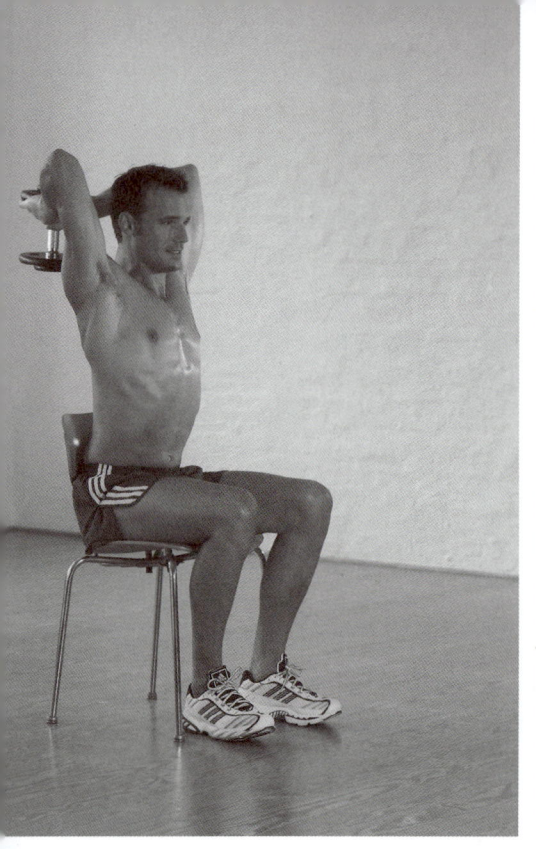 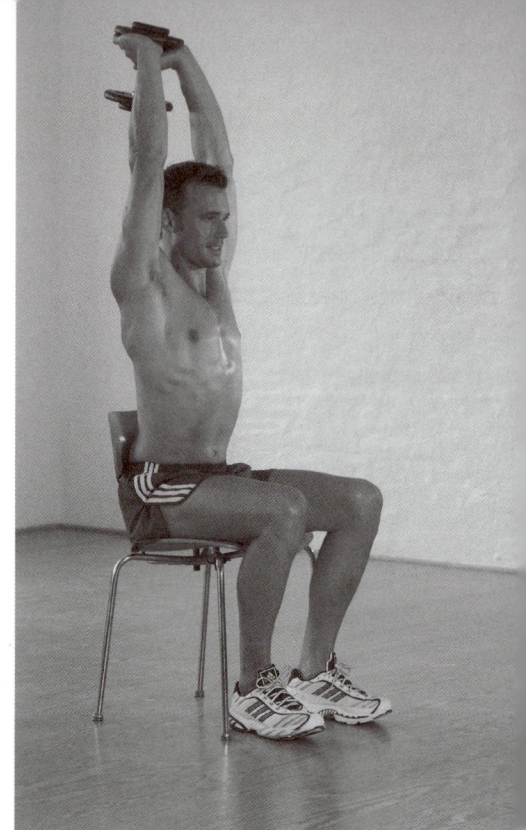

Trizepspush beidarmig

- Setzen Sie sich auf eine Hantelbank oder einen Stuhl und halten Sie eine Kurzhantel mit beiden Händen hinter dem Nacken. Die Handflächen drücken gegen die Gewichtsscheiben, und die Daumen sind um den Griff gelegt. Der Vorteil dieser Ausgangsposition: Ihr Trizeps wird gedehnt, wodurch er bei dieser Übung besonders beansprucht wird.
- **Tipp:** Um den Rücken möglichst zu entlasten, lehnen Sie den Oberkörper an eine nahezu senkrechte Rückenlehne. Die Bauchmuskulatur bleibt selbstverständlich während der gesamten Übung angespannt.
- Mit dem Ausatmen beide Arme nach oben strecken.

Bank-Dips

- Für diese Übung brauchen Sie eine Workout-Bank. Strecken Sie die Beine aus und stützen Sie sich auf die nach vorn zeigenden Hände.
- Halten Sie den Rücken so nah wie möglich an der Bank, wenn Sie nun das Gesäß langsam senken, bis die Oberarme parallel zum Boden sind.
- In der Endposition sollten die Arme fast gestreckt, die Ellbogen jedoch nicht durchgedrückt sein.
- **Tipp:** Zählen Sie während der Aufwärtsbewegung bis zwei und bei der Abwärtsbewegung bis vier, um ein optimales Bewegungstempo zu garantieren.
- **Expertentipp:** Wenn Sie ein Gewicht auf die Oberschenkel legen, können Sie die Intensität zusätzlich steigern.

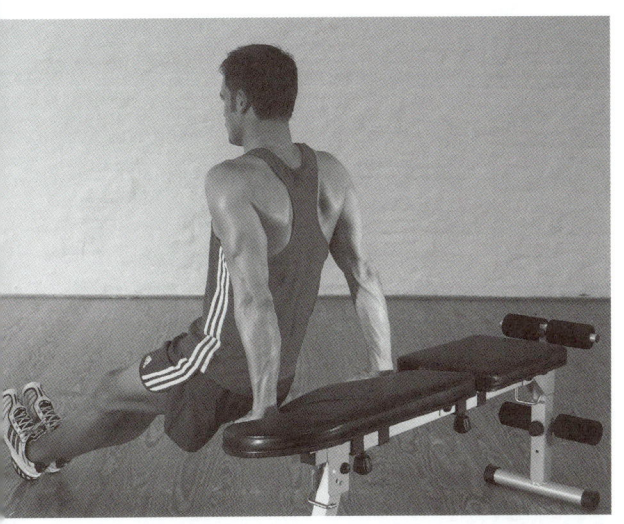

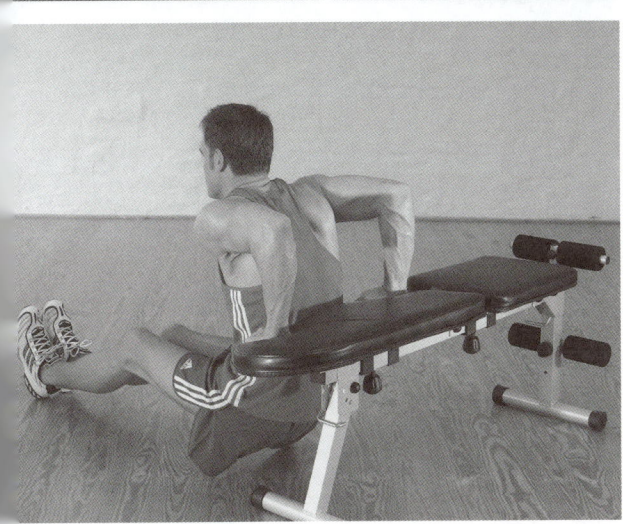

Enges Bankdrücken

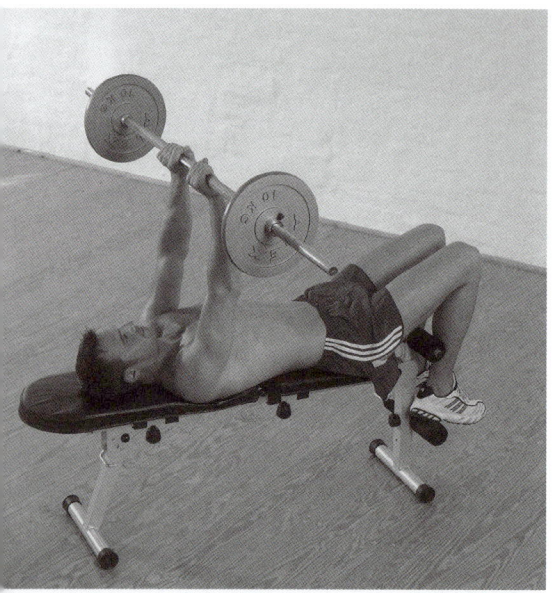

- Mit dieser Form des Bankdrückens bearbeiten Sie intensiv Ihren Trizeps. Legen Sie sich auf eine Hantelbank, umfassen Sie die Langhantelstange, der Griffabstand beträgt lediglich eine Handbreite. Halten Sie das Gewicht zu Beginn mit leicht gebeugten Ellbogen direkt über der Brustmitte.
- Senken Sie jetzt die Hantelstange so weit ab, bis sie fast Ihre Brust berührt. Die Ellbogen bleiben dabei dicht am Körper, und die Unterarme nähern sich dem Bizeps an.
- Drücken Sie das Gewicht zurück in die Startposition, ohne die Arme durchzustrecken.
- **Variation:** Bewegen Sie bei dieser Übung während des Absenkens der Hantel Ihre Ellbogen seitlich vom Körper weg, um während der Anspannung – der konzentrischen Phase – den inneren Anteil der Brustmuskulatur zu trainieren.

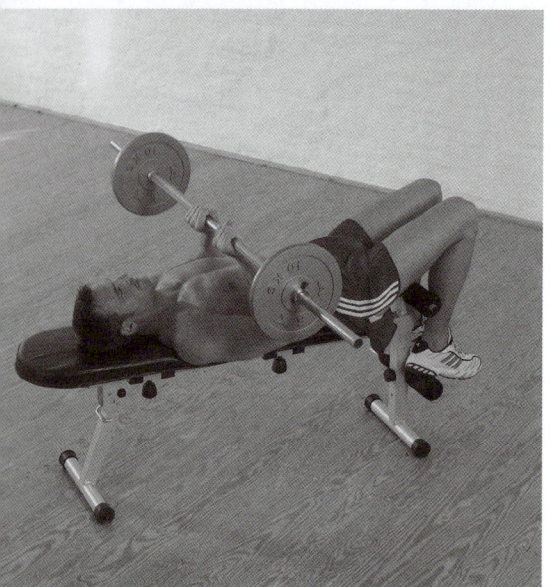

Trizepsstreckung hinter dem Kopf

- Um diese Übung zu kontrollieren, arbeiten Sie am besten vor einem Spiegel.
- Sie sitzen auf einem Stuhl oder stehen in einem leichten Ausfallschritt. In einer Hand halten Sie eine Kurzhantel auf Nackenhöhe, der Ellbogen zeigt spitz nach oben. Mit dem anderen Arm können Sie den belasteten Oberarm stützen.
- Jetzt ausatmen und das Gewicht mit geradem Handgelenk auf Armlänge hochdrücken und anschließend die Hantel wieder absenken.
- **Achtung:** Strecken Sie den Arm nicht durch!
- Nach jedem Satz wechseln Sie selbstverständlich den Arm.

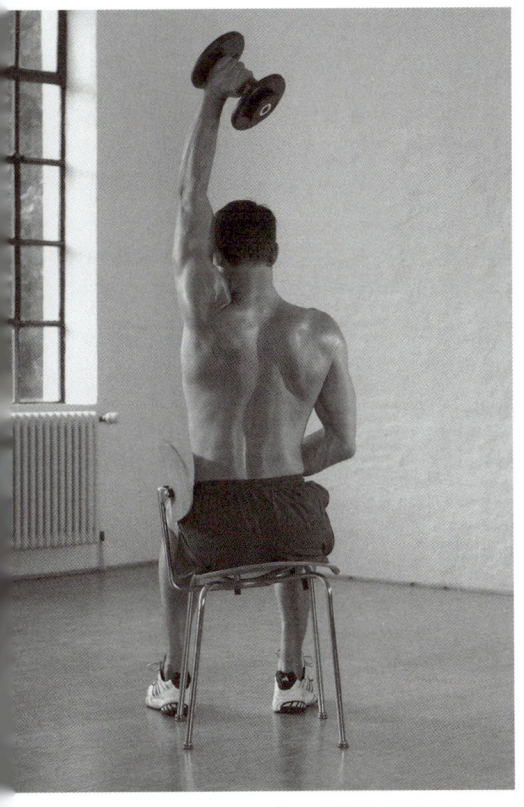
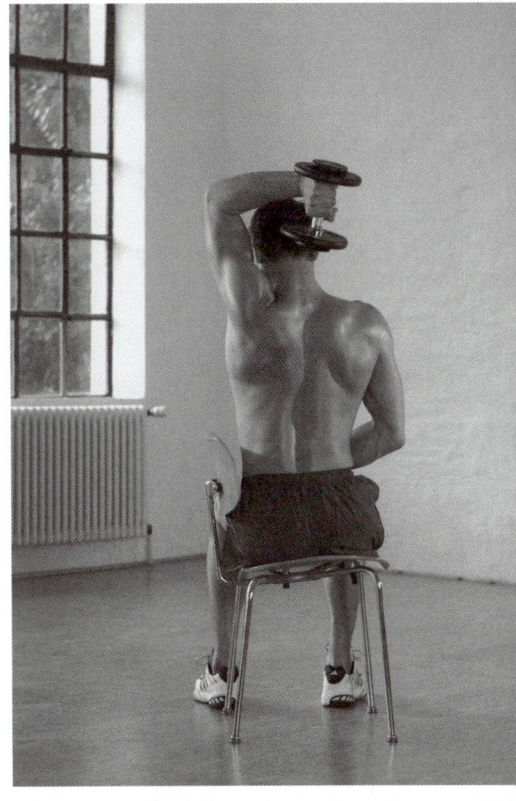

Trizeps mit der SZ-Stange

- Für Anfänger ist diese Übung oft schwierig. Beginnen Sie deshalb mit leichten Gewichten oder einem Partner in Rufweite, bis Sie mit der Bewegung vertraut sind.
- Auf einer Hantelbank liegend umfassen Sie eine SZ-Stange im Obergriff, d. h., der Handrücken zeigt zum Körper. Die Hände nehmen Sie dabei ungefähr schulterbreit auseinander und die Arme sind senkrecht zur Decke gestreckt, die Handflächen zeigen jetzt nach oben.
- **Achtung:** Vermeiden Sie ein Hohlkreuz! Fortgeschrittene, die bereits über eine gute Koordination verfügen, können zu diesem Zweck ihre Beine anheben und die Knie zur Brust ziehen.
- Senken Sie mit dem Einatmen das Gewicht in einer halbkreisförmigen Bewegung, bis es fast die Stirn berührt. Die Handgelenke bilden eine Linie mit den Unterarmen. Achten Sie darauf, den Körper beim langsamen Zurückführen in die Ausgangsposition

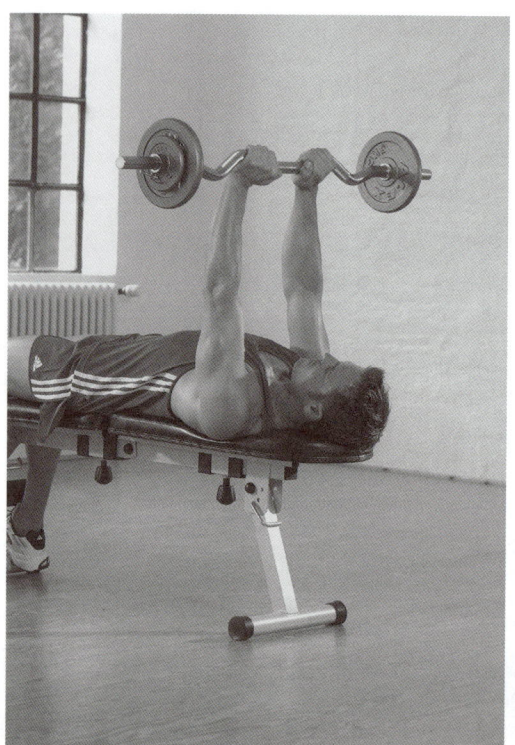
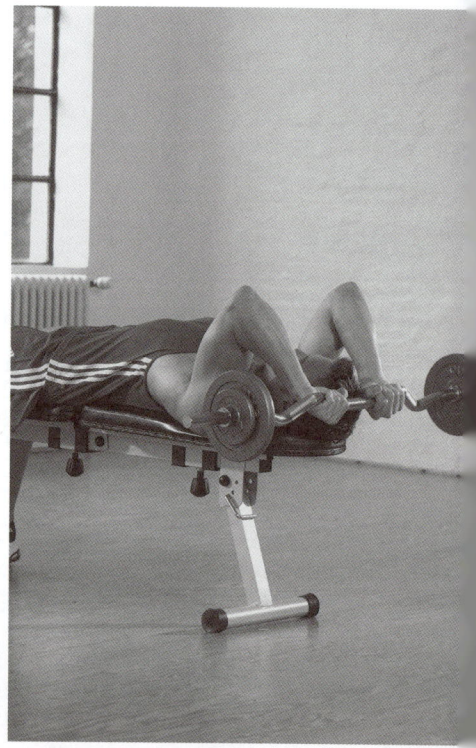

stabil zu halten. Lassen Sie die Ellbogen nicht nach außen driften!

- **Variation:** Profis stellen die Bank schräg nach unten, um den Trainingseffekt noch etwas zu verstärken. Um Ihre Handgelenke zu entlasten, können Sie diese Übung auch mit Kurzhanteln ausführen. Die Handflächen zeigen dabei zueinander.
- **Expertentipp:** Anstatt die Hantel zur Stirn abzusenken, können Sie sie auch hinter den Kopf führen. Mit dieser kleinen Veränderung wird hauptsächlich der lange Kopf des Trizeps trainiert, der für eine massive Armrückseite verantwortlich ist.

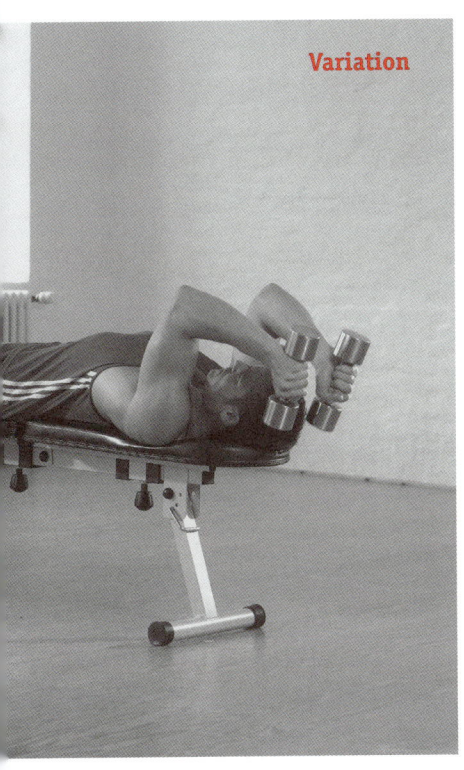

Variation

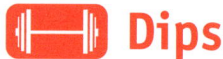 # Dips

- Zum Start geht es in den Barrenstütz, das heißt: Halten Sie sich mit fast gestreckten Armen und leicht nach vorne gebeugtem Oberkörper zwischen den Griffen. Die Füße sind übereinander geschlagen und die Knie leicht angewinkelt.
- Lassen Sie sich anschließend mit eng am Körper liegenden Ellbogen und möglichst gerader Haltung langsam nach unten. Führen Sie dabei die Arme dicht am Oberkörper vorbei und beugen Sie diese bis zu einem 45-Grad-Winkel an. Achtung: Führen Sie die Bewegung behutsam und konzentriert aus, um Ihre Schultergelenke zu schonen!
- **Tipp:** Je weiter Sie sich bei dieser Übung nach vorne neigen, desto mehr wird die Brustmuskulatur beansprucht. Umgekehrt gilt: Je aufrechter Sie den Oberkörper halten, desto konzentrierter wird der Trizeps trainiert.

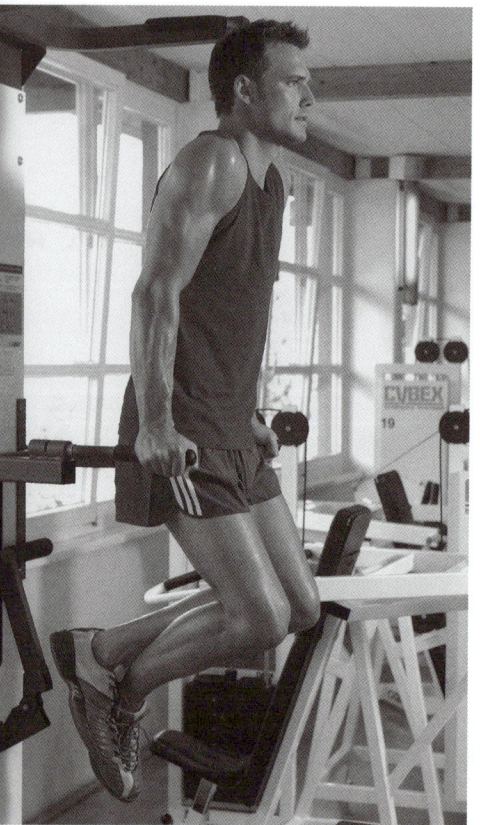
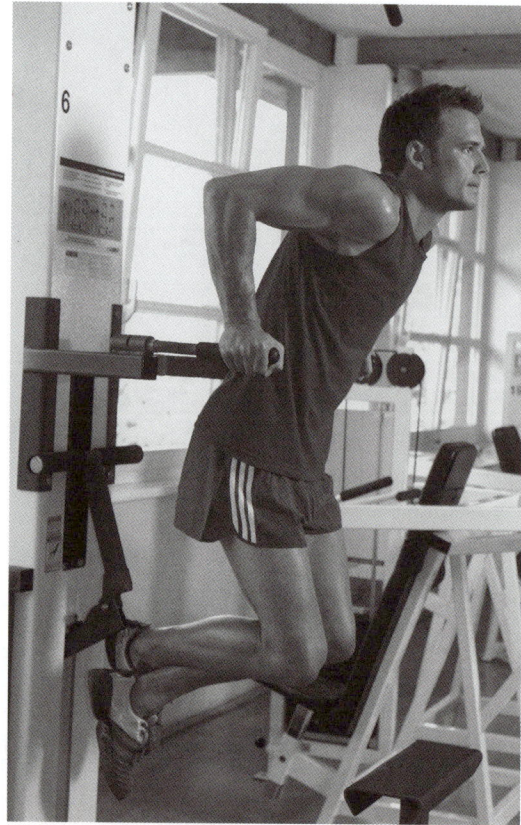

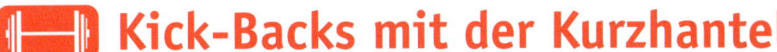 Kick-Backs mit der Kurzhantel

- Sie stützen Ihren Körper mit dem linken Bein und Arm auf einen Stuhl oder eine Bank. Das rechte Bein steht am Boden, in der rechten Hand halten Sie eine Kurzhantel. Spannen Sie den Bauch an.
- In der Startposition bilden der rechte Ober- und Unterarm einen rechten Winkel. Während der Oberarm seine Position nicht verändert, strecken Sie den Unterarm gerade nach hinten aus.
- Wichtig ist, so isoliert wie möglich mit dem Ellbogen zu arbeiten und die Handgelenke stabil in Verlängerung des Unterarms zu halten. Achten Sie dabei auf ein gleichmäßiges Tempo!
- Langsam wieder absenken.
- **Tipp:** Viele Sportler wählen ein zu hohes Gewicht und sind gezwungen, die Bewegungsausführung abzufälschen. So wird aus einer Isolations-Übung eine zusammengesetzte Bewegung, die größere Muskelgruppen mit einbezieht. Nehmen Sie lieber ein leichtes Gewicht, um sicher zu sein, dass Sie die Übung allein mit dem Trizeps ausführen und über den vollen Bewegungsradius trainieren.

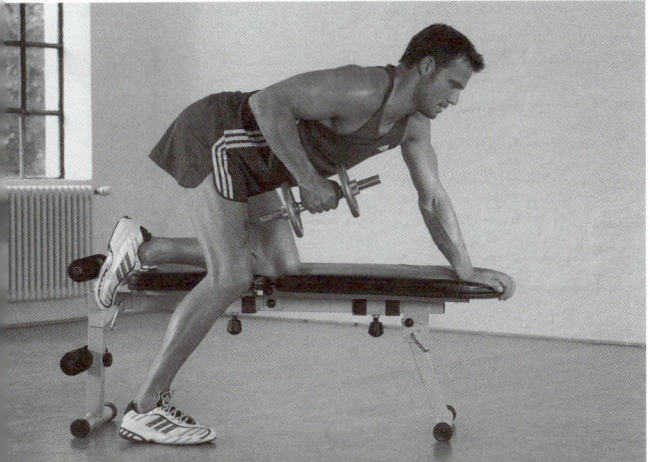

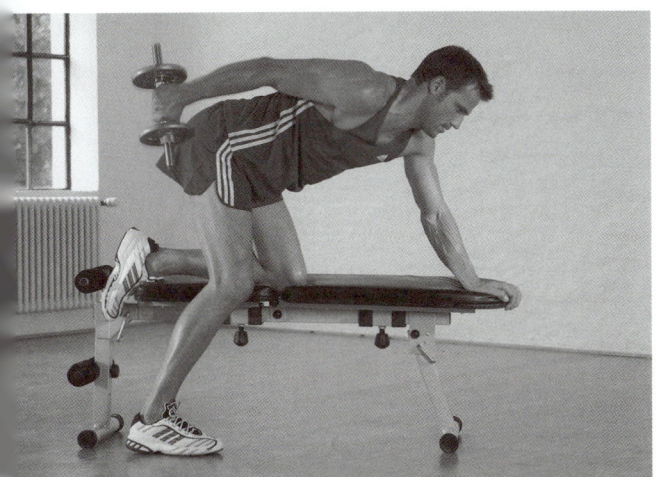

Unterarm-Curls

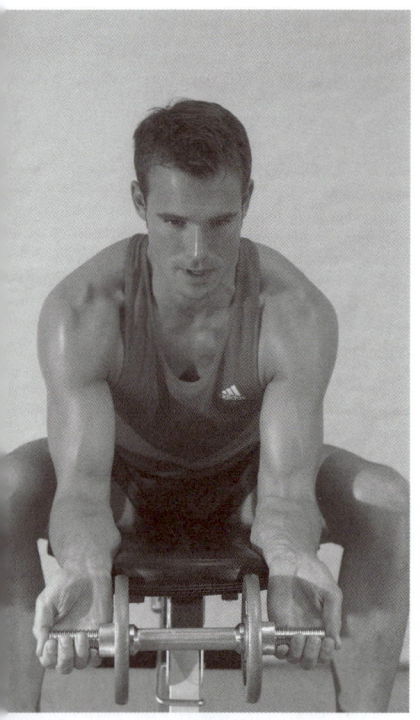

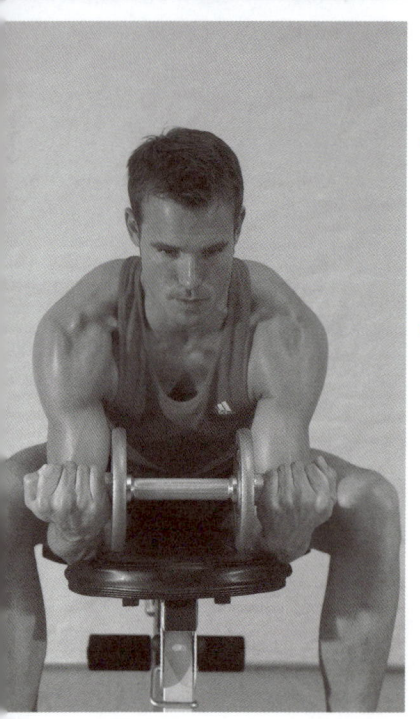

- Damit bei der nächsten Runde Klimmzüge Ihren Unterarmen nicht wieder zuerst die Puste ausgeht, sollten Sie auch diese kleine, aber wichtige Muskelgruppe in Ihr Training integrieren. Legen Sie also zunächst Ihre Unterarme auf den Oberschenkeln ab. Die Handflächen zeigen zu Ihnen und Ihre Handgelenke sind unmittelbar vor den Knien.
- In der Ausgangsposition halten Sie mit den Fingerspitzen jeweils eine Kurzhantel oder eine Langhantelstange. Rollen Sie anschließend das Gewicht in die Handflächen, dann beugen Sie die Gelenke so weit wie möglich zum Körper. Kurz halten, danach die Hantelstange langsam zurückführen. Um die Muskulatur vollständig auszutrainieren, führen Sie die Bewegung in einem möglichst großen Bewegungsradius aus.
- **Tipp:** Kontrollieren Sie bei häufig auftretenden Schmerzen am Handgelenk die Ausführung der Übung. Außer bei Unterarm-Curls wird das Handgelenk bei allen Hantelübungen aufrecht-stabil in einer Linie mit dem Unterarm gehalten. Nie das Gelenk abknicken!
- **Profitipp:** Legen Sie bei dieser Übung keine Pausen ein, trainieren Sie stattdessen den Gegenspieler, den Handgelenksstrecker: Einfach die Unterarme so drehen, dass nun der Handrücken zu Ihnen zeigt – und los geht's!
- **Alternative:** Eine höllisch anstrengende, aber effektive Unterarmübung ist das einarmige Zerknüllen von Zeitungsseiten. Die Gelenke bleiben dabei stabil und werden nicht durch Gewichte gereizt.

Strecken der Handgelenke

- Sie sitzen auf einer Bank, die Unterarme ruhen auf Ihren Oberschenkeln oder auf dem Polster der Hantelbank. Sie halten die Hantelstange im Obergriff. In der Ausgangsposition sind die Handgelenke so weit wie möglich zum Boden angewinkelt.
- Jetzt strecken Sie die Hände vorsichtig.
- Mit dieser Übung können Sie Ihr Handgelenk effektiv kräftigen und den häufig an dieser Stelle auftretenden Verletzungen vorbeugen.

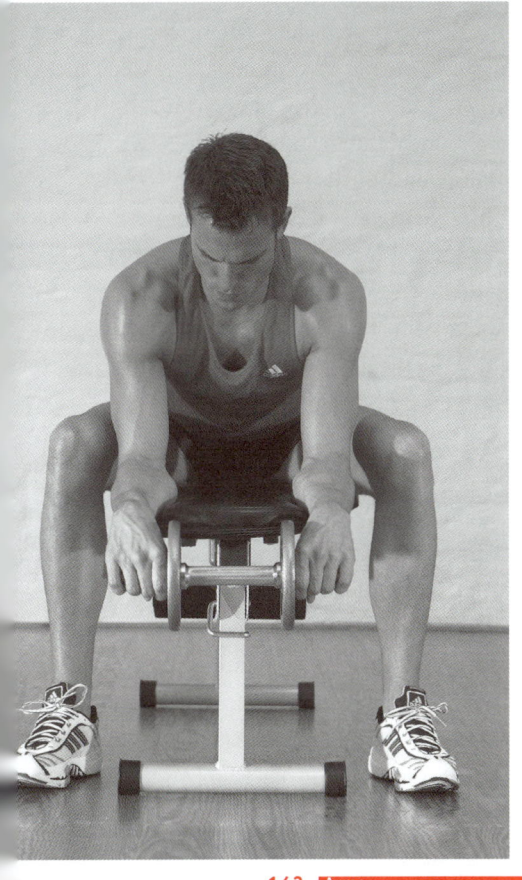
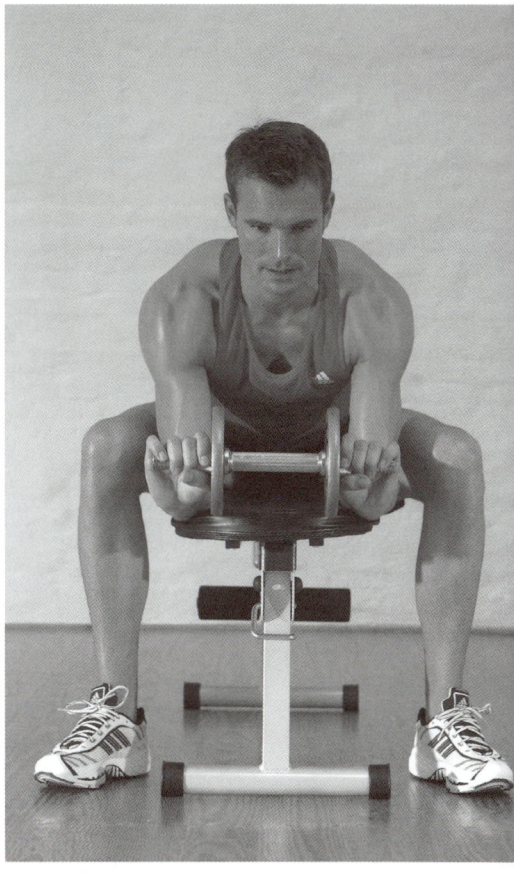

Rumpf: Gut trainiert ist Trumpf!

Ein durchtrainierter Oberkörper sieht gut aus, keine Frage. Noch wichtiger als die gute Optik ist aber die stabilisierende Funktion der Rumpfmuskulatur. **Gemeinsam bilden die Bauch- und Rückenmuskulatur das Kraftzentrum des Körpers – alle Kräfte des Oberkörpers oder der Beine werden durch die Muskulatur der Mitte übertragen.** Für erfahrene Sportler eine Selbstverständlichkeit: ein kraftvoller Übergang zwischen unteren und oberen Extremitäten! Ohne ein entsprechendes Gleichgewicht der Kräfte ist eine optimale Kraftentfaltung in den wenigsten Sportarten und auch im Alltag nicht möglich. Ein Training dieser Muskelgruppen trägt entscheidend dazu bei, Ihre Bewegungen zu dynamisieren und Ihre Leistungen in nahezu jeder Sportart wesentlich zu verbessern. Denn schnelle und präzise Aktionen der Extremitäten sind nur über einen starken Rumpf möglich. Bei schwacher Muskulatur sind Ausweichbewegungen die Folge – insbesondere dann, wenn Sie hart an Ihrer Leistungsgrenze trainieren.

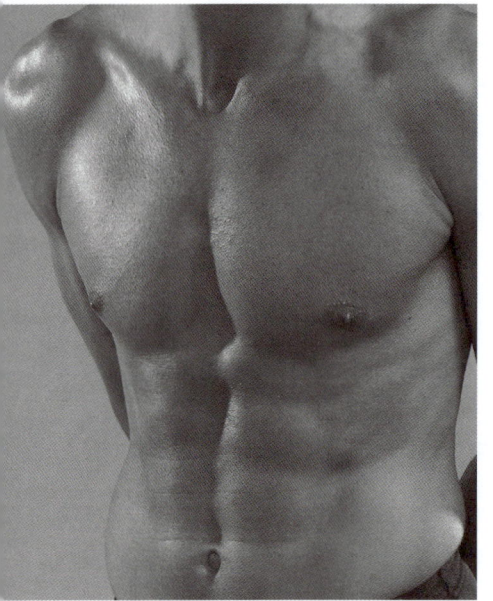

Eine gut trainierte Bauchmuskulatur ist also nicht nur wegen des beeindruckenden Waschbrett-Looks erstrebenswert. Sie fördert vielmehr auch Ihre gute Haltung und stabilisiert die Wirbelsäule. Das entlastet Ihren Rücken beim Heben, Sitzen oder Stehen und bringt Sie auch in der Horizontalen ganz groß raus. Um Ihnen jedoch keine falschen Versprechungen zu machen: Ein Sixpack steht nicht nur für den Trainingszustand Ihrer Bauchmuskulatur, sondern auch für den Anteil an Bauchfett, den Sie eventuell haben. Wer also ein paar Kilo Fettgewebe über der Bauchmuskulatur spazieren trägt und einen definierten Bauch anstrebt, muss über das Bauch-Workout hinaus seine Kalorienbilanz ins Reine bringen – durch regelmäßiges Ausdauertraining und eine ausgewogene Ernährung!

Und auch den Gegenspieler des Bauchs, den unteren Rücken, sollten Sie beim Kurs auf eine gut trainierte Bauchmuskulatur nicht vergessen. Ein Ungleichgewicht kann hier zu erheblichen Rückenproblemen führen, wenn Bandscheiben und Bänder der Wirbelsäule die Arbeit einer unzureichend ausgebil-

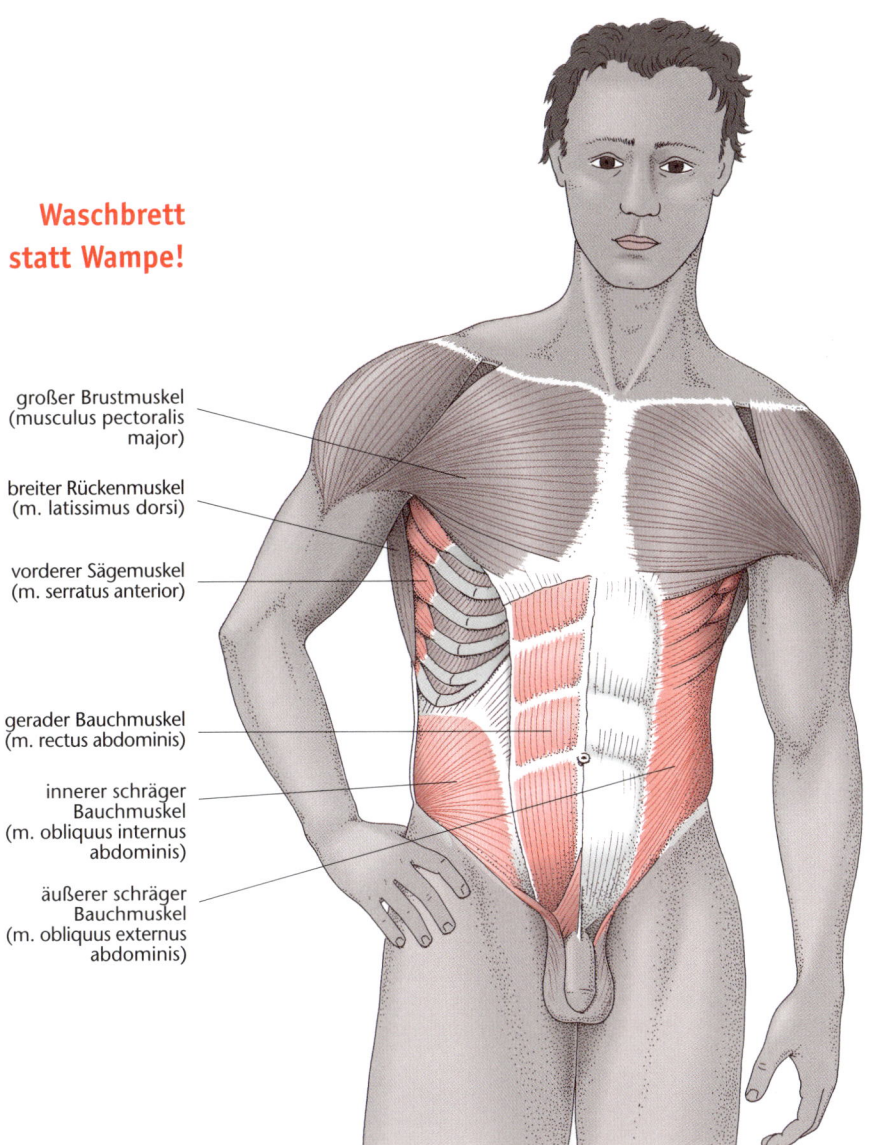

Waschbrett statt Wampe!

großer Brustmuskel
(musculus pectoralis major)

breiter Rückenmuskel
(m. latissimus dorsi)

vorderer Sägemuskel
(m. serratus anterior)

gerader Bauchmuskel
(m. rectus abdominis)

innerer schräger Bauchmuskel
(m. obliquus internus abdominis)

äußerer schräger Bauchmuskel
(m. obliquus externus abdominis)

deten Muskulatur des unteren Rückens übernehmen. Das Tückische daran: Sie werden mit dieser Situation zunächst glänzend zurechtkommen, weil Bandscheiben und Bänder nicht von Nerven versorgt werden. Erst bei gravierenden Schädigungen werden Sie schmerzhaft an Ihre Versäumnisse erinnert.

Quintessenz: Auch Muskeln, die weder sichtbar sind noch zu eindrucksvollen Umrissen verhelfen, müssen regelmäßig trainiert werden. Lassen Sie sich von der perfekten Optik motivieren, aber denken Sie auch daran, dass Ihr Körper langfristig in «shape» sein soll! Im Folgenden werden deshalb die besten Übungen für den gesamten Rumpf erklärt. Gewöhnen Sie sich möglichst von Beginn an daran, beide Bereiche gleichmäßig zu trainieren – denn nur wenn Sie kräftemäßig ausbalanciert sind, gehen Sie aufrecht durchs Leben!

Tipp: Alles über und rund um den Männerbauch erfahren Sie in dem ebenfalls in dieser Reihe erschienenen Titel «Bodyconcept Bauch. Der alternative Kraft-, Ausdauer- und Ernährungsguide.».

Crunch – der Klassiker

- Legen Sie sich mit angewinkelten Beinen bequem auf den Rücken, drücken Sie die Fersen in den Boden.
- Verschränken Sie Ihre Hände hinter dem Kopf, die Ellbogen zeigen nach außen.
- Heben Sie nun den Kopf und die Schulterblätter vom Boden ab und atmen Sie dabei aus.
- **Variante:** In der Rückenlage liegen die Arme ausgestreckt neben dem Kopf. Ohne diese Position zu verändern, lösen Sie Kopf und Schultergürtel vom Boden.

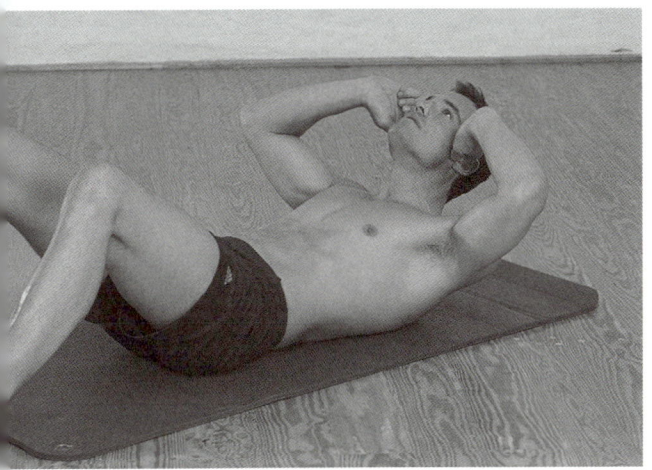

Crunch mit gestrecktem Bein

- Legen Sie sich auf den Rücken, strecken Sie die Arme nach vorn und das linke Bein nach oben.
- Heben Sie das rechte Bein etwas vom Boden ab, führen Sie die Arme in einer Crunch-Bewegung nach vorne.
- Wechseln Sie nach jedem Satz die Beinposition.
- **Variation:** Führen Sie beide Arme gleichzeitig oder im Wechsel zum Knöchel des gestreckten Beins.
- **Wichtig:** Achten Sie unbedingt darauf, dass Ihre Lendenwirbelsäule den Kontakt zum Boden behält. Und nicht mogeln: Halten Sie die Arme immer gestreckt!
- **Tipp:** Bei dieser Übung wird der untere Anteil der geraden Bauchmuskulatur mit gefordert.

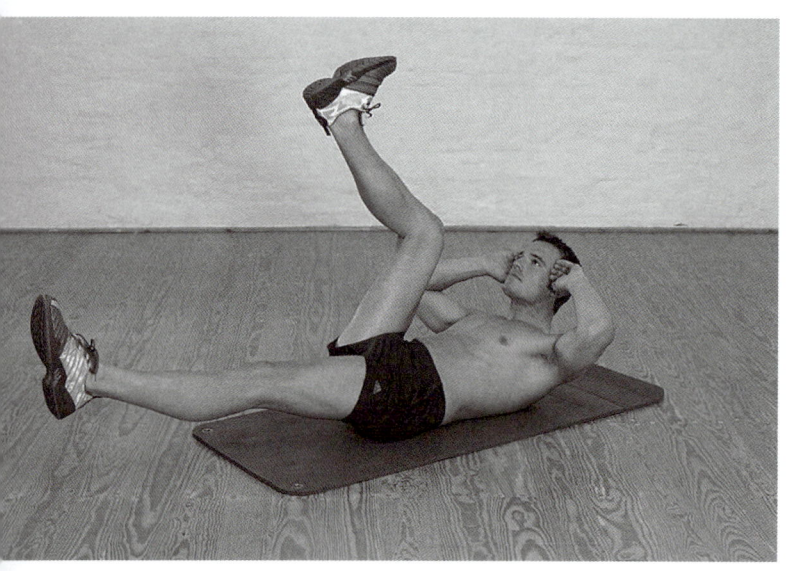

Bauch am Seilzug

- Eine effektive Übung, die eine ausgezeichnete Alternative zu den Crunches auf der Matte darstellt.
- Befestigen Sie das Seil an der oberen Rolle einer Seilzugmaschine. Zügeln Sie Ihren Ehrgeiz bei der Wahl des Widerstands. Diese Übung verführt zum Übertreiben, was den Erfolg wesentlich mindert.
- Knien Sie rücklings vor dem Kabelzug. Die Seilenden werden zu beiden Seiten des Kopfes auf Halshöhe gehalten. Ihr Unter- und Oberarm bilden einen 90-Grad-Winkel. Starten Sie zunächst mit einem leichten Gewicht, um ein Gespür für die Bewegung zu bekommen.
- Lösen Sie Ihr Gesäß von den Fersen und ziehen Sie langsam den Bauch zusammen. Stellen Sie sich vor, Sie müssten mit Ihrer unteren Rippe das Becken erreichen. Während dieser Bewegung rollen Sie Ihren Rücken Wirbel für Wirbel ein. Wichtig ist dabei, die Bewegung nicht mit den Armen zu unterstützen. Ausatmen nicht vergessen!
- Langsam zurück in die Ausgangsposition.
- **Variation:** Um die seitliche Bauchmuskulatur zu fordern, versuchen Sie die rechte untere Rippe zur linken Beckenhälfte zu führen und umgekehrt.

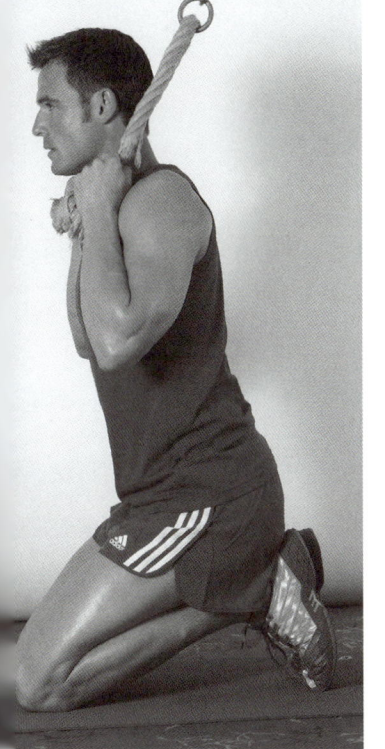
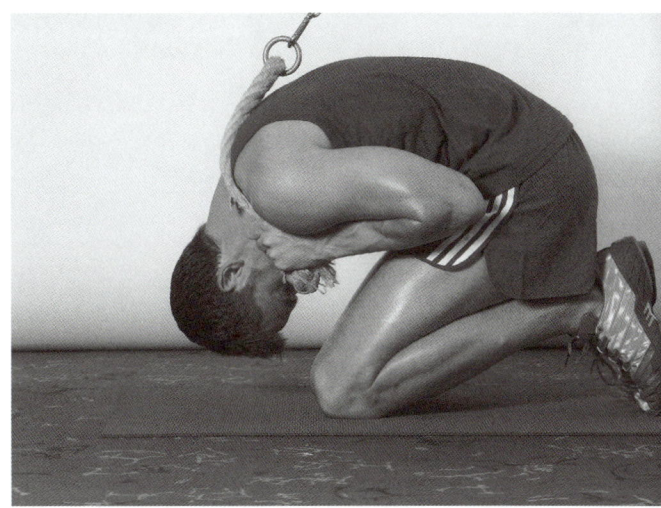

Schräger Crunch

- Legen Sie sich auf den Rücken, die Beine sind in einem 45-Grad-Winkel auf der Matte abgestellt.
- Nehmen Sie die Hände an die Schläfen.
- Richten Sie den Oberkörper langsam auf. Drehen Sie ihn zur Seite, indem Sie die rechte Schulter zur Gegenseite, in Richtung des linken Beins bewegen.
- **Achtung:** Heben Sie zuerst die Schultern an und drehen Sie sich erst anschließend zur Seite!
- Kehren Sie in die Ausgangsposition zurück und wiederholen Sie die Übungen auf der linken Seite. Fahren Sie abwechselnd fort, bis Sie einen Satz vollständig ausgeführt haben.
- **Tipp:** Halten Sie die Ellbogen entspannt auf Schulterhöhe, bewegen Sie sie nicht nach innen zur Brustmitte! Konzentrieren Sie sich während der Übung auf die korrekte Bewegungsausführung.

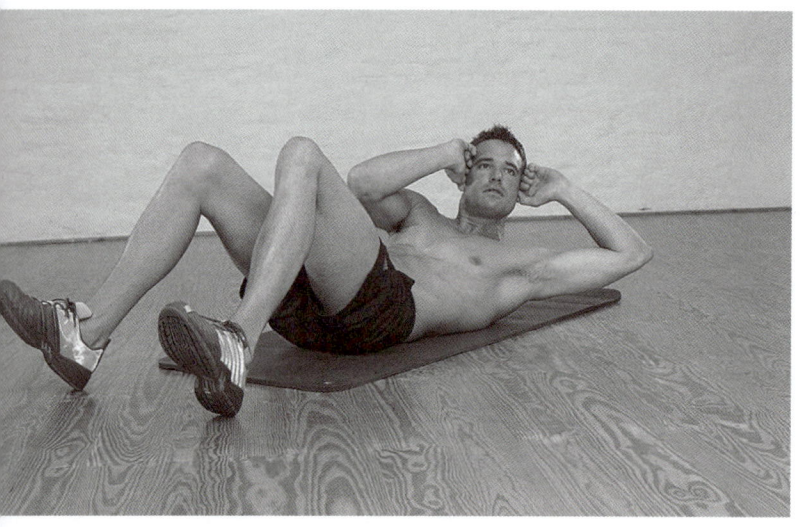

Seiten-Crunch

- In Rückenlage winkeln Sie beide Beine an und senken sie zu einer Seite ab, bis das untere Knie die Matte berührt.
- Achten Sie darauf, dass Sie nicht nur Kopf und Nacken bewegen, sondern Ihren Oberkörper vom Boden lösen.
- Ihre Hände befinden sich an den Schläfen.
- Versuchen Sie jetzt den Oberkörper so weit wie möglich in Richtung der Hüfte aufzurichten.
- Halten Sie den Punkt der maximalen Kontraktion für ein bis zwei Sekunden!

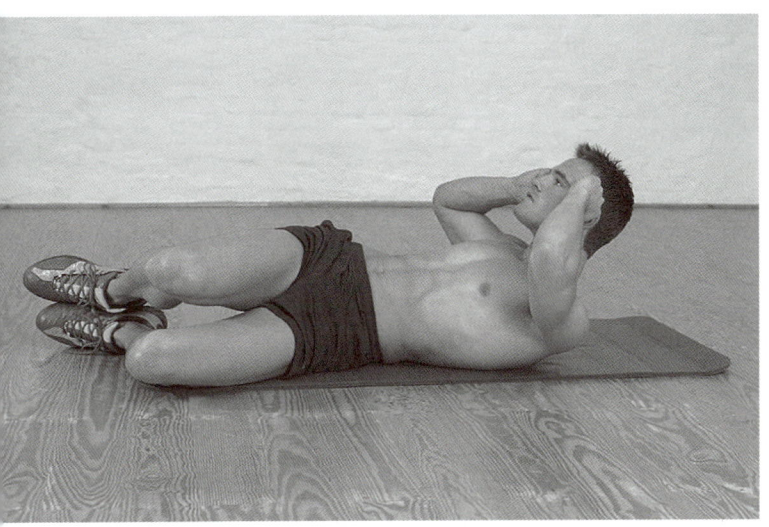

Rad fahren

- Sie befinden sich in Rückenlage, Ihr Schultergürtel ist so weit angehoben, dass Sie mit den Schulterblättern den Boden nicht mehr berühren und Ihr Bauch bereits angespannt ist. Mit den Armen stabilisieren Sie sich seitlich vom Oberkörper und pressen die Hände dabei in den Boden. Nun beginnen Sie die Knie im Wechsel zur Brust anzuziehen. Versuchen Sie dabei bewusst, Ihre untere Bauchmuskulatur einzusetzen. Diese Bewegung ähnelt der beim Radfahren – statt in einer Kreisbewegung zu arbeiten, strecken Sie hier allerdings die Beine!
- **Achtung:** Wenn Sie nicht in der Lage sind, Ihren unteren Rücken am Boden zu fixieren, heben Sie die Beine an, bis das Hohlkreuz verschwindet.

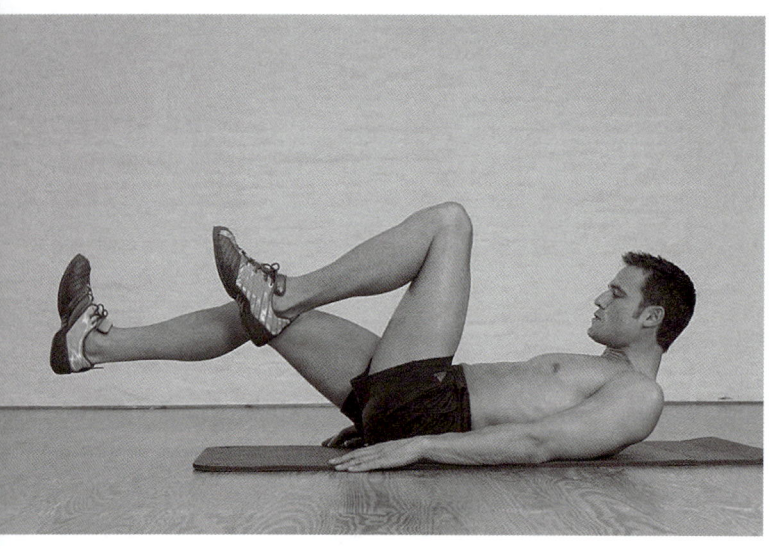

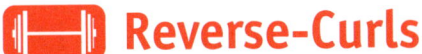 Reverse-Curls

- In der Rückenlage winkeln Sie Ihre Beine an.
- Um die unteren Bauchmuskeln zu trainieren, sollten Sie Ihren Oberkörper fixieren und Ihre Hüften zu den Rippen curlen. Ziehen Sie den Bauch wie eine Ziehharmonika zusammen und bewegen Sie Ihre Knie damit in Richtung Brust.
- **Tipp:** Durch die Kontraktion der Bauchmuskulatur wird der untere Rücken etwas eingerollt. Einige Zentimeter reichen völlig aus, um Ihren Bauch effektiv zu trainieren.
- Wenn Sie sich steigern möchten, verwenden Sie zunächst Gewichtsmanschetten, bevor Sie eine anspruchsvollere Übungsvariante wählen.

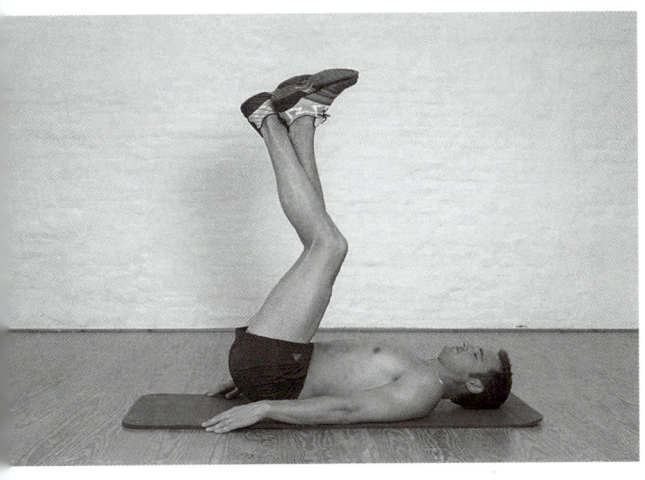

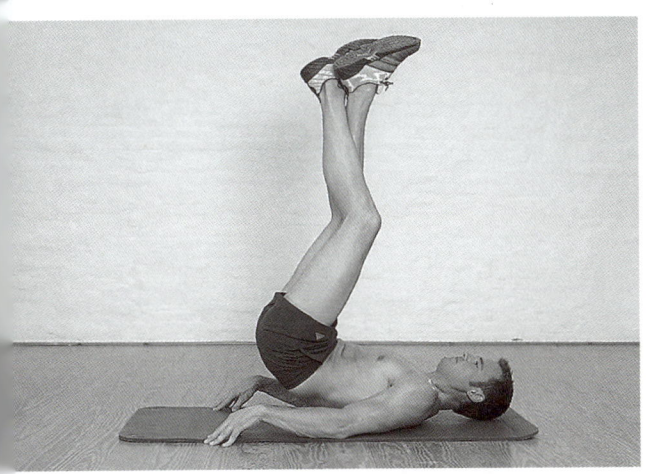

Statische Power-Liegestütze

- In der Liegestützposition befinden sich die Ellbogen unter den Schultergelenken. Der ganze Körper ist so angespannt, dass es weder zu einem Absinken des Beckens noch zu einem Einsinken des Oberkörpers kommt. Sie halten den gesamten Körper auf einer Linie. Der Blick ist dabei stets nach unten gerichtet.
- Lösen Sie jetzt einen Fuß vom Boden ab und halten Sie diese Position für 10–15 Sekunden.
- **Variation:** Gelingt diese Übung problemlos, heben Sie zusätzlich den Unteram der Gegenseite an.

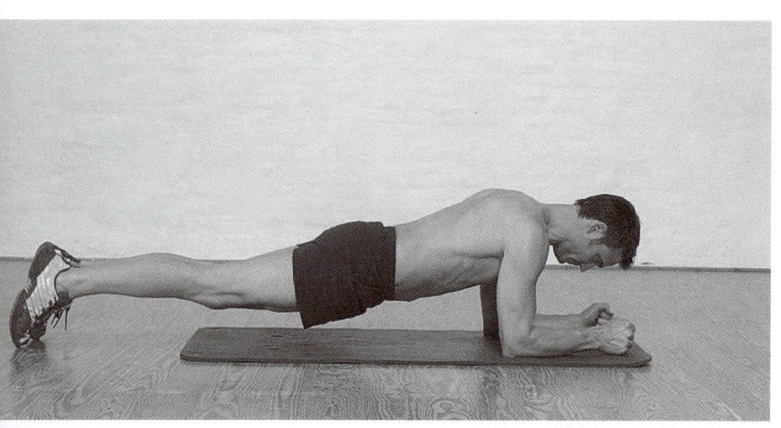

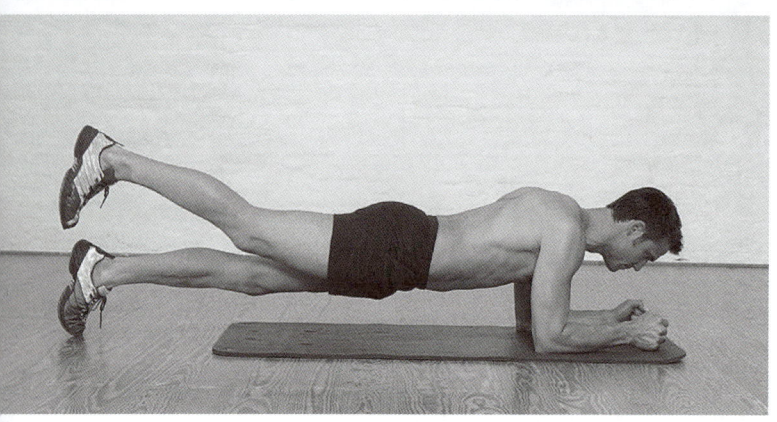

Seitliche Rumpfstabilisation

- Legen Sie sich seitlich auf eine Matte, die Beine sind gestreckt. Setzen Sie den Unterarm im rechten Winkel zum Oberkörper auf und heben Sie das Becken an.
- Die Muskeln am ganzen Körper müssen dabei angespannt sein. Heben Sie nun das obere Bein an. Legen Sie es nach ungefähr zehn Sekunden wieder ab und senken Sie das Becken.
- Anschließend die Seite wechseln.

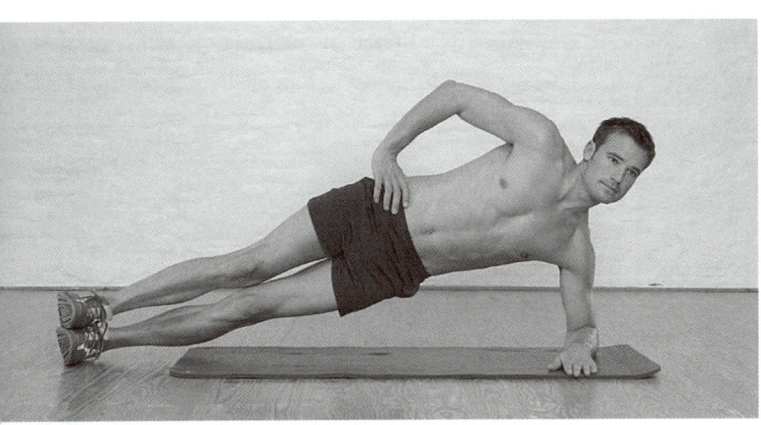

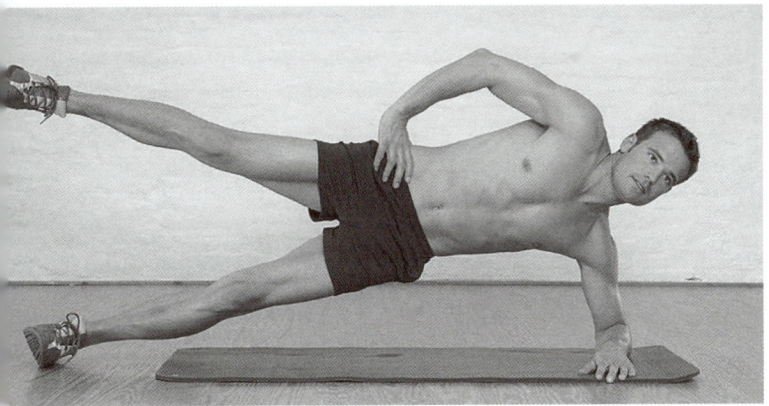

Hyperextensions

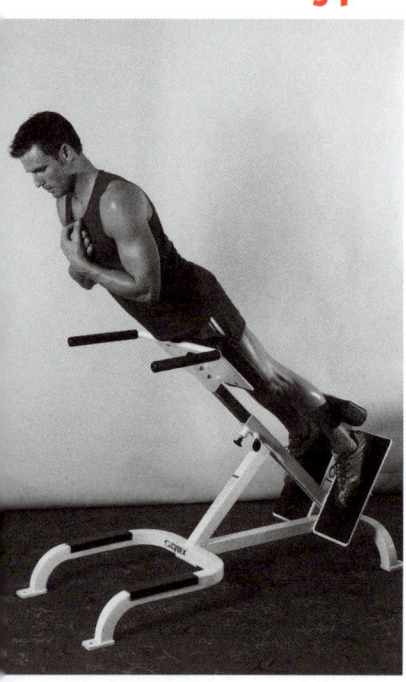

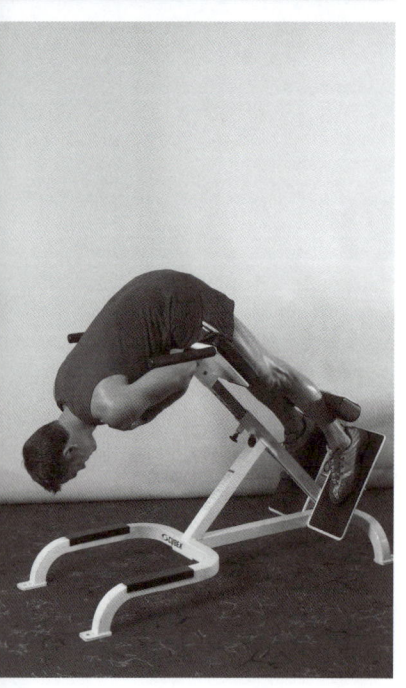

- Fixieren Sie die Fersen und stellen Sie das Beinpolster so ein, dass die Oberschenkel auf dem Stützpolster ruhen und die Hüfte sich an dessen oberem Ende befindet. In der Startposition bildet Ihr gesamter Körper eine gerade Linie. Ihr Nacken befindet sich in der Verlängerung des Rückens. Verschränken Sie die Arme vor der Brust und halten Sie die Ellbogen bewusst nach außen oben.

- Senken Sie den Oberkörper nun nach unten ab, bis ungefähr ein 90-Grad-Winkel zwischen Ihrem Oberkörper und Ihren Oberschenkeln entsteht. Fortgeschrittene können diese Übung in einem größeren Bewegungsradius ausführen. Voraussetzung: Die untere Rücken- und die Bauchmuskulatur sind permanent angespannt.

- Anschließend wieder anheben, bis Ihr Körper erneut eine gerade Linie bildet. Diese Stellung halten Sie ungefähr zwei Sekunden lang, anschließend wieder langsam und kontrolliert den Körper absenken.

- **Achtung:** Vermeiden Sie unbedingt die bei dieser Übung typischen Fehler: Nehmen Sie den Kopf nicht in den Nacken, nehmen Sie das Kinn stattdessen eher zurück zum Hals. Eine betont gleichmäßige und langsame Bewegungsausführung sollte selbstverständlich sein, um ruckartiges Anheben oder ein Nach-oben-Beschleunigen zu verhindern.

- **Variation:** Verändern Sie die Intensität durch unterschiedliche Arm-Hand-Positionen, etwa die Arme nach vorne strecken oder in einem 90-Grad-Winkel seitlich am Körper halten.

- **Expertentipp:** Um die tiefer liegende Rückenmuskulatur, die so genannten Intraspinalmuskeln, zu trainieren, die sich unmittelbar neben den einzelnen Wirbelkörpern befindet, sollten Sie sich, beginnend mit der Lendenwirbelsäule, langsam Wirbel für Wirbel aufrichten.

Vierfüßlerstand

- Stützen Sie sich so auf den Knien ab, dass diese unter der Hüfte platziert sind und sich die Hände auf Schulterhöhe befinden. Den Kopf halten Sie nach unten gerichtet in der Verlängerung der Wirbelsäule.
- Versuchen Sie bereits in der Ausgangsposition den Rücken gerade und den Bauch angespannt zu halten.
- Aus dieser Position strecken Sie das rechte Bein nach hinten aus, bis es sich in der Verlängerung des Oberkörpers befindet. Gleichzeitig strecken Sie den linken Arm ebenfalls maximal.
- Für ungefähr 10 Sekunden halten. Dann ziehen Sie beide diagonal unter dem Körper zusammen, sodass sich Ellbogen und Knie berühren.
- Achten Sie darauf, den Rücken gerade und den Kopf in Verlängerung der Wirbelsäule zu halten. Führen Sie die Bewegung langsam und ohne Schwung aus, achten Sie immer auf eine stabile Hüftposition.

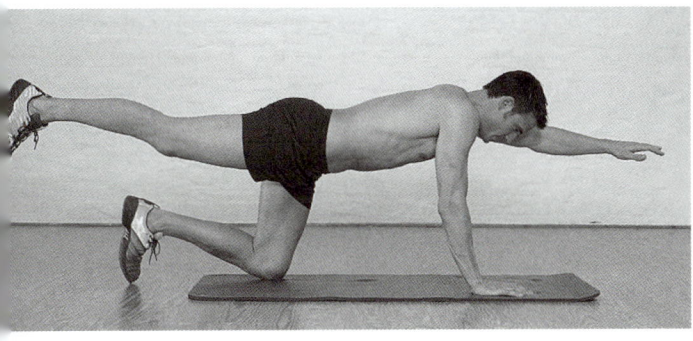

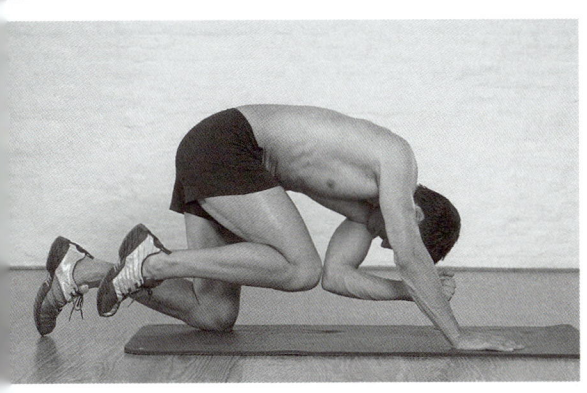

Diagonales Strecken

- Legen Sie sich in Bauchlage auf den Boden. Schauen Sie zum Boden, sodass der Kopf in Verlängerung der Wirbelsäule ist. Die Arme sind nach vorne gestreckt.
- Nun lösen Sie den linken Arm und das rechte Bein minimal vom Boden. Ziehen Sie zusätzlich den Handrücken und die Fußspitze an.
- Versuchen Sie jetzt den Handballen und die Ferse so weit wie möglich voneinander zu entfernen, indem Sie sich maximal strecken. Stellen Sie sich vor, dass Sie ihren Körper in die Länge ziehen. Diese Position zehn Sekunden halten und dann wieder absenken.
- **Variation:** Strecken Sie die Arme vor dem Kopf mit der Vorstellung, einen schweren Widerstand wegzuschieben. Ziehen Sie dann beide Arme so weit wie möglich nach hinten, kontrahieren Sie Ihre Muskeln dabei so, als würden Sie einen Klimmzug ausführen.

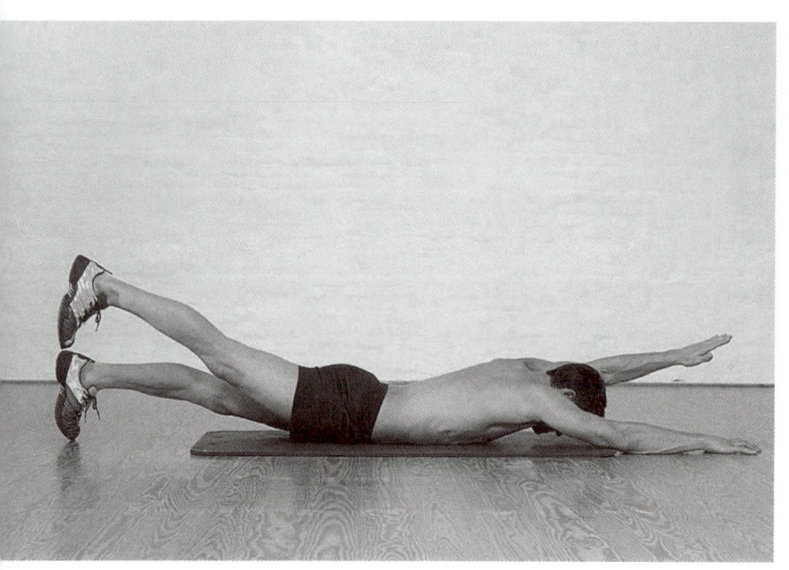

Vorderseite Beine:
Fundament für den Männerkörper

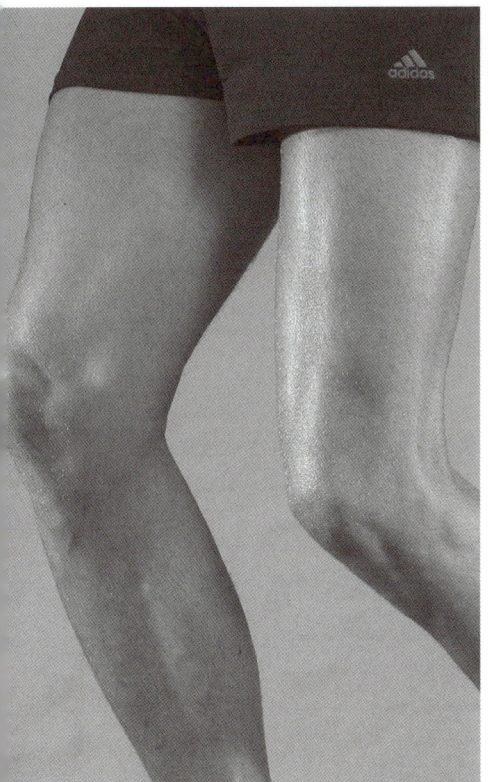

Kräftige, durchtrainierte Beine sind das unverzichtbare Fundament des männlichen Körpers. Immerhin befinden sich zwei Drittel der menschlichen Muskelmasse am Unterkörper. Für ein effektives Beintraining reichen allerdings Joggen, Rad fahren, Fußball, Tennis oder Squash allein nicht aus. Vielmehr gilt es, den einseitigen sportartenspezifischen Belastungen durch ausgleichende Kraftübungen entgegenzuwirken. Nur ausgewogen trainierte Beine erreichen die optimale Schrittlänge, können technisch sauber in die Pedale treten oder antrittschnell dem Ball hinterjagen!

Auch Kniebeschwerden, eine der häufigsten Sportverletzungen überhaupt, sind oftmals die Folge ungleich ausgeprägter oder zu schwacher Beinmuskulatur. Um zu verstehen, warum gerade die Knie oft Beschwerden verursachen, reicht ein Blick auf die anatomische Lage: Die beiden großen Beinknochen, Oberschenkel und Schienbein, treffen hier zusammen, getrennt von zwei dünnen Knorpelschichten (Menisken), gehalten von vier dünnen Bändern. Das ist nicht viel, wenn man bedenkt, dass unsere Knie fast den gesamten Körper stützen und nicht nur beim Sport große Belastungen aushalten müssen. Glücklicherweise hat das Knie einige der stärksten Muskelgruppen in seiner unmittelbaren Nachbarschaft: den Quadrizeps, die Wade und den Kniebeuger. Wer also die Oberschenkelvorder-

Richtig starke Beine

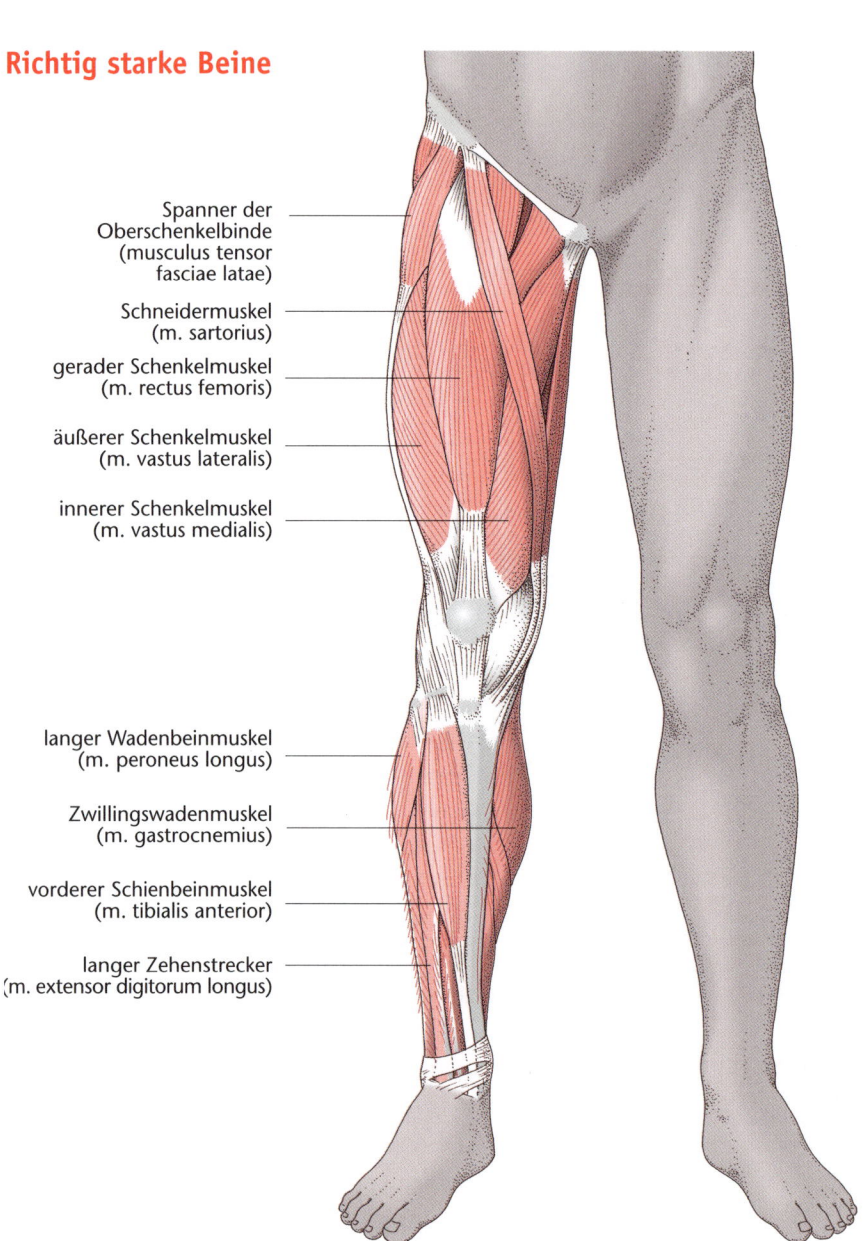

seite stärkt, sorgt mit einem starken Beinstrecker (M. rectus fermoris, als gerader Teil des Beinstreckers) für eine verbesserte Kniegelenksführung und entlastet so Bänder und Knochen.

Sie zweifeln immer noch? Hier das ultimative Argument: **Mit regelmäßigem Beintraining schaffen Sie die besten Voraussetzungen für einen muskulösen Oberkörper.** Wie das? Ganz einfach: Der Körper braucht zum Muskelaufbau Testosteron. Am meisten setzt er von diesem Hormon frei, wenn die großen Muskelgruppen bis zum Limit gefordert werden. Und die größten Muskeln sitzen nun einmal in den Beinen. Beweis: Gewichtheber etwa haben nach einem Kniebeugen-Workout doppelt so viel Testosteron im Blut wie nach einem Hantel-Workout auf der Bank!

Sie können nun wählen, ob Sie Ihre Oberschenkel nur ein bisschen kräftigen oder gleich auf Sprinter-Größe tunen wollen – mit den Übungen auf diesen Seiten gelingt Ihnen beides!

Achtung: Bei einem idealen Workout sollten Sie auch die vordere Schienbeinmuskulatur berücksichtigen, die ansonsten häufig zur Abschwächung neigt. Bei vielen Übungen wird zwar auch die Oberschenkelrückseite mittrainiert – damit Sie jedoch eine gesunde Muskelbalance entwickeln, sollten Sie die Rückseite darüber hinaus gezielt fördern. Die passenden Übungen dazu finden Sie hier im Manual ab Seite 172. Wollen Sie große Fortschritte erzielen, achten Sie auch auf die kleinen Details. Klar kennt jeder die Kniebeuge, aber kaum einer macht sie richtig! Deshalb wird bei jeder Übung genau erklärt, worauf es wirklich ankommt.

Beinstreckgerät

- Stellen Sie die Rückenlehne so ein, dass sich das Kniegelenk auf der Höhe der Drehachse des Gerätependels befindet. Arretieren Sie dann das Beinpolster oberhalb des Fußgelenks. Kontrolle: Bei der richtigen Sitzposition berühren die Kniekehlen das Sitzpolster, es besteht kein Zwischenraum mehr.
- Um sicherzustellen, dass Ihr Körper sich während der Übung nicht bewegt, sollten Sie die Griffe seitlich des Sitzpolsters festhalten, wenn Sie jetzt die Beine bis zur Waagerechten nach oben führen. Ziehen Sie die Fußspitzen während der Ausführung stets nach oben an.
- **Achtung:** Nutzen Sie die Phase des Absenkens nicht zum Schwungholen. Sie reduzieren damit den Trainingseffekt und steigern die Gefahr von Überlastungen. *Personen mit Kreuzbandproblemen sollten dieses Gerät nicht in ihr Programm aufnehmen.*
- **Tipp:** Trainieren Sie jedes Bein isoliert, um ein muskuläres Ungleichgewicht zu vermeiden.

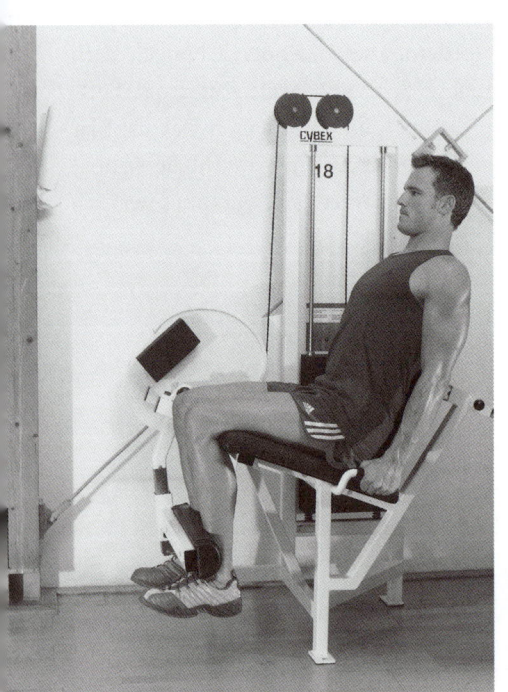
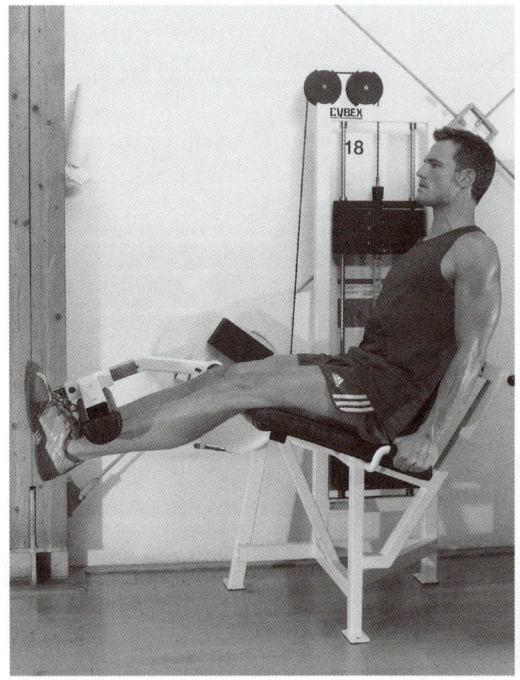

Beinpresse

- Sie wollen gleichzeitig die Vorder- und Rückseite Ihrer Oberschenkel trainieren und das Gesäß noch dazu? Dann ab in die Beinpresse. Beteiligte Muskeln: Oberschenkelmuskulatur vorn und hinten, großer Gesäßmuskel.
- Setzen Sie die Füße etwas mehr als hüftbreit auf, Fußspitzen, Knie und Hüftgelenke bilden eine Linie. Die Knie bis 90 Grad beugen, dann die Beine strecken, ohne das Kniegelenk ganz durchzudrücken. Halten Sie die Schultern entspannt und die Knie immer über den Füßen.

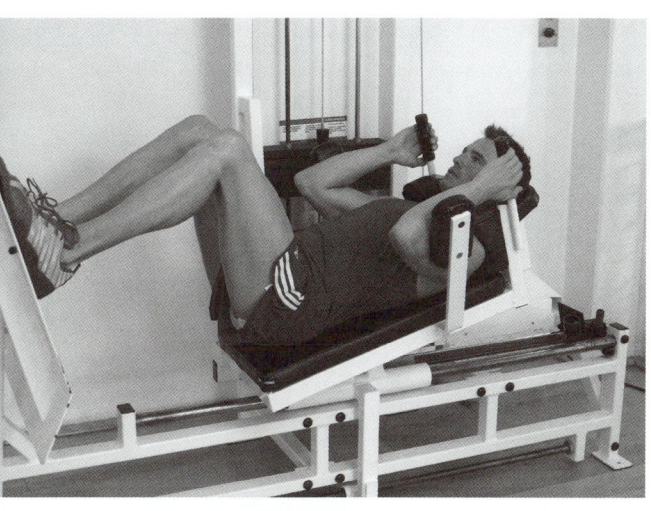

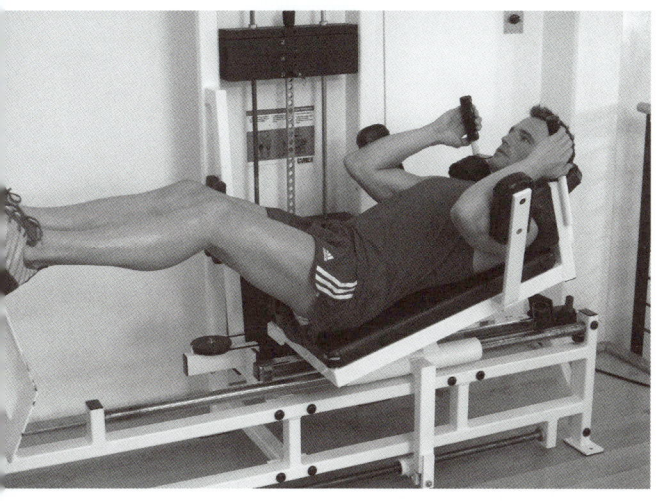

- Wählen Sie die Fußposition so, dass die oberen Schuhspitzen mit dem Blech abschließen. Wichtig dabei ist: In der Endposition dürfen Sie die Knie nie durchstrecken – sonst strapazieren Sie die Kniegelenke, und die Muskeln verlieren ihre Spannung.
- **Tipp für Fortgeschrittene:** Um muskuläre Dysbalancen zu vermeiden, sollten Sie bei etwa jeder vierten Trainingseinheit die Übung mit einem Bein ausführen.
- **Variante:** Gönnen Sie Ihren Oberschenkelmuskeln zwischen den Sätzen eine kurze Pause, aber entspannen Sie nicht völlig. **Trainieren Sie inzwischen Ihre Wadenmuskeln:** Strecken Sie die Beine aus und stellen Sie die Füße auf die untere Kante der Plattform. Senken Sie anschließend die Fersen, bis Sie ein leichtes Ziehen in der Wade spüren. Ohne Knie oder Hüften zu bewegen, drücken Sie jetzt die Fußballen langsam nach oben.

Langhantel-Kniebeuge

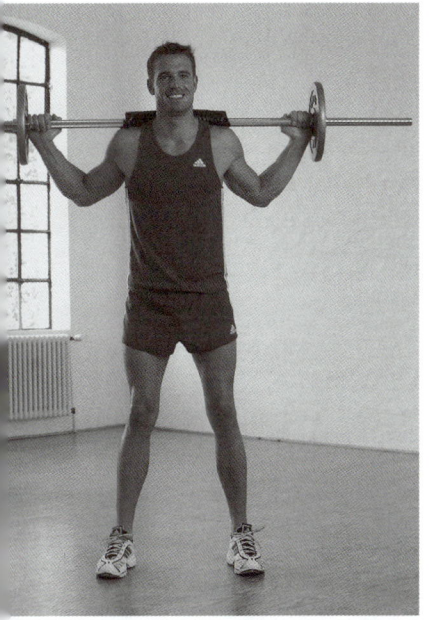

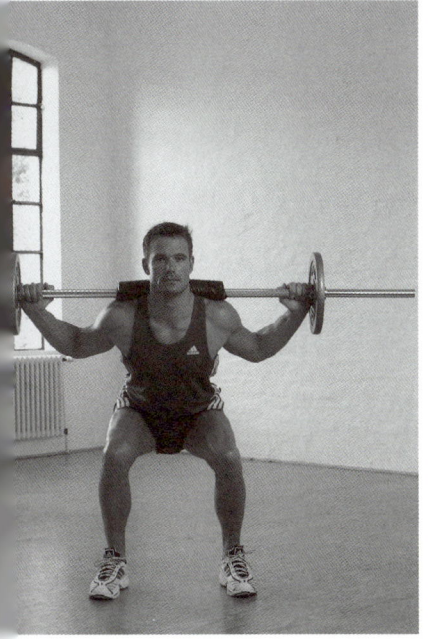

- Die Kniebeuge gilt als die Königin aller Übungen: Keine andere fordert den Muskeln mehr ab. Achten Sie aber immer auf eine korrekte Technik. Selbst kleine Fehler können Rücken und Knie stark belasten.
- In der Ausgangsposition sind Ihre Beine gerade, aber nicht durchgestreckt, Ihre Füße stehen etwas mehr als hüftbreit auseinander, sodass Hüft-, Knie- und Fußgelenk eine Linie bilden. Achtung: Vermeiden Sie auf jeden Fall eine X- oder O-Beinstellung. Ihr Rücken ist gerade, die Rumpfmuskeln angespannt.
- Legen Sie die Langhantel auf den Schultern ab und halten Sie diese im Gleichgewicht, indem Sie mit den Armen von unten etwas mehr als schulterbreit auseinander greifen. Um den Druckschmerz der Hantel auf die Nackenmuskulatur zu minimieren, sollten Sie eine Polsterrolle oder zumindest ein Handtuch um die Stange legen. Halten Sie trotz der Gewichtsbelastung den Rücken aufrecht und das Brustbein angehoben. Ein starkes Vorbeugen des Oberkörpers würde Ihre Bandscheiben unnötig belasten.
  Bevor Sie mit der Übung beginnen, versichern Sie sich, dass der Körperschwerpunkt über der Mitte des Fußes ruht, die ganze Sohle wird belastet – die Ferse darf nicht angehoben werden.
- Gehen Sie langsam in die Knie, bis die Oberschenkel fast parallel zum Boden sind. Senken Sie den Oberkörper, als ob Sie sich auf einen Stuhl setzen. Ihr Gesäß ist dabei stets oberhalb der Knie. Halten Sie den Kopf in der Verlängerung des Rückens.
- **Tipp:** Kontrollieren Sie Ihre Haltung! Achten Sie darauf, dass sich während der gesamten Kniebeuge die Hantel in einer Linie direkt über Ihren Füßen befindet. Bewegungsidee: auf einen Stuhl setzen.

- In einer fließenden Bewegung kehren Sie dann in die Ausgangsposition zurück, indem Sie die Beine fast durchstrecken. Achtung: Vermeiden Sie unbedingt eine Pressatmung während der Übung und atmen Sie mit der Aufwärtsbewegung aus! Die Kniebeuge ist nicht nur für Ihre Bein- und Gesäßmuskeln die Übung schlechthin, auch Ihre unteren Rückenmuskeln werden bei dieser komplexen Bewegung mittrainiert.
- **Tipp:** Zählen Sie während der Abwärtsbewegung langsam bis vier, erst dann sollten die Oberschenkel parallel zum Boden sein, und bei der Aufwärtsbewegung im gleichen Tempo bis zwei. So vermeiden Sie eine zu schnelle Bewegungsausführung, die Bänder und Sehnen unnötig belastet und ein rasches Muskelwachstum verhindert.

Kurzhantel-Kniebeuge

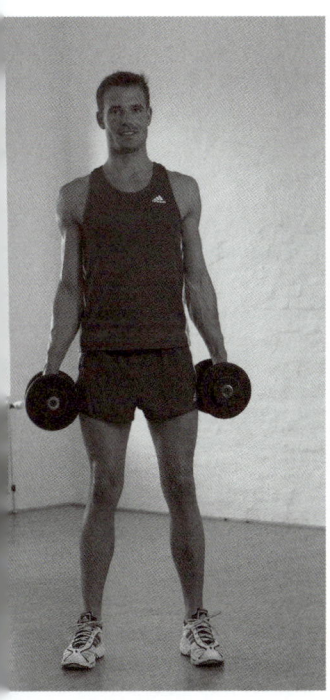

- In der Ausgangsposition stehen Ihre Füße mehr als schulterbreit auseinander, die Zehenspitzen zeigen leicht nach außen. Halten Sie mit beiden Händen und gestreckten Armen je eine Kurzhantel seitlich neben dem Körper. Ziehen Sie die Schultern nach hinten unten und heben Sie das Brustbein an. Ihr Rücken ist gerade und die Bauchmuskeln angespannt.
- Gehen Sie in die Knie, bis Ihre Oberschenkel fast parallel zum Boden sind. Eine leichte Vorneigung des Oberkörpers ist dabei normal. Die Bauchmuskeln bleiben weiter angespannt, während Sie sich nach oben abdrücken!
- **Vorteil:** Diese Übung lässt sich auch im Alltag mit einer Getränkekiste oder einem Koffer ausführen. Neben einem perfekten Training Ihrer Bein- und Gesäßmuskeln lernen Sie eine effektive Hebetechnik, die Ihre Bandscheiben selbst bei Schwerlasten schont.
- **Variante für Einsteiger: Bench-Squat.** Sie stehen seitlich neben einer Hantelbank, Ihre Füße stehen schulterweit auseinander. In den Händen halten Sie jeweils eine Kurzhantel, die Arme sind dabei gestreckt. Halten Sie Ihren Rücken gerade und beugen Sie die Knie so weit, bis Ihr Gesäß leicht die Bank berührt. Richten Sie sich ohne Pause wieder auf und wiederholen Sie den Vorgang. Wenn diese Übung für den Anfang zu schwer ist, reduzieren Sie den Bewegungsumfang. Heben Sie dazu die Rückenlehne der Bank etwas an, sodass Ihr Gesäß früher das Polster berührt.

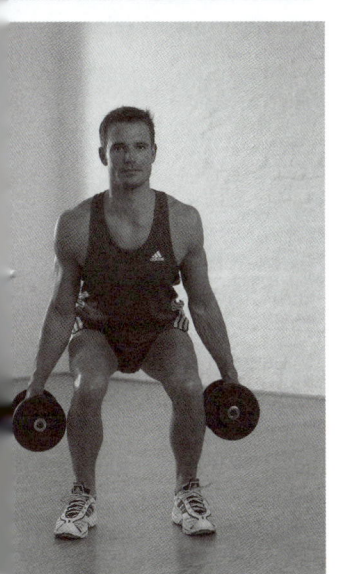

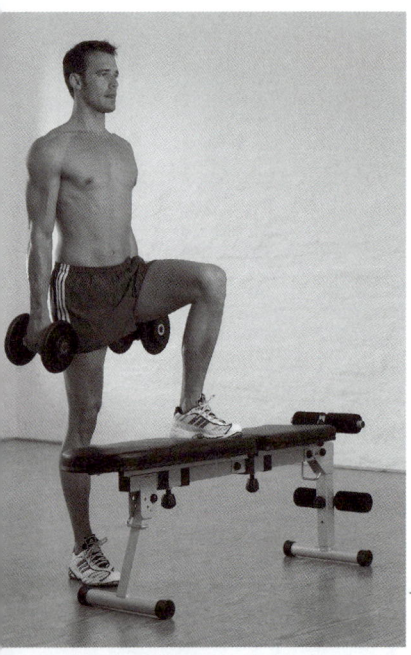

Step-up mit Kurzhanteln

- In der Ausgangsposition halten Sie jeweils eine Kurzhantel seitlich am Körper und stellen einen Fuß auf eine Trainingsbank oder ein Stepboard.
- Halten Sie Ihren Oberkörper aufrecht, während Sie sich durch die Ferse des vorderen Fußes abdrücken, um mit beiden Beinen auf die Bank zu steigen. Ihr hinteres Bein sollte Ihnen lediglich helfen, das Gleichgewicht zu halten.
- Kehren Sie anschließend die Bewegung um, wenn Sie langsam und kontrolliert in die Ausgangsposition zurückkehren.
- Berühren Sie mit dem hinteren Fuß nur kurz den Boden, bevor Sie die Bewegung wiederholen.

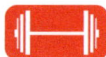

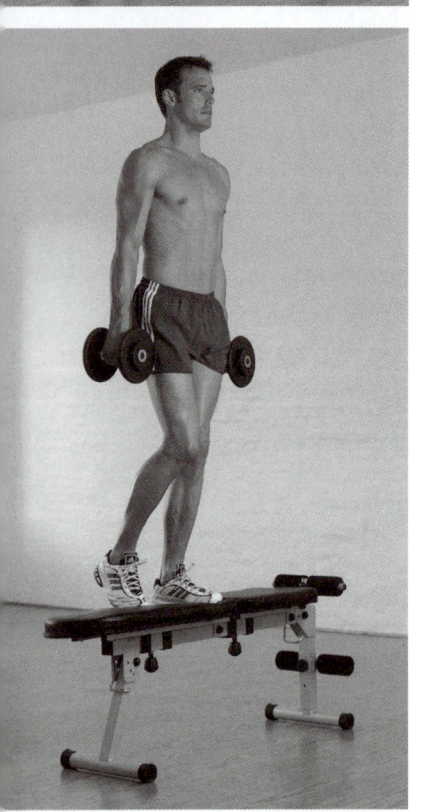

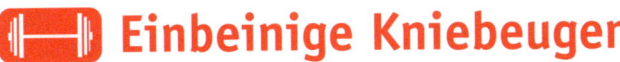
Einbeinige Kniebeugen

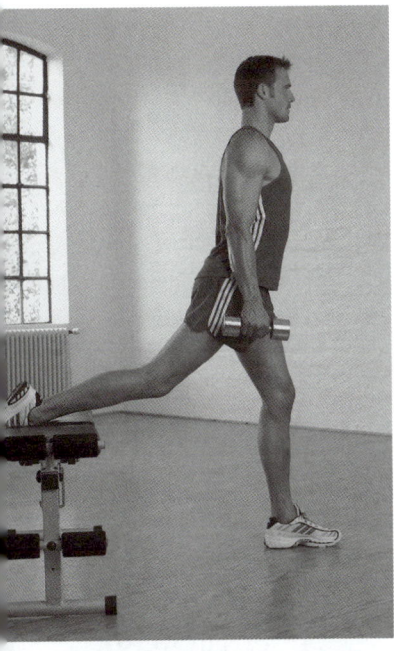

- Trainieren Sie bereits seit einiger Zeit Ihre Beinmuskulatur mit der Kniebeuge? Dann sind Sie vielleicht auf der Suche nach neuen Herausforderungen. *Die Einbeinkniebeuge ist eine ideale Alternative, um Ihre Beinmuskulatur effektiv zu trainieren, ohne den Rücken zu belasten.*
- Legen Sie einen Fuß mit den Zehen und dem Fußrücken auf eine Bank oder einen Stuhl hinter sich – der Abstand beträgt etwa eine normale Schrittlänge. Wenn Sie einen stabilen Stand gefunden haben, heben Sie Ihr Brustbein an und halten Ihren Rücken gerade. Einsteiger üben zunächst ohne Gewicht, Fortgeschrittene halten jeweils eine Kurzhantel mit gestreckten Armen seitlich am Körper.
- Beugen Sie nun das Knie des vorderen Beins, um sich so weit abzusenken, bis sich der Oberschenkel des arbeitenden Beins ungefähr parallel zum Boden befindet. Drücken Sie sich dann kraftvoll, aber kontrolliert wieder nach oben ab. Führen Sie diese Übung auf beiden Seiten aus. Sie ist exzellent für den Muskelaufbau geeignet, fördert Ihre Koordination und gleicht darüber hinaus ein unterschiedliches Kraftniveau zwischen Spiel- und Standbein aus.
- **Tipp:** Wärmen Sie sich vor dieser koordinativ äußerst anspruchsvollen Übung gut auf – so ist Ihre Beinmuskulatur optimal auf die folgende Belastung vorbereitet.

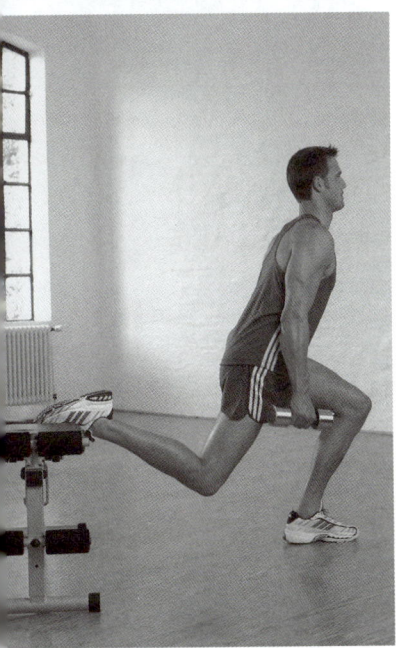

Abduktion und Adduktion am Seilzug

- Die **Abduktoren** trainieren Sie bei dieser Übung, indem Sie die Schlaufe um den Knöchel des äußeren Beins legen; um die **Adduktoren** zu trainieren, benutzen Sie das näher zum Kabelzug stehende innere Bein. Stützen Sie sich während der Übung am Zugturm ab, um die Balance besser halten zu können!
- Heben Sie das arbeitende Bein etwas vom Boden ab, indem Sie es stärker anwinkeln als Ihr Standbein.
- Führen Sie das Bein nun gegen den Gewichtswiderstand nach außen. Der Fuß ist dabei angewinkelt und beide Knie zeigen während der Übung nach vorne.
- Weichen Sie mit dem Oberkörper während der Bewegung nicht aus, denn nur so erzielen Sie einen maximalen Trainingseffekt für Ihre Beinmuskeln.
- **Variation:** Bei Knieproblemen befestigen sie die Schlaufe kurz oberhalb des Kniegelenks.

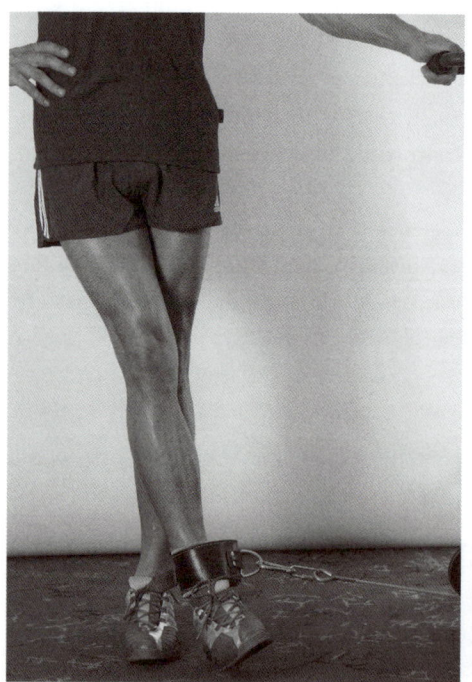
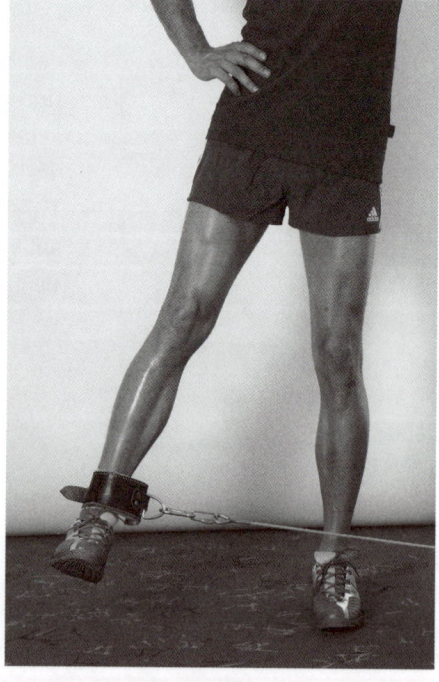

Fuß-Beugen

- Setzen Sie sich auf das Ende einer Bank, die Füße stehen parallel nebeneinander flach auf dem Boden.
- Die Beine sind in einem 90-Grad-Winkel gebeugt.
- Stellen Sie eine Hantelscheibe quer über die Ansätze Ihrer Zehen und stabilisieren Sie sie mit den Händen.
- Heben Sie jetzt langsam den Vorderfuß so hoch wie möglich und halten Sie das Gewicht in der Balance.
- Halten Sie den Punkt der maximalen Kontraktion einige Sekunden; senken Sie dann das Gewicht langsam wieder ab, ohne jedoch zu entspannen.
- **Tipp:** Führen Sie langsame und gleichmäßige Bewegungen aus, um zu verhindern, dass Ihnen die Hantelscheibe von den Zehen rollt.
- **Variation I:** Um die Intensität weiter zu steigern, stellen Sie Ihre Fersen auf eine Unterlage – einen Step oder ein Telefonbuch – und senken Sie Ihre Zehen so weit wie möglich ab.
- **Variation II:** Sie können den Schwierigkeitsgrad weiter steigern, wenn Sie jeweils einen Fuß isoliert trainieren.

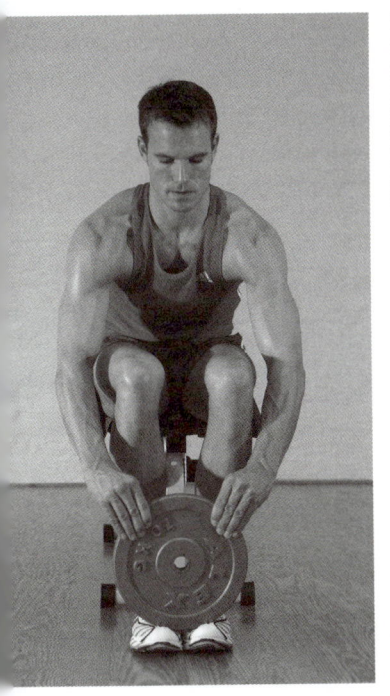
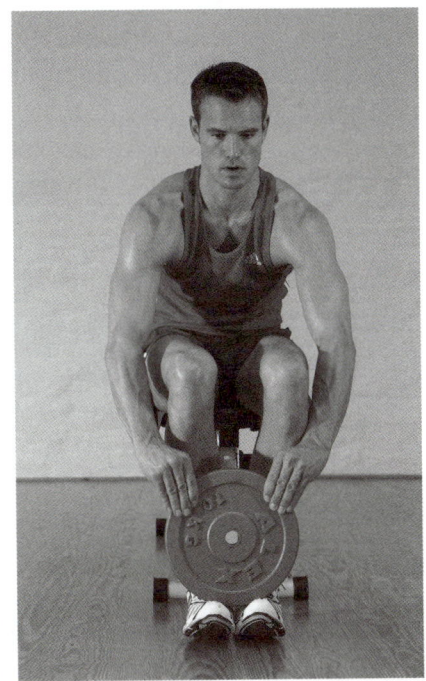

Rückseite Beine:
Ein starker Auftritt

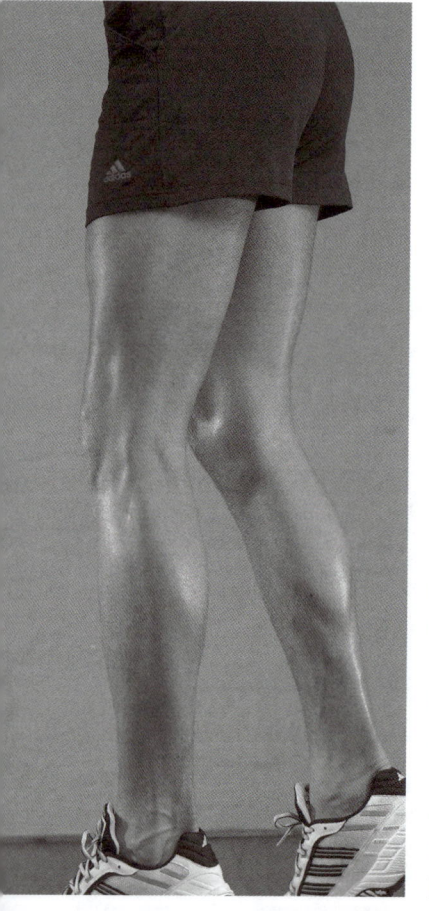

Wohin gucken Frauen bei Männern zuerst? Nach dem Gesicht taxieren sie den Hintern samt Oberschenkel. Nicht nur für Ihren Sex-Appeal – auch für Ihre Gesundheit sind kräftige Beine entscheidend! So rühren viele Wirbelsäulenprobleme daher, dass der Hüftbeuger verkürzt und die Oberschenkelrückseite wegen mangelhaften Trainings geschwächt ist. Dadurch wird das Becken im Stand nach vorn gekippt, der Rücken gerät ins Hohlkreuz, und das Rückgrat muss die ganze Last tragen. Zusammen mit einer ausgeprägten Bauch- und Oberschenkelmuskulatur sorgen die Gesäßmuskeln jedoch für eine gute Haltung und tragen zur Stabilisierung von Hüften und unterem Rücken bei.

Auch Ihr Lieblingssport profitiert, wenn es an der Basis mit der Kraft stimmt! Bestleistungen bringen, im Training und im Wettkampf länger durchhalten – vieles hängt von der Beinmuskulatur ab. Die Beinrückseite ist jedoch oft besonders verletzungsanfällig, da sie im Alltag in der Regel vernachlässigt wird. Dies führt zu einem Kraftungleichgewicht im Bereich der Kniestrecker und -beuger, was Kniebeschwerden begünstigen kann. Beugen Sie vor, und verpassen Sie Ihrer Beinmuskulatur den letzten Schliff – indem Sie dieses Bein-Workout mit einem Workout für Ihre Vorderseite kombinieren! Für kernig austrainierte Oberschenkel ist damit gesorgt.

Halt – es fehlen noch die Waden. Vernachlässigen Sie diese Muskelgruppen, sparen Sie Zeit am falschen Ort. Die Waden sind wichtig! Sie stabilisieren die Fußgelenke – beim Crosslauf ebenso wie beim Tanz mit der

Liebsten. Und auch das Knie profitiert: Arbeiten Unter- und Oberschenkel vernetzt, hat das sensible Scharnier mehr Stabilität und Halt. Um rundum muskulöse Waden zu entwickeln, sollten Sie sowohl den Zwillingswadenmuskel (mittige obere Wadenpartie) als auch den Schollenmuskel (unterer seitlicher Anteil) trainieren. Von jetzt an können Sie beruhigt sein. Selbst wenn Sie in Zukunft mal die Hosen runterlassen müssen: Mit diesem Workout stehen Sie auf jeden Fall gut da!

Eine starke Kehrseite

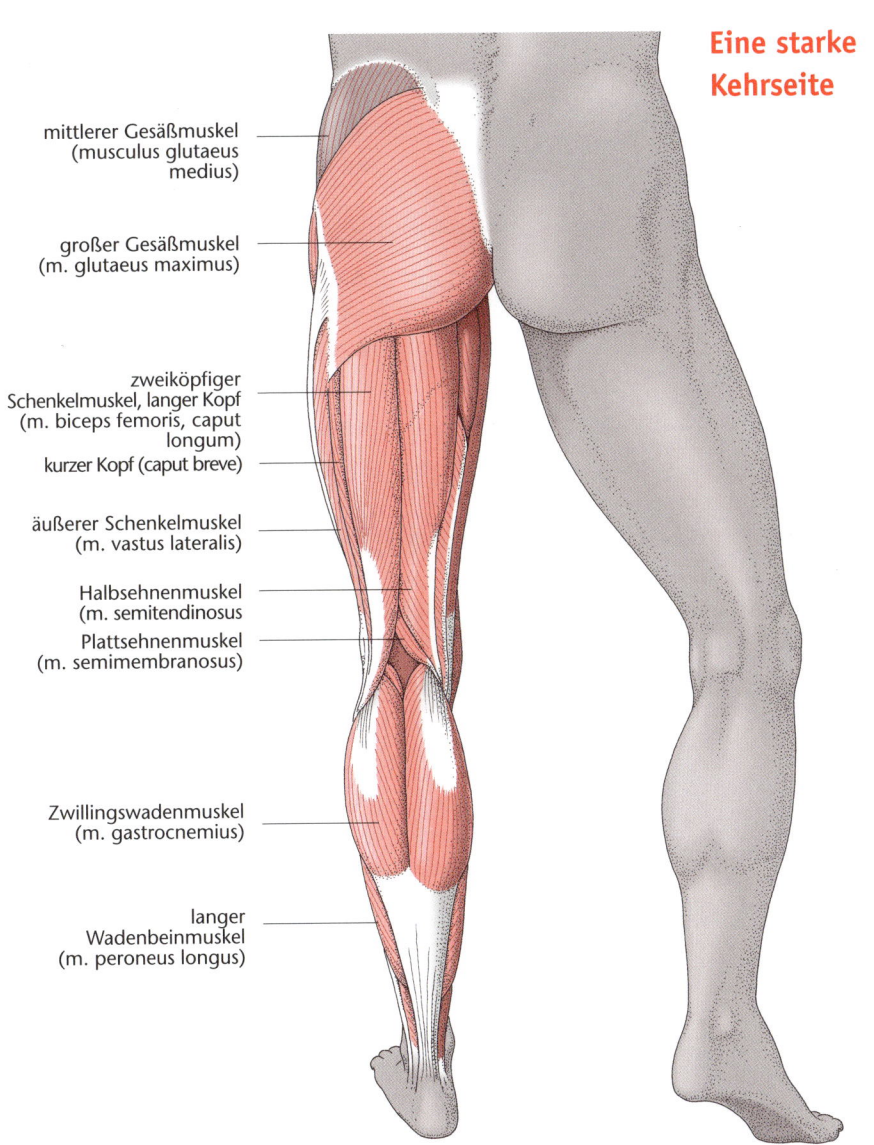

Beinbeuger Leg-Curls

- Legen Sie sich auf ein Beinbeugegerät. Die Drehachse Ihrer Knie befindet sich in einer Linie mit der Drehachse der Maschine. Das Beinpolster liegt unterhalb Ihrer Waden und Ihre Fußspitzen zeigen zu Ihrem Knie.

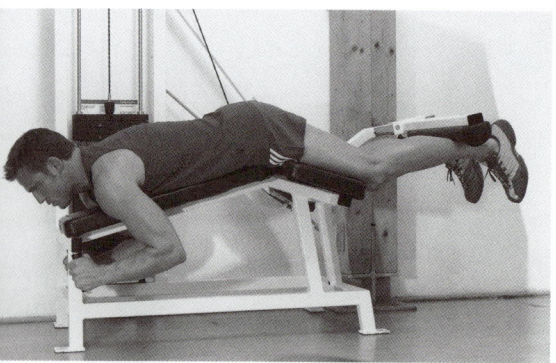

- **Tipp:** Sollte das Polster während der Übung verrutschen, überprüfen Sie einfach, ob sich Ihre Kniegelenke wirklich in der Verlängerung der Geräteachse befinden.
- Beugen Sie nun Ihre Beine maximal an, als wollten Sie die Fersen ans Gesäß pressen. Achten Sie darauf, dass sich Ihre Hüfte nicht von der Bank löst! Ihr Kopf ruht während der gesamten Übung auf dem Polster.

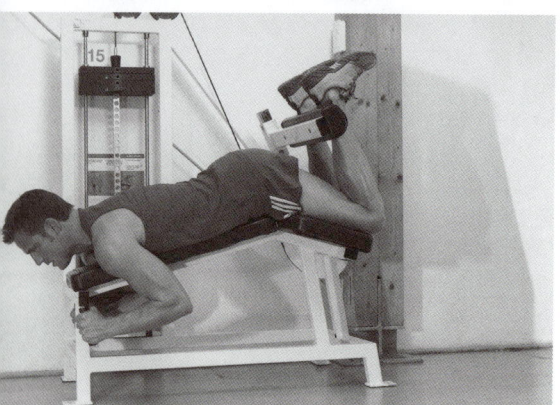

- Ohne in der Beinspannung nachzulassen, führen Sie das Beinpolster langsam zurück in die Startposition. Erneut anheben, bevor die Beine voll durchgestreckt sind.
- **Variation:** Bei den meisten Menschen ist ein Bein stärker als das andere. Wenn Sie die Übung nur gleichzeitig mit beiden Beinen machen, hilft automatisch das kräftigere dem schwächeren. Um beide Seiten isoliert zu beanspruchen, sollten Sie jedes Bein regelmäßig alleine für sich trainieren. Wenn die Maschine es ermöglicht, stellen Sie das freie Bein auf den Boden.

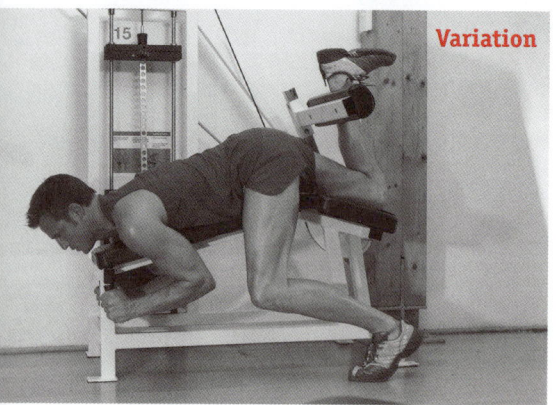

Variation

- **Alternative:** Bei Rückenbeschwerden fragen Sie nach einem Beinbeugegerät, an dem Sie sitzend trainieren können.

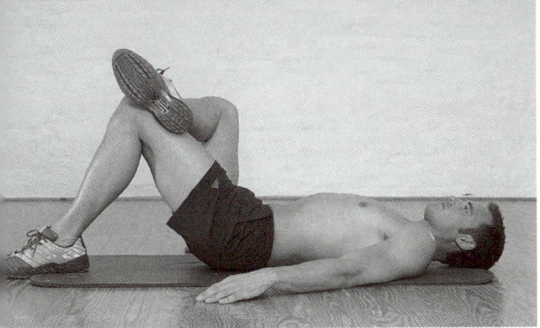

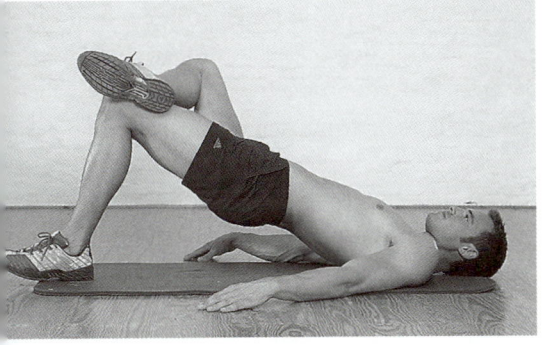

Gesäßlift

- Legen Sie sich auf den Rücken. Ihre Arme liegen an den Seiten, die Hände werden flach auf den Boden gepresst. Die Knie sind in einem Winkel von 90 Grad gebeugt. Heben Sie den linken Fuß und legen sie den Knöchel bequem auf das rechte Knie. Rücken- und Bauchmuskeln anspannen.
- Jetzt heben Sie langsam die Hüften und den unteren Rücken mit fest angespannter Gesäßmuskulatur 10–20 Zentimeter vom Boden ab.
- Drei Sekunden halten, mit gleicher Geschwindigkeit wieder absenken, ohne das Becken am Boden aufzusetzen.
- **Variation:** Einsteiger können zunächst beide Beine aufstellen. Fortgeschrittene dagegen stellen die Füße auf eine Bank und verschärfen so die Intensität.

Variation

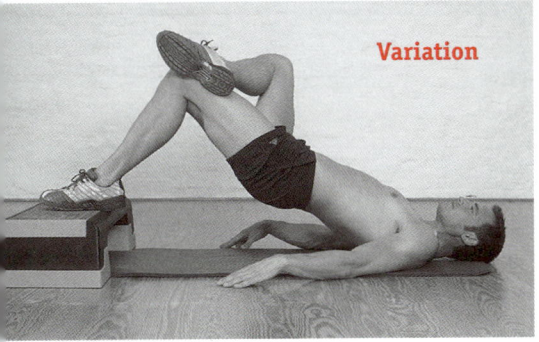

Gesäß-Kicks

- Ausgangsposition ist der Vierfüßlerstand. Heben Sie das linke Bein ein paar Zentimeter vom Boden ab, dann mit zur Decke gerichteter Ferse heben, bis Rücken und Oberschenkel eine gerade Linie bilden.
- Ober- und Unterschenkel bilden während der gesamten Übung einen 90-Grad-Winkel.
- **Tipp:** Aus der gleichen Ausgangsposition ziehen Sie ein Bein zur Brust und führen es anschließend nach hinten, bis die Hüfte vollständig gestreckt ist. Steigern Sie die Intensität zusätzlich, indem Sie eine Gewichtsmanschette um den Knöchel legen.

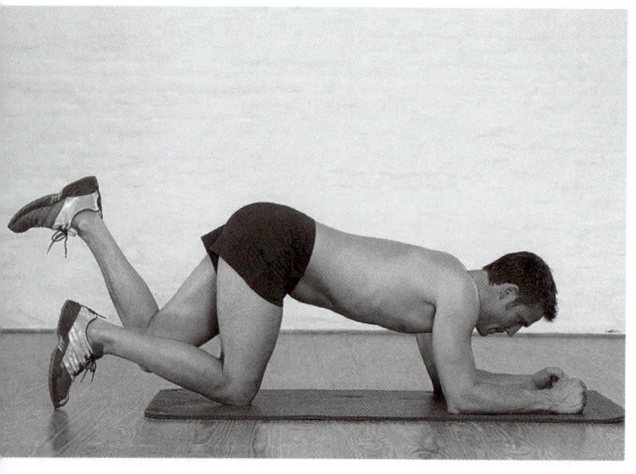

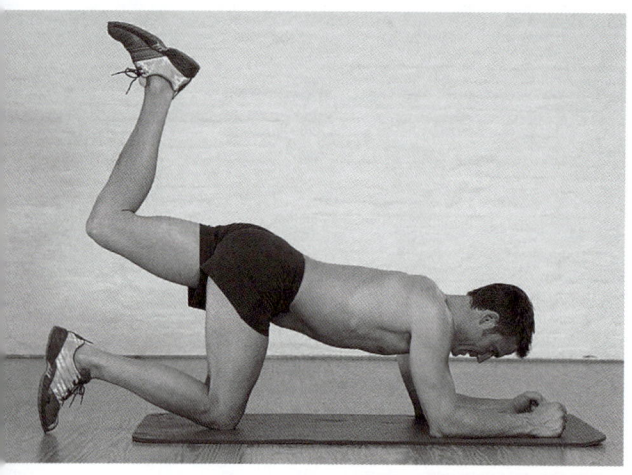

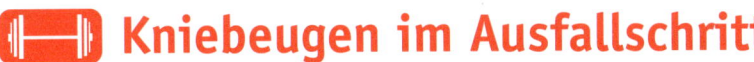 Kniebeugen im Ausfallschritt

- Platzieren Sie die Langhantelstange vorsichtig im Nacken. Die Hände liegen etwa schulterbreit auseinander.
- Machen Sie aus dem aufrechten Stand mit einem Bein einen Schritt nach vorn und gehen Sie dabei leicht in die Knie.
- Zwei Drittel des Körpergewichts sollten jetzt auf dem vorderen Bein liegen.
- Beugen Sie jetzt die Beine, bis sich der Oberschenkel des vorderen Beins parallel zum Boden und das Knie oberhalb des Knöchels befindet, anschließend das Bein wechseln.
- **Tipp:** Wenn Sie in einem Studio trainieren, führen Sie diese Übung zunächst an der Multipresse aus. Die Bewegungsausführung wird so vereinfacht und mögliche Fehler sind leichter zu vermeiden.

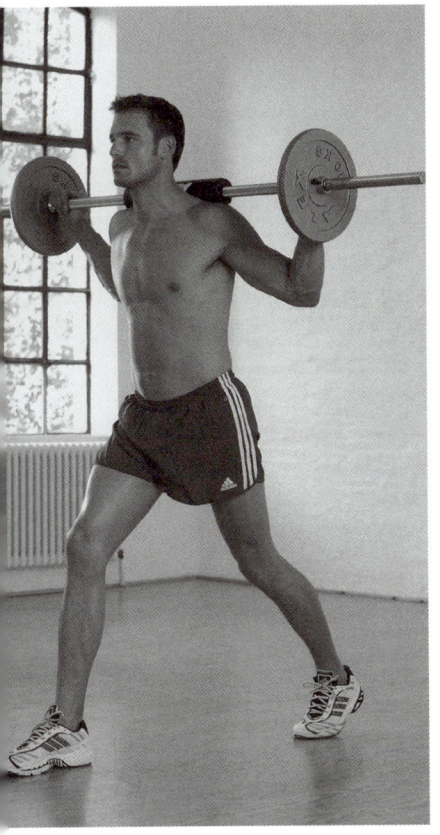
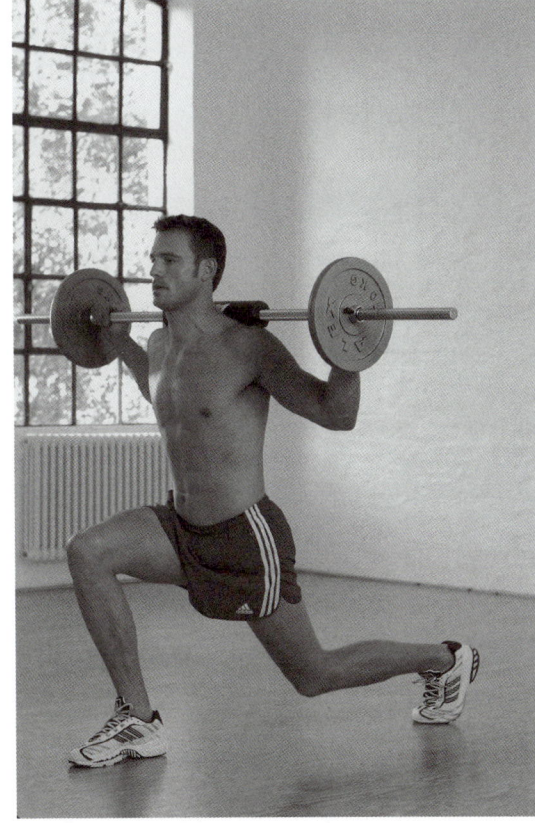

Ausfallschritt mit Kurzhanteln

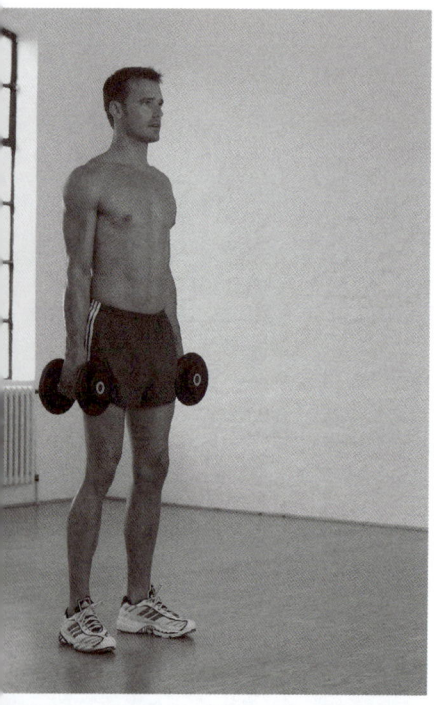

- Stellen Sie sich gerade hin, die Füße etwa 15 Zentimeter auseinander. In den locker herunterhängenden Händen halten Sie jeweils eine Kurzhantel, die Handflächen zeigen nach innen. Achtung: Diese Übung erfordert einen bereits geschulten Gleichgewichtssinn. Wenn Sie noch unsicher sind, beginnen Sie zunächst ohne Gewichte, um sich an den Bewegungsablauf zu gewöhnen.
- Ohne die Hanteln zu bewegen, machen Sie jetzt mit dem rechten Bein einen großen Schritt vorwärts, sodass der rechte Oberschenkel fast parallel zum Boden ist. Das rechte Knie darf nicht über den rechten Fuß hinausragen.
- Dann ziehen Sie das nach vorne gesetzte Bein wieder zurück in die Ausgangsposition und wiederholen die Übung mit dem linken. Wird der Ausfallschritt zu einfach, erhöhen Sie das Gewicht.
- **Variation:** Wenn Sie sich unsicher fühlen, verzichten Sie zunächst ganz auf zusätzliche Gewichte. Alternativ können Sie den Schwierigkeitsgrad erhöhen, indem Sie mit einer Langhantel trainieren, die Ihre Koordination noch mehr fordert.
- **Expertentipp:** Um Ihre Gesäßmuskeln gezielter zu trainieren, stellen Sie Ihr Spielbein auf einen Step oder eine ähnlich hohe Plattform.

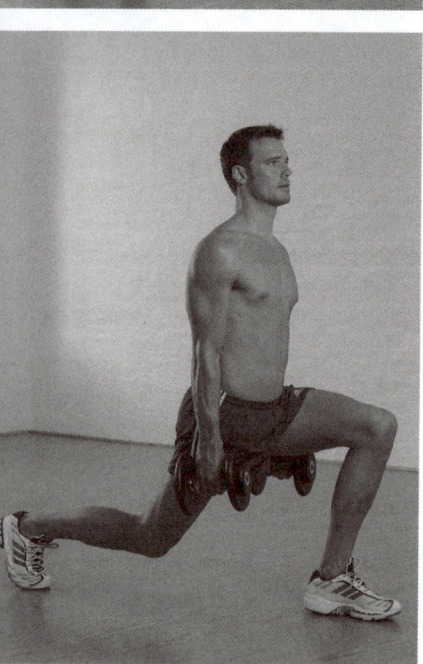

Wadenheben

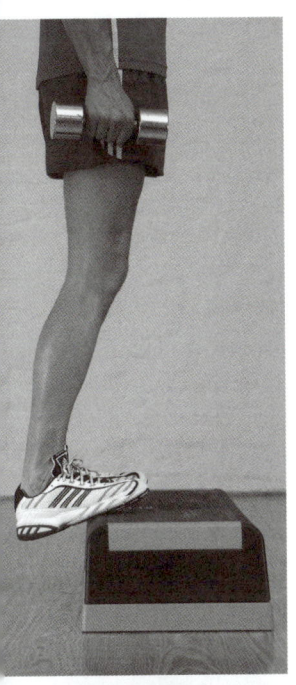

- Mit dieser Übung kräftigen Sie den Zwillingswadenmuskel. Für das Wadenheben brauchen Sie eine etwa 15–20 Zentimeter hohe Plattform (zum Beispiel ein Stepboard, ein Telefonbuch oder einfach eine Stufe). Mit einer Hantel in der Hand (Handflächen nach innen) steigen Sie mit der vorderen Fußhälfte auf das Board, die Fersen haben keinen Bodenkontakt, die Beine sind gestreckt.
- Stemmen Sie eine Hand zur Unterstützung an die Wand, während Sie mit den Ballen beider Füße auf der Stufe stehen. Spannen Sie die Bauch- und Gesäßmuskeln an, um Ausweichbewegungen des Beckens zu verhindern.
- Senken Sie den Körper ab, bis sich die Ferse unter Stufenhöhe befindet.
- Heben Sie nun langsam die rechte Ferse nach oben in den Zehenstand, bis die Wade voll kontrahiert ist. Kurz innehalten und wieder absenken.
- **Variation:** Einbeinige Übungsausführung. Zweites Bein im Knie anwinkeln.

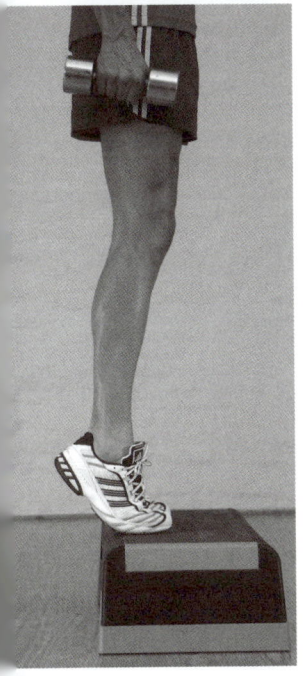

Schollenmuskel sitzend an der Maschine

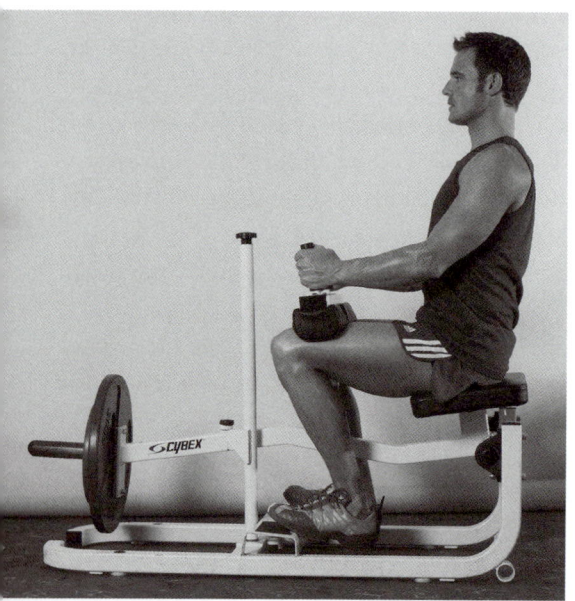

- Nehmen Sie eine gerade, aufrechte Sitzposition ein. Stellen Sie die Füße etwa hüftbreit nur mit den Fußballen auf der Trittfläche auf, dabei werden die Fußballen leicht nach außen gedreht.
- Fixieren Sie das Polster knapp oberhalb des Kniegelenks.
- Heben und senken Sie nun kontrolliert die Fersen. Achtung: Nicht mit Schwung arbeiten.
- In der Endphase der Bewegung sollten die Fersen auf jeden Fall tiefer als die Fußballen sein.
- **Tipp:** Bemühen Sie sich, die Muskulatur über einen möglichst großen Bewegungsradius zu trainieren.
- **Variation:** Führen Sie die Übung mit einem Bein aus.

Wadenheben sitzend mit Kurzhanteln

- Setzen Sie sich auf einen Stuhl. Die Fußballen stehen leicht erhöht etwa auf einem Step oder einem Telefonbuch.
- Legen Sie je eine Kurzhantel auf die Oberschenkel und halten Sie sie in dieser Position fest.
- Jetzt werden die Fersen langsam so weit wie möglich angehoben.
- Kurz halten und weitere Wiederholungen machen.
- **Expertentipp:** Bei höherer Gewichtsbelastung ist es von Vorteil, diese Übung mit Hilfe einer Langhantelstange auszuführen, die sie zuvor durch ein zusammengerolltes Handtuch abgepolstert haben. So vermeiden Sie unnötige Druckschmerzen.

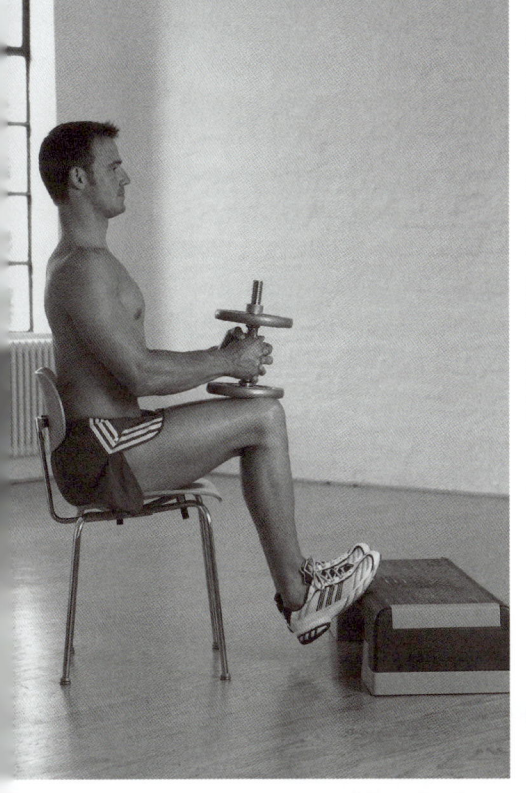
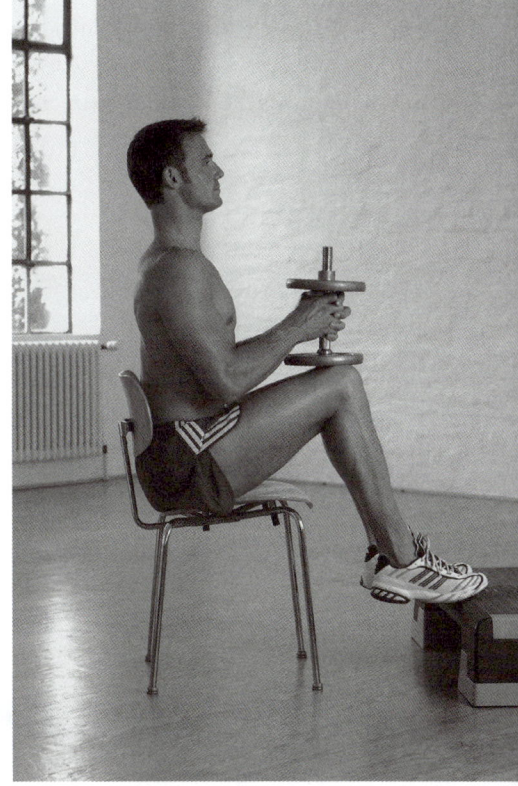

Stretching – Locker zur Bestform

Mehr Muskeln, größere Bewegungsradien und eine bessere Beweglichkeit – Stretching lohnt sich immer.

So dehnen Sie richtig:

- Dehnen Sie so lange, bis Sie eine intensive Spannung in Ihrer Muskulatur wahrnehmen – keinen Schmerz! Tasten Sie sich bei jedem Durchgang erneut an diese Spannungsgrenze heran, denn auch beim Stretching gilt das gleiche Prinzip wie beim Muskelaufbau: **Ohne angemessenen Reiz keine Anpassung – die Beweglichkeit kann nicht gesteigert werden.** Entscheidend für die Effektivität des Stretchings ist vor allem die Qualität der Trainingseinheit. Also: Zu geringe Intensität bleibt wirkungslos, zu hohe Intensität kann Verletzungen hervorrufen!

- Beenden Sie eine Dehnung nie ruckartig! Besser lösen Sie die Spannung langsam. Auch wenn das Dehnen Ihre Leistungsfähigkeit steigert – machen Sie keinen Wettbewerb daraus! Orientieren Sie sich ausschließlich an Ihren eigenen Bedürfnissen, denn neben Ihrer Beweglichkeit sollten Sie auch die Erholung und Regeneration fördern. Durch tiefes Atmen in Ihrem eigenen Rhythmus können Sie dabei nicht nur einen roten Kopf vermeiden, sondern die Entspannung auf Ihren gesamten Körper ausweiten.

- Ihre körperlichen Voraussetzungen sind das Maß für die Dehnung: Machen Sie Stretching zu einer persönlichen Angelegenheit!

- **Tipp:** Führen Sie die Stretching-Übungen ab und zu vor dem Spiegel aus, um die korrekte Körperposition zu kontrollieren!
- **Achtung:** Aufgrund des geringen Bewegungsumfangs beim Stretching wird bei den folgenden Übungen lediglich die Endposition gezeigt! Probieren Sie einfach aus, welche Variante Ihnen am meisten Spaß macht.

Ideal für Einsteiger: die statische Methode

Halten Sie die Spannung pro Muskelgruppe circa 10–20 Sekunden bei drei Durchgängen. Auch **Fortgeschrittene** steigen im ersten Durchgang mit der statischen Dehnung ein, dehnen anschließend aber dynamisch und führen aus der Endstellung – ebenfalls für circa 10–20 Sekunden – langsame und kontrollierte federnde Bewegungen aus.

Hals- und Nackenmuskulatur

- Greifen Sie mit einer Hand über den Kopf zum gegenüberliegenden Ohr und ziehen Sie den Kopf in die Seitneige, bis ein leichter Zug in der Halsmuskulatur zu spüren ist.
- Intensivieren Sie die Dehnung, indem Sie die gegenüberliegende Schulter nach unten ziehen.
- **Tipp:** Variieren Sie die Anteile der betreffenden Muskelgruppe: Richten Sie Ihren Blick zu den Achseln und wenden Sie den Kopf der zu dehnenden Seite zu oder von ihr ab.

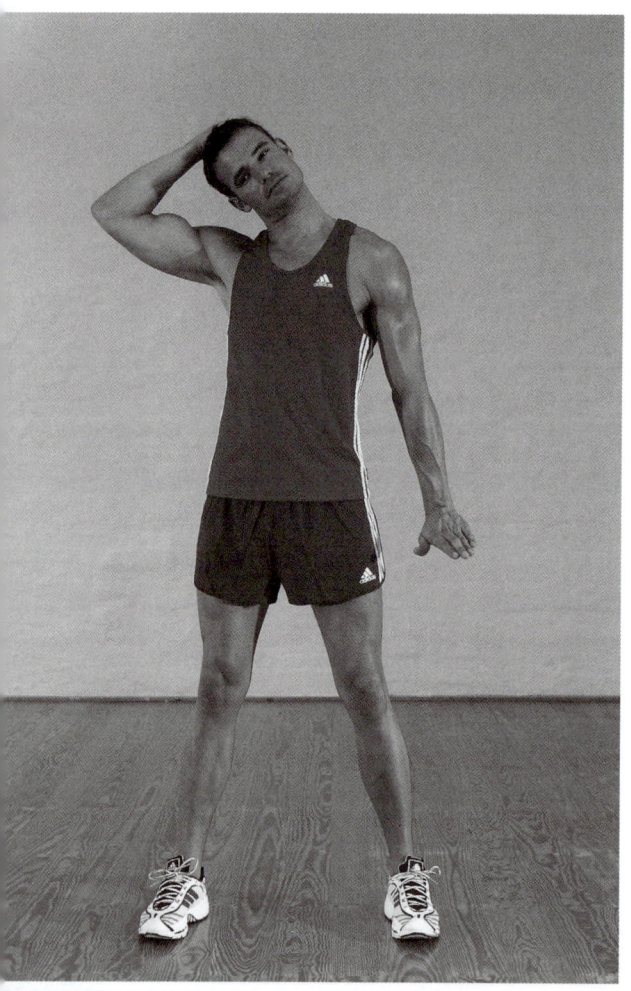

Dehnung der vorderen Schultermuskulatur

- Schließen Sie die Hände hinter dem Körper und strecken Sie bei aufrechter Körperhaltung die Arme.
- Bewegen Sie die Arme vom Körper weg.
- **Tipp:** Atmen Sie tief ein und aus, das dehnt die Muskeln intensiver.

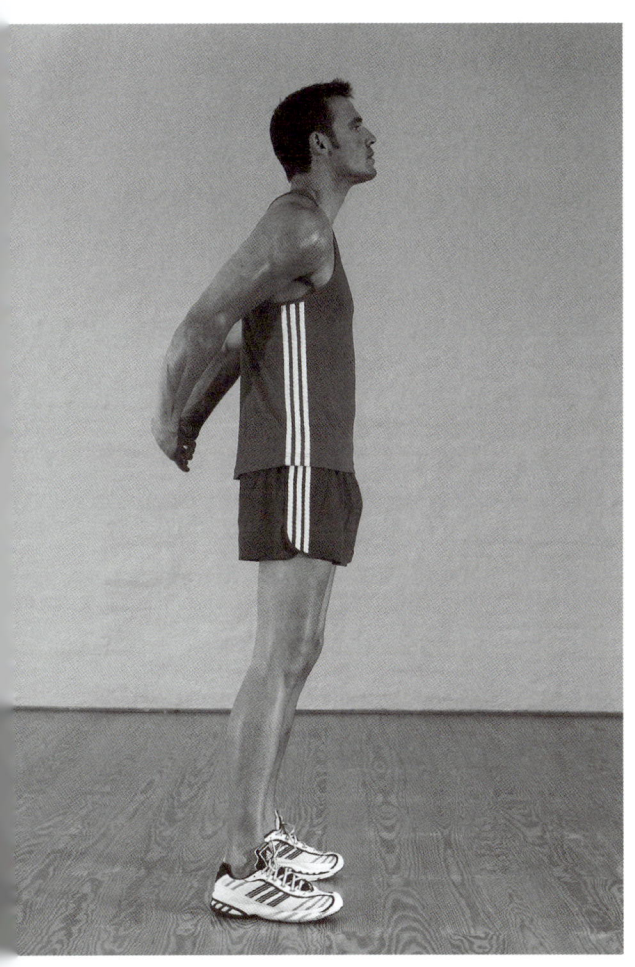

Dehnung der oberen Rückenmuskulatur

- Strecken Sie die Arme nach vorn und legen Sie die Hände aufeinander.
- Drücken Sie die Hände vom Körper weg und ziehen Sie die Schulterblätter auseinander.
- **Achtung:** Halten Sie die Schultern dabei tief.

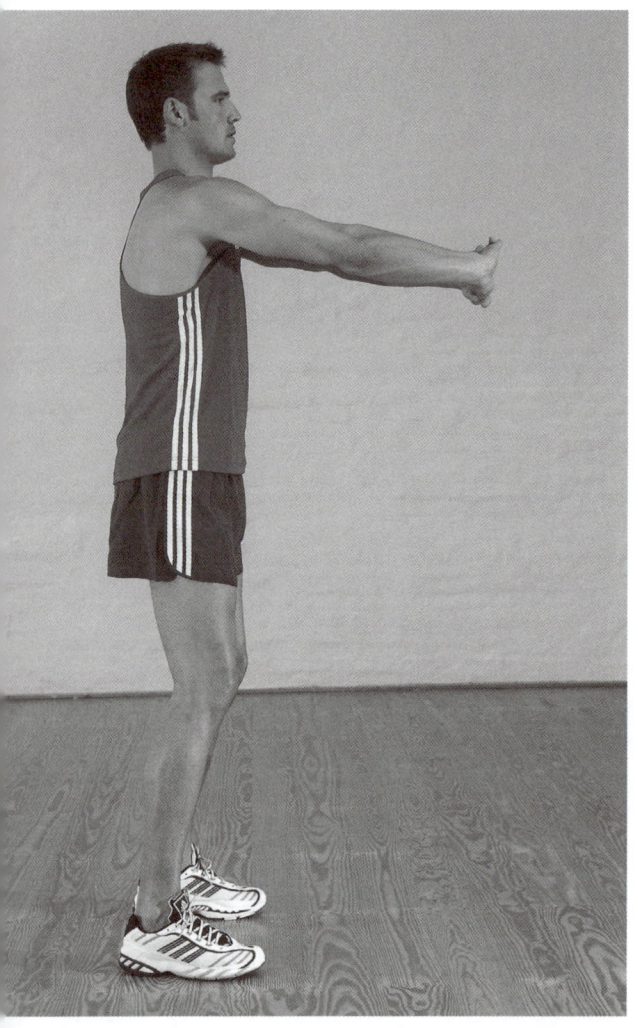

Brustmuskulatur

- Stellen Sie sich aufrecht hin und führen Sie beide Arme gleichmäßig nach hinten. Die Ellbogen befinden sich dabei mindestens in Schulterhöhe, und die Daumen zeigen nach hinten.
- Spannen Sie die Bauchmuskulatur an, damit vermeiden Sie ein Hohlkreuz.
- **Variation:** Intensivere Alternative: Stellen Sie sich in einen Türrahmen – die Arme sind im Ellbogengelenk um 90 Grad angewinkelt – und neigen Sie sich leicht nach vorne.

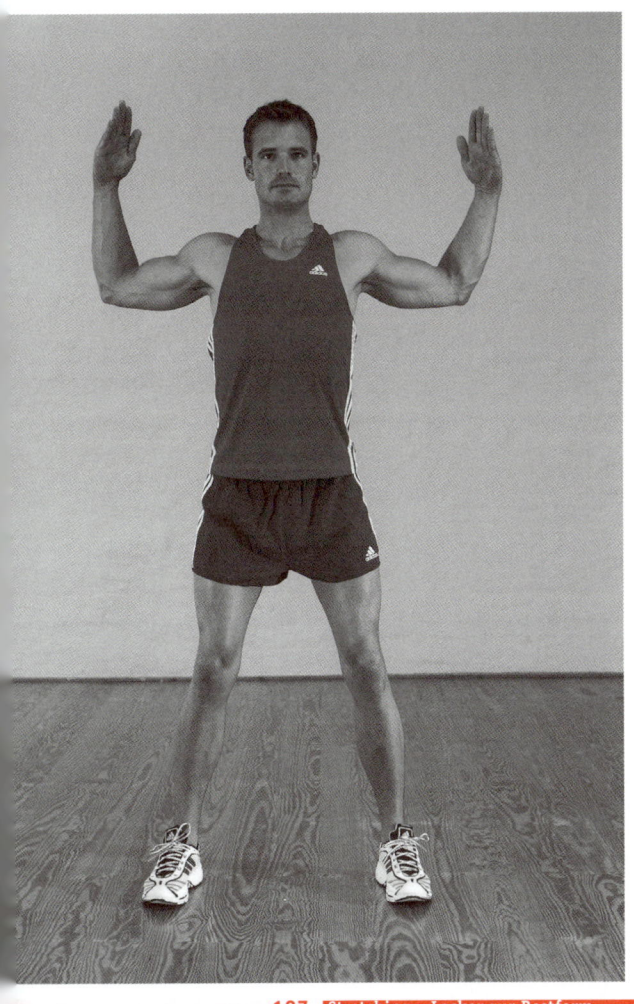

Armstreckmuskulatur

- Legen Sie einen Arm hinter Ihren unteren Rücken und führen Sie ihn so weit wie möglich nach oben.
- In der anderen Hand halten Sie ein Handtuch. Bringen Sie diesen Arm zum Nacken und greifen Sie mit der unteren Hand das Tuch.
- Ziehen Sie es anschließend weiter in den Rücken, bis Sie eine sanfte Dehnung in Ihrem Trizeps spüren.

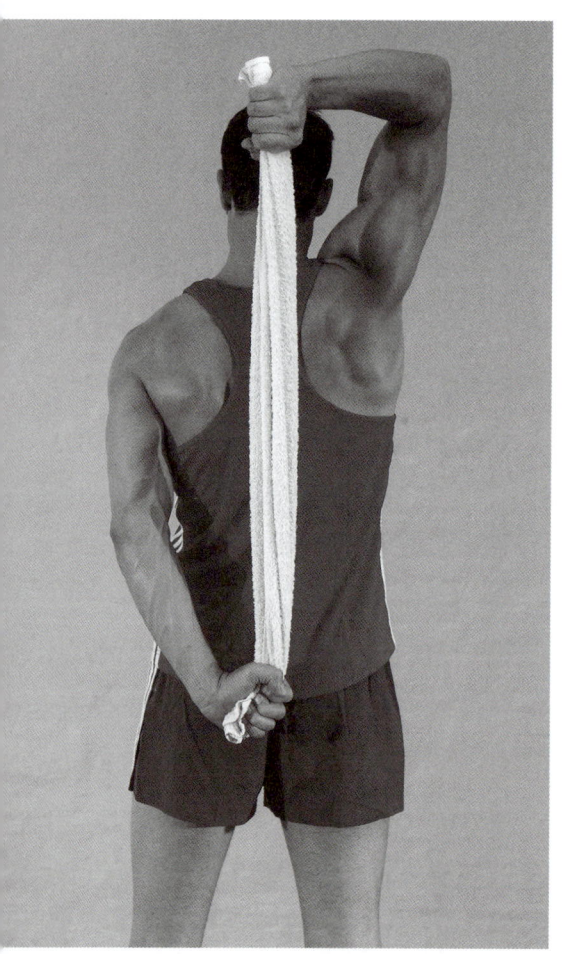

Seitliche Rumpfmuskulatur

- Strecken Sie einen Arm über den Kopf und bewegen Sie den Oberkörper bei fixiertem Becken langsam zur Seite.
- Anschließend die Armposition wechseln und die Übung in entgegengesetzter Richtung ausführen.
- **Tipp:** Um die Dehnung zu intensivieren, strecken Sie beide Arme über den Kopf. Greifen Sie mit der rechten Hand um das linke Handgelenk, beugen Sie sich nach rechts und ziehen Sie mit der rechten Hand den linken Arm vorsichtig zur Seite hinüber.

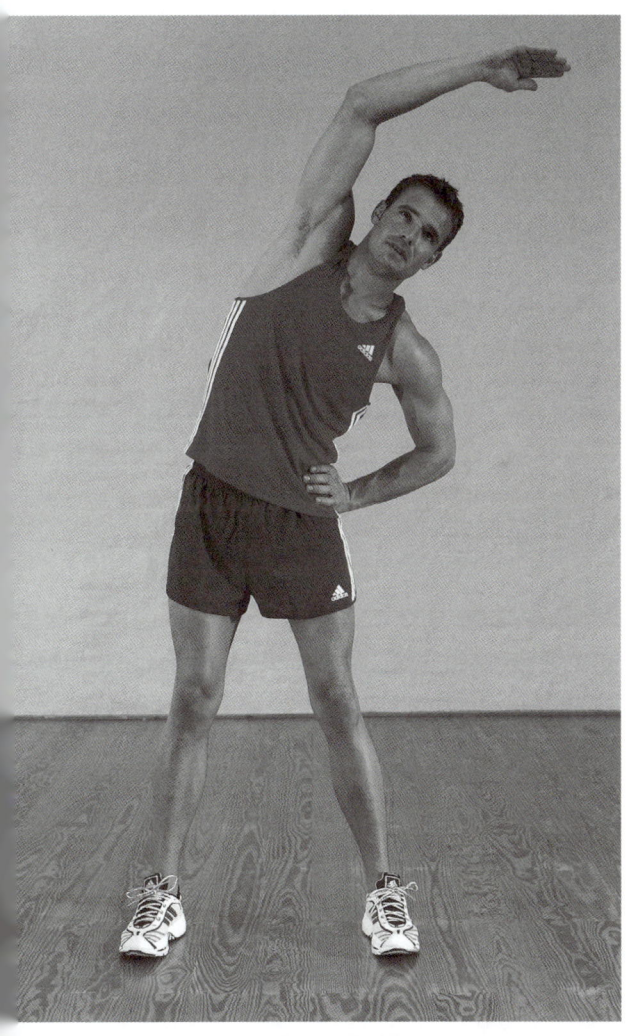

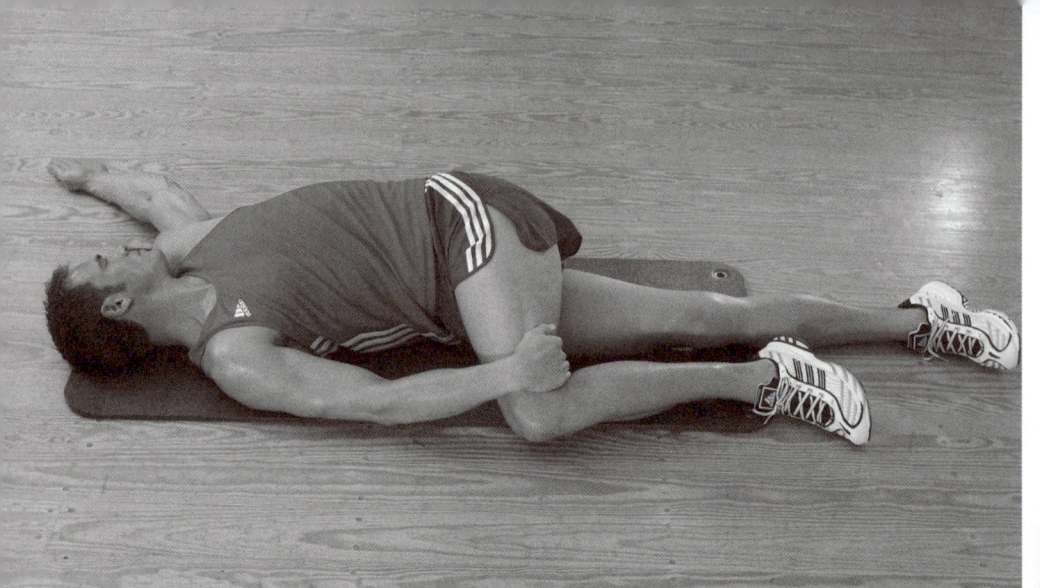

Rücken- und Gesäßmuskulatur

- Aus der Rückenlage wird ein Bein gestreckt, das zweite etwa rechtwinklig in Hüfte und Kniegelenk über das andere gelegt.
- Führen Sie das gebeugte Bein so nah wie möglich zum Boden, drücken Sie dabei die gegenüberliegende Schulter nach unten.
- Indem Sie den Kopf zur Seite drehen, erhöhen Sie die Nackendehnung.

Gesäßmuskulatur

- In Rückenlage winkeln Sie das linke Bein um 90 Grad an und greifen es unterhalb des Knies am Oberschenkel.
- Legen Sie das rechte Bein quer auf das linke Bein, das rechte Fußgelenk lagert dabei auf dem linken Oberschenkel. Ziehen Sie nun das linke Bein zum Oberkörper und drücken Sie gleichzeitig das rechte Bein gegen den linken Oberschenkel, bis der Dehnreiz in der rechten Gesäßhälfte spürbar ist. Anschließend Seitenwechsel.

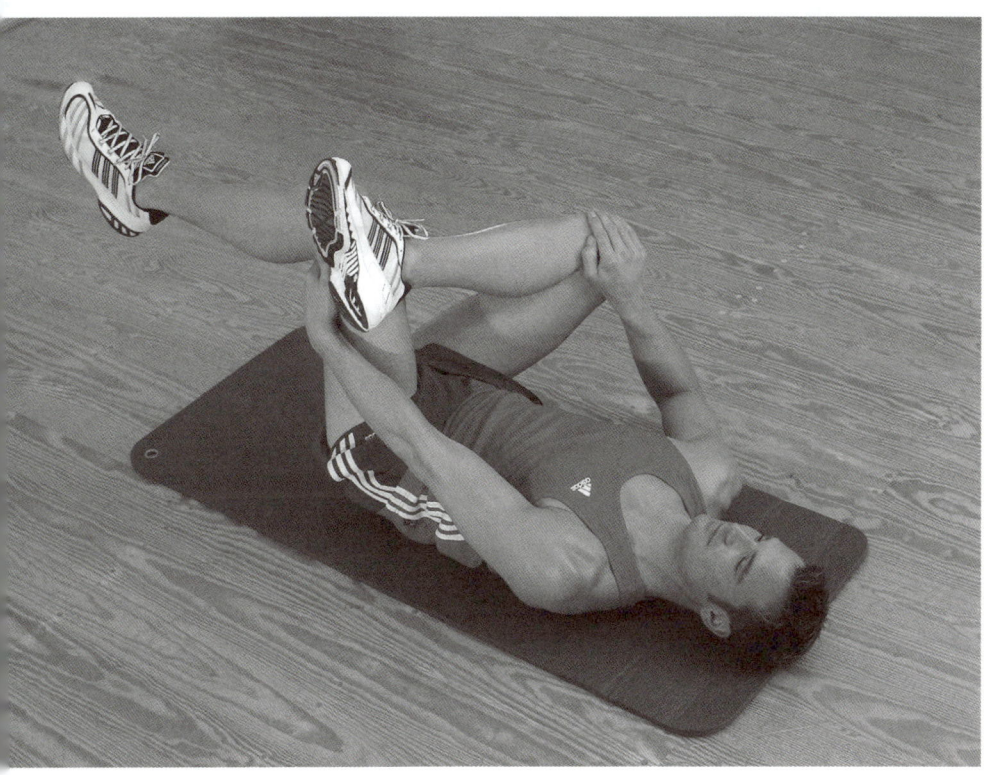

Oberschenkelrückseite stehend

- Stellen Sie einen Fuß nach vorn und verlagern Sie das Körpergewicht auf das hintere Bein.
- Stützen Sie sich mit beiden Händen auf den Oberschenkeln ab und bewegen Sie das Gesäß nach hinten, bis Sie eine Dehnung auf der Beinrückseite des vorderen Beines spüren.
- Halten Sie dabei die Oberschenkel parallel. Anschließend führen Sie die Übung mit dem anderen Bein aus.

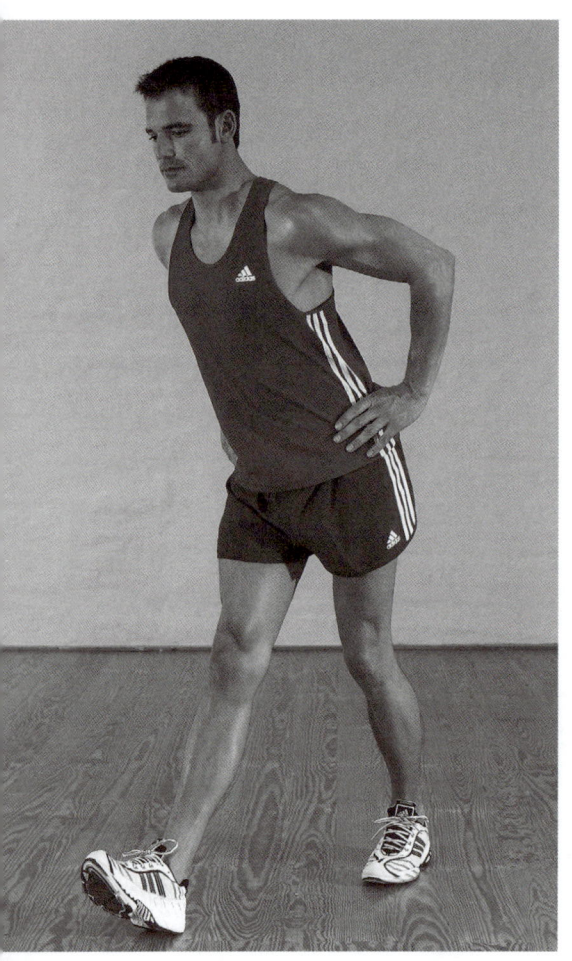

Oberschenkelvorderseite stehend

- Im Stehen winkeln Sie ein Bein an. Sie können die Übungsposition stabilisieren, indem Sie sich an einem Stuhl oder an einer Wand abstützen.
- Umfassen Sie mit einer oder beiden Händen das Sprunggelenk und führen Sie die Ferse zum Gesäß, sodass sich das Knie des zu dehnenden Beines nach hinten bewegt.
- Gleichzeitig spannen Sie den Bauch an und schieben das Becken nach vorne.
- Achtung, das Knie sollte während der Dehnung nicht seitlich ausweichen.

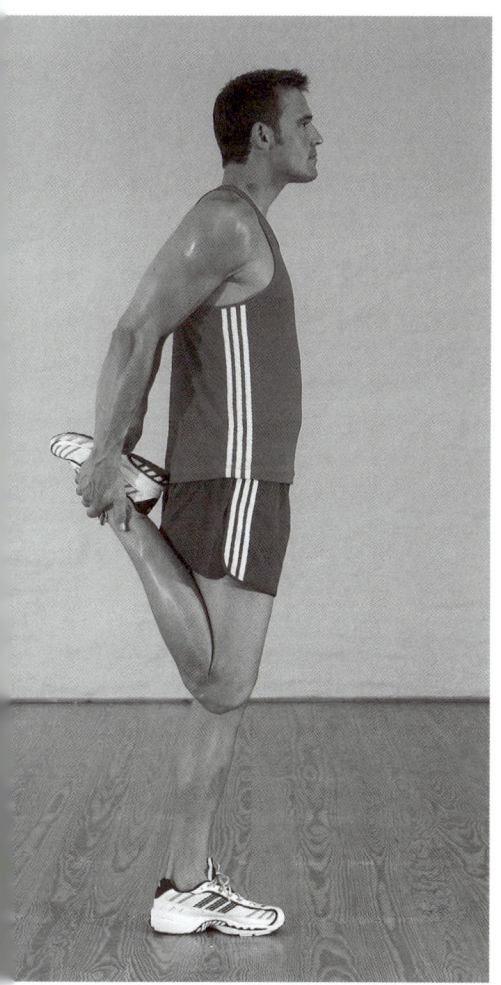

Ausfallschritt für die Hüftbeuger

- Machen Sie einen großen Ausfallschritt nach vorn. Stützen Sie sich mit den Armen auf dem Oberschenkel des vorderen Beins ab.
- Das hintere Bein so weit wie möglich strecken, der Unterschenkel des vorderen Beins steht senkrecht. Jetzt das Becken zum Boden senken und auf der gedehnten Körperseite die Hüfte nach vorne eindrehen, bis Sie eine Dehnung in der Hüfte spüren.

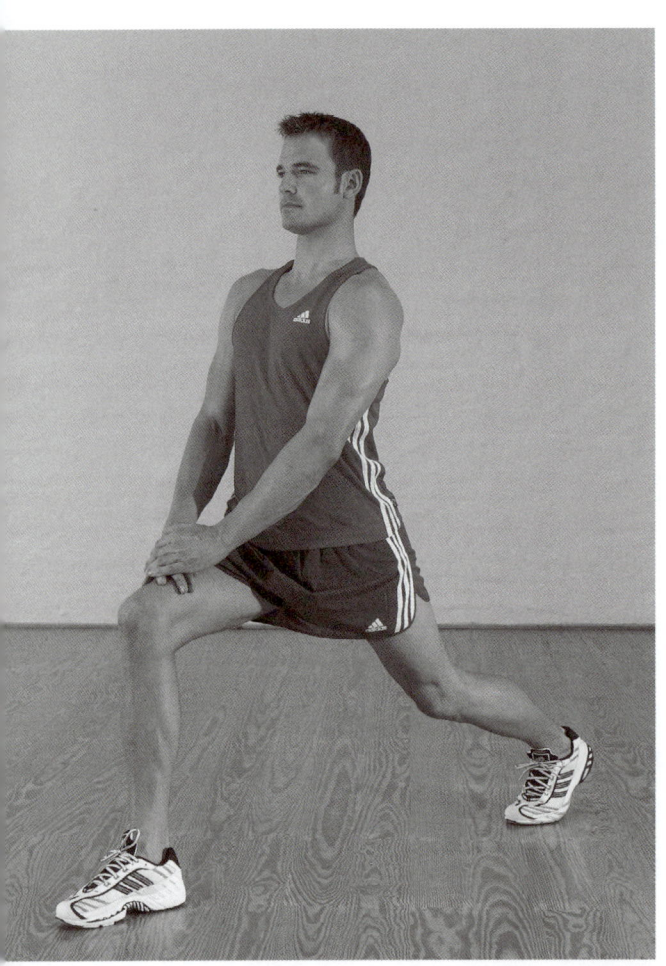

Wadenmuskulatur

- Der Fuß des hinteren, zu dehnenden Beins steht ganzflächig auf dem Boden. Drücken Sie die Ferse nach unten, die Zehenspitzen zeigen nach vorne.
- Verlagern Sie nun das Gewicht auf das vordere Bein, die hintere Ferse behält Bodenkontakt.
- **Tipp:** Um beide Bereiche der Wademuskulatur (Schollenmuskel und Zwillingswadenmuskel) zu dehnen, führen Sie die Übung abwechselnd mit gestrecktem und gebeugtem hinterem Bein aus.

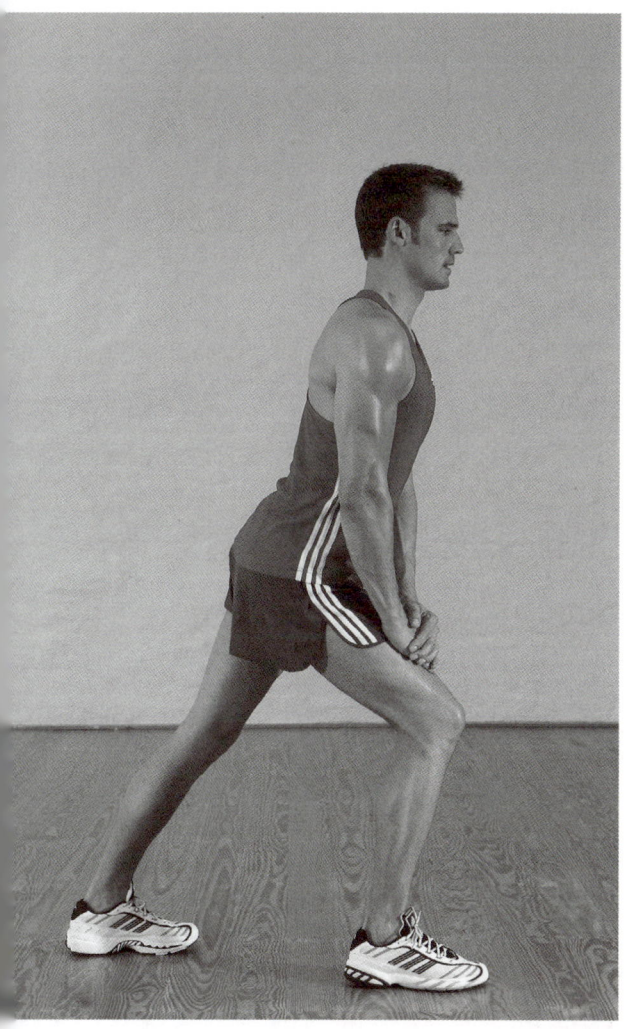

Gezielter Aufbau nach Plan

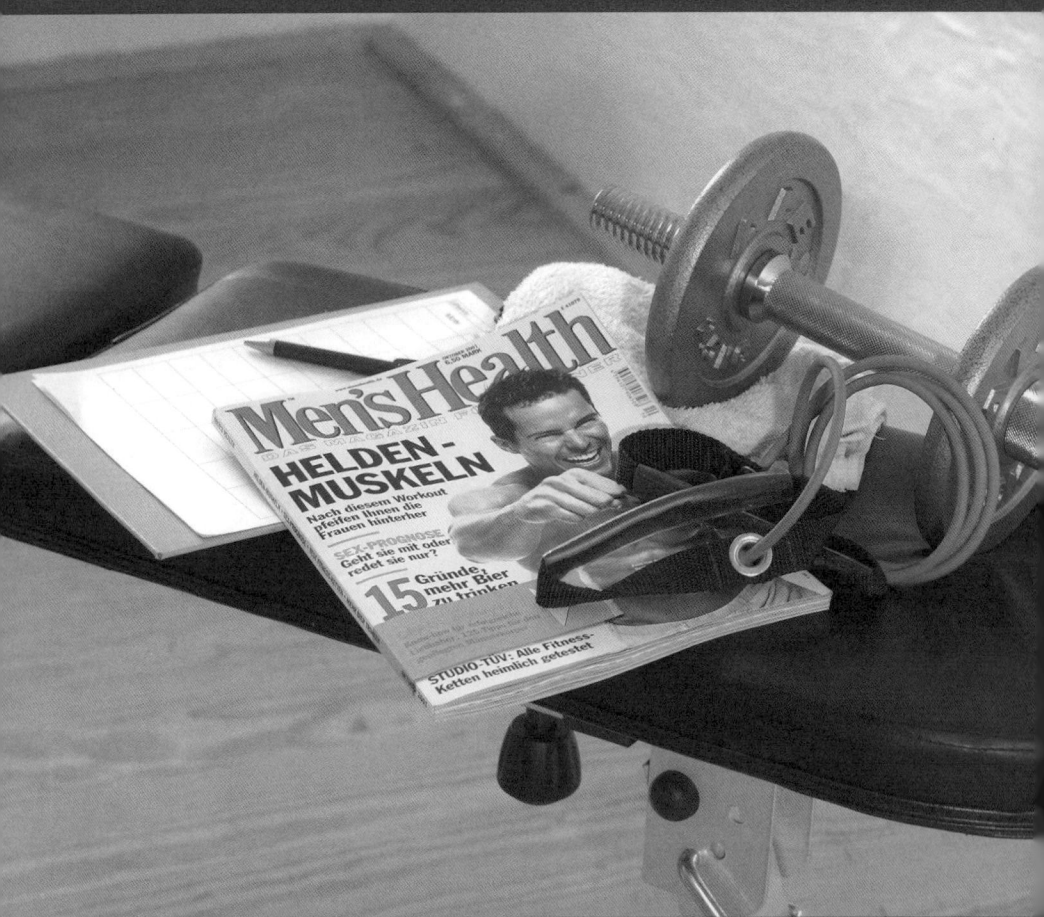

So schaffen Sie Ihren Traumkörper

Machen Sie das Beste aus Ihrem Typ:
Körpertypen und Potenziale

Gezielter Aufbau:
Ihr persönliches Trainingsprogramm

Muskeln nach Plan –
Mustertrainingsprogramme

Machen Sie das Beste aus Ihrem Typ: Körpertypen und Potenziale

Wer ins Fitness-Studio geht oder zu Hause mit Hanteln trainiert, will Erfolge sehen, und zwar zügig: Er strebt nach stahlharten definierten Muskeln, die in ihrem Wachstum kaum zu bremsen sind. Doch der Weg dorthin führt nur über intensives Training – und das kostet Zeit und Schweiß. Manche Männer machen dabei aufgrund ihrer genetischen Disposition schneller Fortschritte als andere. Wer eher schmal oder kompakter gebaut ist, bei dem zeigen sich Erfolge deutlich langsamer. **Kein Mensch gleicht eben dem anderen. Unsere Erbanlagen spielen dabei eine entscheidende Rolle, sie bestimmen, mit welchem Körperbau wir an den Start gehen.**

Damit Sie nicht frustriert das Handtuch schmeißen, wenn die Erfolge nicht im gewünschten Tempo auftreten, ist es wichtig, dass Sie Ihre Konstitution realistisch einschätzen. So vermeiden Sie, sich überzogene Ziele zu setzen, an denen Ihre Trainingsbemühungen nur scheitern können. Lesen Sie die folgenden Beschreibungen und entscheiden Sie selbst, welche Ihrem Körpertyp am nächsten kommt.

Zur besseren Orientierung werden die Körpertypen in drei Gruppen eingeteilt – besonders im Leistungssport können Sie sie oft in ihrer Reinform bewundern: der drahtige Langstreckenläufer, der massige Ringer und die athletischen Muskelpakete bei den Sprintern und Zehnkämpfern. Meistens treten die Konstitutionstypen jedoch in einer Zwischenausprägung auf. So unterschiedlich sie auch wirken, eines haben sie gemeinsam: Alle haben das Beste aus ihren Anlagen gemacht.

Sportwissenschaftler unterscheiden zwischen drei Erscheinungsbildern: dem **kräftigen (endomorphen)**, dem **schlanken (ektomorphen)** und dem **athletischen (mesomorphen)** Typus. *Kaum ein Mensch ist ausschließlich einem dieser Typen zuzuordnen, vielmehr verbinden wir oft die Eigenschaften von zwei der nachfolgend beschriebenen Körpertypen.* Für die richtige Einschätzung möglicher Trainingserfolge ist es wichtig, die Merkmale des Typs herauszufinden, der bei Ihnen besonders stark ausgeprägt ist. Auch wenn man sich aufgrund einer relativ oberflächlichen Körperdiagnostik oft vorschnell bestimmte Eigenschaften zuschreibt, können Ihnen die Hinweise trotzdem wichtige Impulse für Ihre Stärken-Schwächen-Analyse geben. Diese ist Grundlage für ein auf Sie zugeschnittenes, typgerechtes Trainingsprogramm.

Nehmen Sie Ihren Körper unter die Lupe. Vergessen sie jedoch nicht: Die meisten Menschen sind Mischtypen, nur die wenigsten lassen sich eindeutig zuordnen!

Der Leptosome/ der ektomorphe Typ

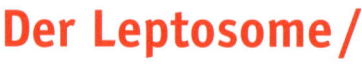

Stärken: Sie sind leicht und haben scharfe Konturen. Normalerweise haben Sie eine sehnige Gestalt. Bei Ihnen wird die Nahrung schnell verbrannt, deshalb bilden sich nur schwer Fettpolster. Im Klartext heißt das: Sie können essen, was Sie wollen, Sie werden einfach nicht dicker! **Das Herausarbeiten der Muskulatur ist bei Ihrem geringen Körperfettanteil relativ einfach.** Auch ohne besonderes Training sind Sie beweglich und reaktionsschnell. Sie fühlen sich möglicherweise bei Sportarten wohl, bei denen es besonders auf schnelle Reaktionen ankommt, beispielsweise Squash, oder bei denen Sie Ihre Zähigkeit unter Beweis stellen können, wie etwa beim Joggen.

Schwächen: Die weniger gute Nachricht: **Sie müssen besonders hart trainieren, um Muskelmasse aufzubauen.** Außerdem neigen Sie aufgrund Ihrer Größe zu einer schlechten Körperhaltung.

Ernährungstipps: Wer Muskeln aufbauen will, muss 20–25 Prozent hochwertiges Eiweiß zu sich nehmen. Das ist für den Kraftaufbau verantwortlich. Also essen Sie zum Beispiel: Milchprodukte wie Quark und Joghurt, ebenso Eier, Reis, Fisch oder Hafer. 40–45 Prozent Ihrer Nahrung sollten aus Kohlenhydraten bestehen. Kartoffeln, Vollkornnudeln und Reis sind ideale Energiequellen für Sportler, weil sie die körpereigenen Energiedepots (Glykogenreserven) in der Muskulatur aufzufüllen helfen. Durch eine ausgewogene vollwertige Ernährung stellen Sie außerdem die Versorgung mit Magnesium und Kalium sicher und beugen so Muskelkrämpfen vor. Tipp: **Wegen Ihres schnellen Stoffwechsels sollten Sie versuchen, fünf bis sieben Mahlzeiten über den Tag zu essen, um zuzunehmen!**

Krafttraining: Wenn Sie ihrem Ziel vom definierten Muskelkorsett schnell näher kommen möchten, müssen Sie Trainingsfehler unbedingt vermeiden. Doch es wird bei Ihnen etwas länger dauern, bis Sie mit den Resultaten Ihres Trainings zufrieden sind. **Versuchen Sie zwei- bis dreimal in der Woche zu trainieren.** Jede Wiederholung sollten Sie bewusst langsam ausführen. Gönnen Sie sich nach jedem Satz mindestens 60 Sekunden Pause. Wechseln Sie den Trainingsplan alle vier bis fünf Wochen, indem Sie neue Übungen aufnehmen und stetig die Intensität erhöhen. Sorgen Sie nach dem Training für ausreichend lange Ruhephasen und versuchen Sie, mindestens acht Stunden pro Nacht zu schlafen. Wenn Sie bereits über etwas Trainingserfahrung verfügen, gilt die Faustregel: höheres Gewicht und weniger Wiederholungen.

Der Athlet / der mesomorphe Typ

Stärken: Athleten sind die klassischen Sportlertypen! Sie zeichnen sich durch einen muskulösen, kräftigen Körperbau aus: Die Schultern sind breiter als das Becken, die Leistungsfähigkeit Ihrer Muskulatur und des Herz-Kreislauf-Systems ist sehr gut. **Durch diese günstigen Voraussetzungen können Sie Ihre Leistungsfähigkeit bereits mit geringem Trainingsaufwand steigern.** Doch Vorsicht: Wenn Sie Ihre muskuläre Leistung rasch vergrößern, erhöht sich auch die Verletzungsgefahr.

Schwächen: Aufgrund des starken Muskel- und Bindegewebes ist dieser Körpertyp in der Regel weniger beweglich, und im Alter verlangsamt sich die Nahrungsmittelverwertung. Das Gleiche gilt auch für den Muskelaufbau. Bei nachlassender Aktivität sind auch Sie anfällig für Gewichtszunahme. Um weiter gut in Form zu bleiben, müssen Sie ständig trainieren. Besonders das Ausdauertraining sollten Sie nicht vernachlässigen.

Ernährungstipps: Sie können die Sache locker angehen, weil Ihr Stoffwechsel durch die vorhandene Muskulatur bereits gut arbeitet. Aber wenn Sie träge werden, können Sie trotz Ihres aktiven Energiestoffwechsels einen Bauch ansetzen. Damit Ihnen das nicht passiert, sollten Sie nach der Faustregel verfahren: Fette zugunsten von Kohlenhydraten stark reduzieren; der Kohlenhydratanteil sollte möglichst 60 Prozent betragen.

Krafttraining: Glückwunsch! Sie haben von Natur aus die besten Voraussetzungen, um Muskeln aufzubauen. Dennoch sollten auch Sie hart trainieren, um das Beste aus Ihren Möglichkeiten zu machen. Beginnen Sie relativ früh – nach circa sechs Monaten – Ihr Training zu periodisieren. So können Sie Ihr Potenzial voll ausschöpfen und vermeiden ein Burnout. Motivieren Sie sich auch während eines Trainings ständig neu, indem Sie Übungen variieren und unterschiedliche Pausenzeiten einlegen. Je abwechslungsreicher Sie Ihren Trainingsplan gestalten, desto größer sind die Erfolge. Um Ihre Beweglichkeit weiter auszubauen, sollte ein besonders umfangreiches Stretching-Programm nach jeder Trainingseinheit selbstverständlich sein.

Der Pygniker / der endomorphe Typ

Stärken: An Ihnen kommt keiner vorbei. Sie haben ein breites Becken, eine kräftige Statur und schwere Knochen. **Muskelaufbau ist für Sie ein Kinderspiel.** Ihre Mobilität ist hoch, und Sie werden nur langsam müde. Sie können alle Fitness-Komponenten mit geringem Aufwand verbessern.

Schwächen: Wenn Sie Ihr Potenzial bisher nicht genutzt haben, wurden Sie sicher schon mit einem entscheidenden Nachteil Ihrer Veranlagung konfrontiert: Sie neigen spätestens ab dem 30. Lebensjahr zum Fettansatz. Sie sind ein ausgesprochen guter Futterverwerter, nutzen die Nahrung optimal und legen Reserven an. Sprich: Fettpolster! Das Gewicht verteilt sich bei Ihnen gleichmäßiger als bei den anderen Körpertypen. Eventuell haben Sie ein dickes Unterhautfettgewebe, unter dem Ihre Muskeln leicht verschwinden. Bei Übergewicht sind Sie anfällig für Herz-Kreislauf-Erkrankungen, Gelenk- und Rückenprobleme.

Ernährung: Die Wahrheit ist hart, aber leicht nachvollziehbar: Wer viel Fett isst, kann auch fett werden. Deshalb: Beschränken Sie sich auf pflanzliche Fette und bestreiten Sie gut die Hälfte Ihres Kalorienbedarfs durch hochwertige Kohlenhydrate wie Vollkornnudeln, Brot, Kartoffeln, Getreide und Obst. Kuchen, Kekse, Schokolade und Frittiertes sollten für Sie tabu sein. Der Anteil an Proteinen in Ihrer Nahrung (Eier, Fleisch, Fisch, Milch, Reis, Hafer, Soja) sollte bei ungefähr 15 Prozent liegen. **Höchstens 20 Prozent Ihres täglichen Kalorienbedarfs dürfen Sie über Fette decken.** Zusätzlich sollten Sie durch häufigere kleinere Mahlzeiten den Blutzuckerspiegel oben halten und den Stoffwechsel anregen.

Krafttraining: Mit der richtigen Ernährung und einem ausgewogenen Ganzkörper-Trainingsprogramm können Sie Ihren Stoffwechsel ankurbeln, so Ihr Körperfett reduzieren und die Muskulatur gut austrainieren. **Generell sollten Sie versuchen, lieber häufiger und kürzer zu trainieren.** Sicher fällt es Ihnen leichter, täglich ein intensives Kurzprogramm durchzuziehen, als zweimal in der Woche ein umfangreiches Pensum zu absolvieren. Versuchen Sie möglichst früh, eine Regelmäßigkeit in Ihrem Training zu erreichen.

Steigen Sie zunächst mit leichten Gewichten und hohen Wiederholungszahlen in das Krafttraining ein und trainieren Sie in den ersten Monaten alle Körperteile gleichmäßig. Versuchen Sie anfangs bei jeder Übung ein Maximum an Wiederholungen zu erreichen – nicht an Gewicht! Um die Intensität Ihres Trainings zu erhöhen, verkürzen Sie die Pausen zwischen den Sätzen. Ideal sind Pausen unter 60 Sekunden. Schließen Sie an jedes Krafttraining eine Ausdauereinheit von mindestens 30 Minuten an. Trainieren Sie dabei mit 55–65 Prozent Ihrer maximalen Herzfrequenz.

«Nobody is perfect!»

Betrachten Sie die Einteilung lediglich als Anregung, damit Sie möglichst objektiv Ihre Ausgangslage einschätzen und daraus Ihre Trainingsziele ableiten können. Selbst wenn Sie mit dem Ergebnis nicht in allen Punkten zufrieden sind, ist das kein Grund, nervös zu werden, denn: Die Genetik hat am physiologischen Erscheinungsbild lediglich einen Anteil von 20–25 Prozent. Dazu gehört zum Beispiel der Knochenbau. Auf den Rest aber können Sie Einfluss nehmen, und zwar durch ein individuell abgestimmtes Training und die entsprechende Ernährung.

Sicherlich kann aus dem Typ des zähen Ausdauersportlers kein Arnold Schwarzenegger werden. Aber Sie können an den erforderlichen Stellen Muskeln aufbauen, an anderen die Muskulatur lediglich straffen oder durch Ausdauertraining Ihr Unterhautfettgewebe reduzieren. Das Ziel ist es, typgerecht zu trainieren.

Orientieren Sie sich bei Ihrem Training immer an Ihren persönlichen Voraussetzungen und Neigungen. Für den perfekten Körper existiert keine Norm – ideal ist es, wenn Sie Ihre persönlichen Fähigkeiten voll nutzen. Ob rund, schmal oder breit – in jedem Körper steckt noch Entwicklungspotenzial. Und Sie haben Ihre Möglichkeiten bei weitem noch nicht ausgeschöpft! **Denken Sie daran: Egal, in welche Kategorie Sie gehören – mit dem richtigen Training machen Sie auf jeden Fall eine ausgezeichnete Figur.**

Gezielter Aufbau: Ihr persönliches Trainingsprogramm

Nachdem Sie Ihre persönlichen Voraussetzungen analysiert haben und die Geheimnisse des Muskelaufbaus kennen, steht dem Training nun nichts mehr im Weg: Fügen Sie die Informationen zusammen, und stellen Sie einen Trainingsplan auf, der Ihren Bedürfnissen entgegenkommt und sich in Ihren Tagesablauf einfügt.

Ein Trainingsprogramm zu entwickeln ist vergleichbar mit dem Komponieren einer Symphonie. Sobald Sie das Thema haben, beispielsweise den Muskelaufbau, beginnen Sie die geeigneten Instrumente auszuwählen. Dabei ist es ganz gleich, für welches Training Sie sich entscheiden. Die folgenden Hinweise werden Ihnen helfen, Ihren ersten Auftritt bravourös zu meistern:

Stellen Sie einen Trainingsplan zusammen, der Sie fordert, aber nicht überfordert, der Ihnen keine unrealistischen Leistungen abverlangt und Sie frustriert, sondern Ihnen Erfolgserlebnisse beschert. Für ausreichend Motivation ist bei einem richtigen Einstieg ohnehin gesorgt: Ihre Anfangserfolge werden vergleichsweise groß sein und sich rascher einstellen als bei geübten Sportlern, die auf hohem Niveau ihre Form optimieren wollen. Je mehr Sie trainieren, umso kleiner werden die Zugewinne. Die meisten von uns müssen später wirklich hart arbeiten, um ihre physiologische Leistungsfähigkeit voll auszubauen.

> **Stellen Sie einen Trainingsplan zusammen, der Sie fordert, aber nicht überfordert, der Ihnen keine unrealistischen Leistungen abverlangt und Sie frustriert, sondern Ihnen Erfolgserlebnisse beschert.**

> **Orientieren Sie sich an Vorgaben, aber kopieren Sie nicht alles. Sie müssen Ihr persönliches Trainingsprogramm selbst finden.**

Orientieren Sie sich an Vorgaben, aber kopieren Sie nicht alles. Sie müssen Ihr persönliches Trainingsprogramm selbst finden. Sportliche Fähigkeiten lassen sich nicht einfach imitieren. Faktoren wie Stoffwechsel, Kreislauf, Hebelverhältnisse u. a. sind von Mann zu Mann einfach zu verschieden. Wenn zehn Wiederholungen angegeben sind, dann beenden Sie den Satz nicht genau bei dieser Anzahl, sofern Sie noch Power haben! Nehmen Sie die Zahl der Wiederholungen lediglich als Richtwert und nicht als exakt einzuhaltende Vorgabe. Für Ihren Trainingserfolg ist es wichtig, dass Sie bis zur Grenze Ihrer Kraftentfaltung trainieren.

Andererseits: Hören Sie auf, wenn es nicht mehr geht. Die optimale Anzahl von Wiederholungen ist individuell unterschiedlich und außerdem von Ihrer Tagesform abhängig. Hier lassen sich keine exakten Empfehlungen geben. Allgemein gilt:

- Je intensiver und konzentrierter Sie in jedem Satz trainieren, desto weniger Sätze müssen Sie ausführen. Achtung: Große und komplexe Muskelgruppen werden meist auch mit mehreren Übungen trainiert, sodass sich schon dadurch die Gesamtzahl der Sätze erhöht.
- Je größer und komplexer die trainierte Muskelgruppe ist, desto mehr Sätze verträgt sie.
- Eine korrekte Bewegungsausführung sollte unabhängig von der Anzahl der Wiederholungen jederzeit gewährleistet sein.

Fazit: Es gibt keine präzisen Anleitungen, die für alle Menschen gelten. Ermitteln Sie Ihr ganz persönliches Belastungsprofil!

Muskeln nach Plan – Mustertrainingsprogramme

Und los geht's: Auf den Folgeseiten finden Sie drei komplette Workouts. Schauen Sie in den Plan Ihrer Wahl. Mögen Sie bestimmte Übungen nicht, trainieren Sie ausschließlich mit Freihanteln, oder wollen Sie nach einiger Zeit variieren? Nur zu! Zu jedem Bereich gibt es Alternativen im Übungsteil des Buches oder in vorangegangenen Kapiteln.

Sie bestimmen zunächst Ihr persönliches Fitness-Ziel: **Wollen Sie erst einmal Ihre muskulären Grundlagen aufbauen? Dann wählen Sie Phase I**. Verfügen Sie bereits über mehrere Monate Trainingserfahrung und wollen weitere Muskelmasse aufbauen, steigen Sie bei **Phase II** ein. Danach legen Sie selbst fest, ob Sie die Intensität steigern oder wie bisher weitertrainieren möchten. Grundsätzlich aber gilt: Je untrainierter Sie sind, desto allgemeiner und umfangsbetonter sollte das Training sein. Umgekehrt heißt das: Je besser Ihr Trainingszustand ist, desto spezifischer muss das Workout aufgebaut sein.

Wenn Sie lieber in den eigenen vier Wänden trainieren – kein Problem. Das Programm funktioniert genauso gut zu Hause mit Hanteln und Tubes. Wichtig ist nur, dass Sie dranbleiben. So erarbeiten Sie sich einen rundum athletischen, starken Körper und die optimale Basis für sämtliche Sportarten.

Phase I:
Ausdauer für Einsteiger: Mit diesem Plan schaffen Sie die Grundlagen für perfekte Muskeln

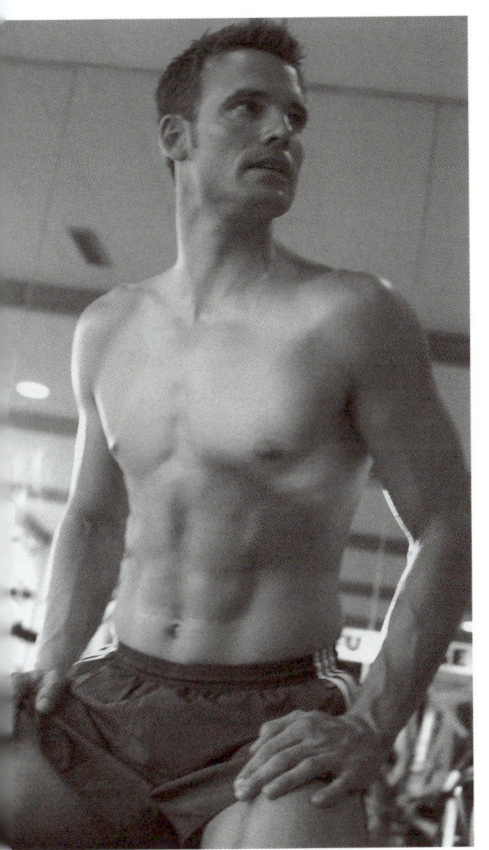

Mit minimalem Aufwand maximale Ergebnisse zu erzielen ist kein Problem. Bereits nach wenigen Trainingseinheiten werden Sie die Fortschritte bemerken! Basis eines erfolgreichen Workouts ist ein solides Grundlagenprogramm, das Ihren gesamten Körper trainiert. Ziel dieser Phase ist es, die allgemeine Fitness auszubauen und die Muskulatur an ein systematisches Krafttraining zu gewöhnen. Gezeigt werden so genannte komplexe Übungen, bei denen Sie mehrere Muskelgruppen fordern und damit den gesamten Körper sichtbar kräftigen.

Ein bis zwei Sätze pro Übung mit 15–20 Wiederholungen pro Satz reichen für den Anfang aus. Hierbei sollten zunächst insbesondere die Bewegungsabläufe und die Atemtechnik geübt werden. Alle großen Muskelgruppen werden an einem Tag trainiert, zwei Trainingseinheiten pro Woche genügen bereits. Schwere Gewichte sind dabei unnötig und würden nur zu Überlastungen führen. Verwenden Sie lieber leichte Gewichte und konzentrieren Sie sich auf die korrekte Bewegungsausführung, bei der Sie stets versuchen sollten, die Muskulatur über den größtmöglichen Bewegungsradius zu belasten. Durch diese Art des Trainings werden besonders die langsam zuckenden Muskelfasern beansprucht und zum Wachsen angeregt. Entwickeln Sie ein Gefühl für Ihr Training – versuchen Sie die trainierte Muskulatur bewusst zu erspüren. Es ist besser, langsam anzufangen und sich kontinuierlich zu steigern, als am Anfang zu übertreiben und sich dadurch zu demotivieren. Das regelmäßige Training sollte Sie entspannen, der Muskelkater gering sein und schnell verschwinden. Nur bei Beginn eines neuen Trainingsprogramms sind Anzeichen eines leichten Erschöpfungszustandes normal; nach etwa zwei Wochen sollten sie allerdings ausbleiben.

Wer bereits trainingserprobt ist, kann diese Phase überspringen. Fortgeschrittene Athleten können diese Zeit nutzen, um Schwachstellen aufzudecken und zu beseitigen. Wiedereinsteiger sollten sich für diese Phase jedoch drei bis vier Wochen Zeit nehmen. Anfänger bleiben für circa zehn bis zwölf Trainingstage, das heißt etwa sechs Wochen, bei diesem Programm.

Muster-Trainingsprogramm Phase I

Sätze	Wiederholungen	Pausen zwischen den Sätzen	Übungen pro Muskel	Trainingseinheiten pro Woche
1–2	15–20	ca. 60–120 s	2–3	1–3

Beinpresse, Beinbeuger, Lat-Zug zur Brust, Rudern sitzend am Gerät, Bankdrücken an der Maschine, Schulterpresse, gerader Crunch, Hyperextension

Phase II:
Mehr Kraft für Könner:
Stabilisieren und aufbauen

Die ersten Wochen sind nicht spurlos an Ihnen vorübergezogen: Sie fühlen sich schon ein gutes Stück stärker und fitter. Ihre Muskeln haben Sie mit dem Kraftausdauerprogramm bereits an die Belastung gewöhnt. Um eine echte Effizienzsteigerung des muskulären Systems zu erzielen, benötigt der Körper etwa vier bis sechs Wochen Trainingszeit. Der Gesamtorganismus passt sich in dieser Zeit der neuen Belastungsform und -intensität an. Der beste Zeitpunkt also, um zuzulegen! Sprich: bei jeder Übung das Gewicht zu erhöhen.

Als Faustregel gilt: Mit dem richtigen Gewicht schafft man zwei Sätze mit je acht bis zehn Wiederholungen – nicht mehr und nicht weniger. Sobald Sie im zweiten Satz mehr als zehn Wiederholungen ohne allzu große Probleme schaffen, haben Sie ein neues Ziel vor Augen: das nächste Gewicht zulegen!

In dem folgenden, fünf bis sechs Wochen dauernden Aufbautraining werden die ersten Fortschritte weiter gefestigt und der Muskelquerschnitt gezielt vergrößert. Allerdings können Sie ungefähr 12–20 Wochen nach dem ersten Training ein so genanntes Leistungsplateau erreichen. Weitere Steigerungen scheinen dann nur noch schwer möglich zu sein. Jede Übung verliert nach einiger Zeit ihren Trainingseffekt. Ein solches Leistungsplateau ist ein kritischer Punkt, an dem viele die Lust verlieren, es sei denn, sie haben ihr Ziel bereits erreicht und möchten die bestehende Kondition lediglich erhalten. Wenn das bei Ihnen der Fall ist, verändern Sie Ihr Programm nun alle fünf Wochen. Dabei sind keine radikalen Maßnahmen notwendig. Variieren Sie lediglich die Grundelemente: Ändern Sie die Größe der Gewichte, die Anzahl der Wiederholungen, bauen Sie mehr oder weniger lange Ruhephasen ein oder ersetzen Sie einfach jede Woche eine der Kraftübungen durch eine Alternative für die gleiche Muskelgruppe. Bereits durch einen Wechsel von Bankdrücken auf Schrägbank werden aufgrund der leicht verschiedenen Bewegungen zusätzliche Muskelfasern aktiviert und Ihre Muskeln gewöhnen sich nicht so schnell an die Belastung.

Tipp: Wenn Sie noch nie mit freien Gewichten trainiert haben, ergänzen Sie die Übungsbeschreibungen, indem Sie die Bewegungen von einem Trainingspartner oder Trainer regelmäßig kontrollieren lassen.

Muster-Trainingsprogramm Phase II

Sätze	Wieder-holungen	Pausen zwischen den Sätzen	Übungen pro Muskel	Trainings-einheiten pro Woche
2–3	8–12	ca. 60 s	2–4	2–3

Langhantel Kniebeuge, Beinbeuger, Beinstrecker, Abduktion und Adduktion, Lat-Zug zur Brust, Einarmiges Rudern, Fliegende reverse, Bankdrücken, Fliegende Bewegung, Seitheben, Innenrotation, Dips auf der Bank, Kurzhantel-Curls auf der Bank, Waden an der Maschine, gerader Crunch, schräger Crunch, Hyperextension.

Phase III: Tuning für harte Profis: Perfektion im Grenzbereich der körperlichen Leistungsfähigkeit

Jetzt wird mit schweren Gewichten trainiert. Diese Phase ist für Fitness-Sportler weder notwendig noch geeignet. Bestimmen Sie vor Beginn dieser Trainingsperiode in den Grundübungen Ihre Maximalkraft. Trainieren Sie dann auf dieser Grundlage an **drei Tagen in der Woche.** Nach gründlichem allgemeinem und spezifischem Aufwärmen steigern Sie das Gewicht rasch auf **80–90 Prozent Ihrer Leistungsfähigkeit, das heißt, Sie arbeiten mit 4–8 Wiederholungen.**

Ein wesentlicher Muskelzuwachs wird in dieser Phase nicht auftreten. Da die Maximalkraft jedoch immer weiter gesteigert wird, können in einer der nächsten Aufbauphasen höhere Trainingsumfänge mit schweren Gewichten bewältigt werden – und das wird im Laufe der Zeit zu einem deutlichen Mehr an

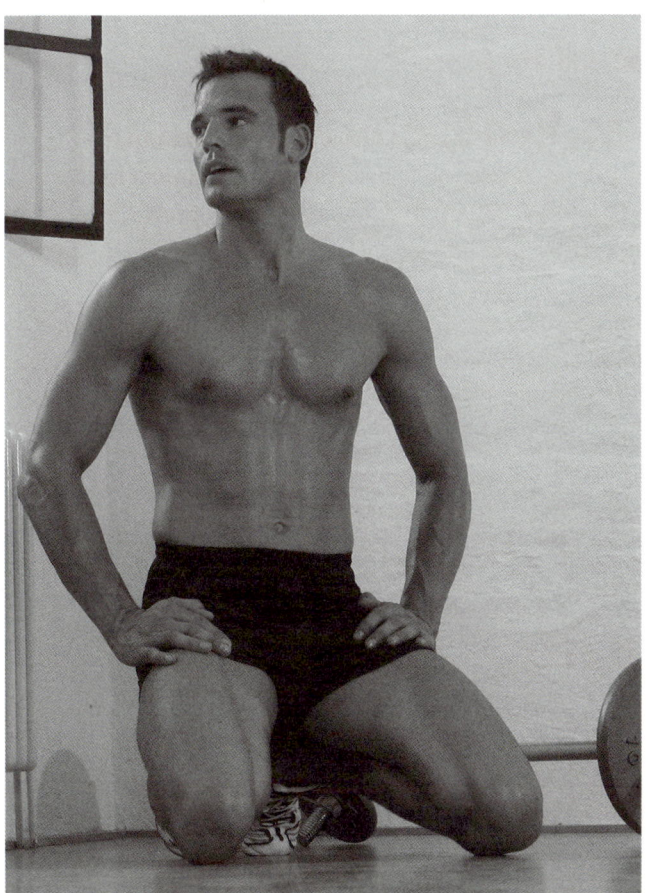

Muskeln führen. Bevor Sie erneut mit einer Aufbauphase beginnen, sollten Sie jedoch eine Regenerationsphase einplanen!

Muster-Trainingsprogramm Phase III

Sätze	Wieder-holungen	Pausen zwischen den Sätzen	Übungen pro Muskel	Trainings-einheiten pro Woche
3 – 4	5 – 8	ca. 60 – 120 s	2 – 4	2 – 3

Beinpresse oder Langhantel Kniebeuge, Beinbeuger, Klimmzüge, KH-Rudern, Cable-Cross, Bankdrücken, Decline-Bankdrücken, Frontziehen, Seitheben, Bizeps Konzentrations-Curls, Trizeps am Seilzug, Statischer Power-Liegestütz, Seitstütz, Radfahren, Reverse-Curls, gerader Crunch.

Phase IV:
Aktives Regenerationstraining

Nach spätestens einem halben Jahr sollten Sie Ihrer Muskulatur etwa zwei Wochen Erholung gönnen. Absolvieren Sie in dieser Zeit zwei bis drei umfangreiche Ausdauereinheiten in der Woche, versuchen Sie sich an einer anderen Sportart oder gönnen Sie sich zur Belohnung für Ihre bisherigen Erfolge einfach Urlaub. Nach der Regenerationszeit geht es dann mit neuer Motivation in den nächsten Zyklus, der wieder mit der Phase I beginnt.

Erfolgskontrolle:
Der kritische Blick

Krafttraining ist oft ein langwieriger Prozess, und die angestrebten Trainingsziele sind nicht immer sofort sichtbar. Daher benötigen Sie klare Anhaltspunkte, um die Effektivität Ihres Trainings beurteilen zu können. Es gibt zahlreiche Methoden, Fortschritte zu messen. Nachfolgend einige Punkte, die Sie dabei beachten sollten.

Sie sollten von Woche zu Woche eine kleine, aber doch messbare Verbesserung feststellen. Schauen Sie in den Spiegel. Wenn Ihr Körper heute besser aussieht als noch vor einem Monat, dann hat sich Ihr Training gelohnt. Prüfen Sie die Proportionen im Spiegel oder auf Photos. Die Beurteilung von vorne, von der Seite und von hinten gibt, trotz subjektiver Betrachtung, eine ziemlich realistische Einschätzung. Bilden Ihre Körperpartien ein harmonisches Ganzes, oder fühlen Sie sich wie aus verschiedenen Einzelteilen zusammengesetzt? Ein optimales Training bezieht alle größeren Muskelpartien mit ein und gibt Ihrem Körper ein perfekt proportioniertes Aussehen. Männer, die diese Regel ignorieren, erkennen Sie leicht an hängenden Schultern oder Zahnstocher-Beinen. Die beste Möglichkeit, um dem vorzubeugen und Ihre Fortschritte zu dokumentieren, ist ein Trainingstagebuch.

Muscle Diary: Führen Sie Tagebuch!

Alles wird akribisch in Ihrem Timer festgehalten, der Geschäftstermin genauso wie der Einkauf für die Freundin. Nur von Ihrem Training haben Sie – einmal wörtlich genommen – keinen Plan. Dabei ist ein Trainingstagebuch das Fundament zu einem sich über Jahre immer weiterentwickelnden Muskelaufbauprogramm, das aus unterschiedlichen aufeinander aufbauenden Trainingszyklen besteht. Nur wenn Sie Ihre Trainingsfortschritte regelmäßig protokollieren, können Sie die Belastung sinnvoll steigern: Schaffen Sie in der nächsten Trainingseinheit mehr Klimmzüge als noch vor zwei Wochen? Hat Ihr Bizepsumfang zugenommen? Oder brauchen Sie jetzt nur noch 30 Sekunden Pause zwischen den Sätzen?

Auch Lust und Frust beim Training, Angaben zur Ernährung, Ruhephasen, Schlaf sowie besondere Ereignisse gehören in Ihr Trainingstagebuch. Durch die Aufzeichnungen können Sie zu jeder Zeit Ihre Leistungsentwicklung überprüfen und feststellen, wie Ihr Körper auf das Training sowie die anschließenden Ruhephasen reagiert. Vielleicht merken Sie auch, dass die von Ihnen prognostizierten Trainingsvorhaben Sie über- oder unterfordern. Wenn Sie sich tagelang schlapp fühlen, dann scheinen Sie sich zu stark zu belasten. Wenn Sie sich häufiger verletzen, liegt das vielleicht daran, dass Sie eine falsche Technik anwenden oder Ihr Leistungsvermögen überschätzen. Während unser Gedächtnis uns mitunter Streiche spielt, haben Sie die Informationen auf den Seiten eines konsequent geführten Trainingstagebuchs jederzeit parat. Die Ursachen für nicht erreichte Teilziele lassen sich so besser herausfinden, als wenn Sie einzelne Störfaktoren aus dem Gedächtnis rekonstruieren müssen. Indem Sie Ihren Trainingsplan frühzeitig an besondere Umstände anpassen, können Sie mögliche Trainingsplateaus – also Phasen, in denen Ihre Leistung stagniert – umgehen und stattdessen kontinuierlich Verbesserungen erzielen. Mögliche Anpassungen sind unter anderem: Änderung in der Trainingsintensität oder die Umstellung der Übungsreihenfolge.

Beginnen Sie schon bei Ihrer nächsten Einheit an den Gewichten mit dem Tagebuch; so lernen Sie mehr über Ihren Körper und Ihre Erfolge. Nutzen Sie die Eintragungen zur selbstkritischen Kontrolle, und Sie befinden sich auf der Überholspur zum Erfolg. Ihr Tagebuch wird zum schriftlichen Beweis für Ihre gesteigerte Leistungsfähigkeit – Sie selbst sind dann Ihr bester Trainer!

Für Ihre Eintragungen finden Sie eine Kopiervorlage im Anhang. Das Muster soll als Anregung für eigene Aufzeichnungen dienen. Je nach individueller Gewichtung können diese Angaben durch ernährungsbezogene Daten, bestimmte Körpermaße oder die Dinge ergänzt werden, die Ihnen für die Planung Ihres Trainings wichtig erscheinen. **Generell gilt für die Daten das Motto: So wenig wie möglich, so viel wie nötig.**

(Kopiervorlage auf der nächsten Doppelseite)

Trainingstagebuch

Datum Körpergewicht

Training

Muskelbereich	Übung	Satzzahl	Wiederholung	Gewicht pro Satz

Trainingsdauer

Aerobe Aktivitäten

Trainingsgerät/Sportart	Dauer	Belastung in Watt/Stufe	Puls Start	Puls Mitte	Puls Ende	Puls Erholung

Trainingsdauer gesamt

Bemerkungen

Ruhephasen

von	bis	Zeitdauer

gesamt

Das Workout-Abc

Hinter komplizierten Worten verbergen sich oft einfache Dinge. Die wichtigsten Fachbegriffe und ihre Bedeutung:

Abduktion: Abspreizung, Bewegung von der Körpermitte weg.

Adduktion: Bewegung zur Körpermitte hin.

Aerober Stoffwechsel: Stoffwechselprozesse im Körper, die unter Beteiligung von Sauerstoff ablaufen.

Agonist / Antagonist: Um ein Gelenk zu bewegen, müssen immer mindestens zwei Muskeln zusammenspielen. Der eine beugt, der andere streckt, wie etwa Bizeps und Trizeps. Bei der Beugung ist der Trizeps der Antagonist zum Bizeps, der in die Hauptbewegungsrichtung wirkt. Bei der Streckung tauschen beide die Rollen. Als Antagonisten bezeichnet man jeweils den Muskel, der gegen die Bewegungsrichtung arbeitet.

Anaerober Stoffwechsel: Stoffwechselprozesse ohne Beteiligung von Sauerstoff, die kurzfristig zu einem höheren Energiegewinn führen als aerobe. Jedoch kommt es dabei zur Laktatbildung, was eine Übersäuerung des Muskels zur Folge hat.

Ansatz: Der Verknüpfungspunkt des Muskels mit dem frei beweglichen Knochen, der in der Regel weiter von der Körpermitte entfernt liegt.

Auxotonische Muskelspannung: Hierbei verändert sich die Muskelspannung bei gleichzeitiger Längenveränderung des betreffenden Muskels. Diese Spannungsart des Muskels ergibt sich durch unterschiedliche Hebelverhältnisse im Verlauf einer Bewegung bei praktisch allen alltäglichen dynamischen Körperbewegungen, unabhängig davon, ob ein Gewicht bewegt wird oder nur Teile des Körpers.

Curl: Beugende Bewegung, wie z. B. das Arm- oder Beinbeugen.

Dynamische Arbeitsweise: Der Muskel überwindet einen Widerstand, indem er sich zusammenzieht, das heißt, Ursprung und Ansatz nähern sich einander an.

Exzenterscheiben: Mit dieser Vorrichtung wird bei vielen Geräten versucht, die während der Übung wirkenden Kräfte der physiologischen Kraftkurve des Muskels anzupassen.

Extension: Streckung.

Extremitäten: Arme (obere Extremitäten) und Beine (untere Extremitäten).

Exzentrische oder negative Bewegungsphase: Die Phase des Bewegungsablaufs, in der dem Widerstand nachgegeben wird, d. h., in der das Gewicht abgesenkt wird.

Flexion: Beugung.

Hyperlordose / Hohlkreuz: Übermäßige Krümmung des Rückens im Bereich der Lendenwirbelsäule.

Hypertrophie: Das Wachstum einer Muskelzelle wird nach heutigen Erkenntnissen durch einen länger andauernden, ausreichend hohen Spannungsreiz ausgelöst. Hierdurch werden die Energiereserven in der Muskelzelle auf ein Minimum erschöpft. Dies bewirkt eine Verdickung der einzelnen Muskelfasern und führt so zu einem größeren Muskelquerschnitt.

Innervation: Nervenversorgung eines Gewebes.

Intermuskuläre Koordination: In den ersten Trainingswochen werden Sie eine deutliche Kraftsteigerung bemerken, ohne dass sich der Umfang Ihrer Muskeln vergrößert hätte. Die Ursache hierfür liegt an der durch das Training verbesserten intermuskulären Koordination, d. h., das Zusammenspiel der verschiedenen Muskeln und des Nervensystems hat sich verbessert. Der Anfänger lernt im Bewegungsablauf der Übungen mehr Muskeln und damit mehr Kraft zu aktivieren.

Intramuskuläre Koordination: Von größerer Bedeutung für Ihre Kraftentwicklung ist nicht nur die bessere Koordinationsfähigkeit zwischen verschiedenen Muskeln, sondern auch innerhalb einzelner Muskeln. Die Optimierung dieser intramuskulären Koordinationsfähigkeit bedeutet, dass mehr Fasern bei einer Bewegung gleichzeitig kontrahieren. Während beim Untrainierten trotz aller Anstrengung nur etwa 65 Prozent seiner Fasern kontrahieren können, kann ein erfahrener Kraftsportler bis zu 95 Prozent seiner Fasern einsetzen.

Isometrische Muskelspannung: Hierbei wächst die Muskelspannung bei gleich bleibender Muskellänge, also bei statischer Arbeitsweise.

Isotonische Muskelspannung: Die Spannung, die im Muskel entsteht, bleibt ständig gleich hoch, während sich die Muskellänge verändert. Diese Art der Muskelspannung ist durch die verschiedenen Muskelarbeitsweisen in der Praxis nur schwer zu realisieren, da jede Bewegung, die einem Widerstand entgegengerichtet ist, unterschiedliche Hebelverhältnisse durchläuft, was zu Spannungsschwankungen führt.

Koordination: Das Zusammenwirken des zentralen Nervensystems und der Skelettmuskulatur während eines gezielten Bewegungsablaufes

Kontraktion: Der Muskel wird angespannt und verkürzt sich, d. h., er zieht sich zusammen.

Konzentrische oder positive Bewegungsphase: Die Phase eines Bewegungsablaufs zur Muskelkräftigung, in der der Widerstand überwunden wird, d. h., in der das Gewicht angehoben wird.

Kraft: Im physikalischen Sinne definiert als das Produkt aus Masse mal Beschleunigung. In der Sportmotorik wird Kraft als die Fähigkeit der Muskulatur bezeichnet, einem Widerstand haltend oder überwindend entgegenzuwirken.

Maximalkraft: Die maximale Kraftleistung eines Muskels hängt neben der Größe seines Muskelquerschnitts im Wesentlichen davon ab, dass möglichst viele Muskelfasern gleichzeitig an der Bewegung beteiligt werden können. Die Maximalkraft entspricht der höchstmöglichen Kraft, die im Zusammenspiel zwischen Nerven und Muskulatur bei willkürlicher Kontraktion entwickelt werden kann.

Muskelansatz: Der Ansatz eines Muskels ist beweglicher und weiter vom Rumpf entfernt als der Ursprung des Muskels.

Muskelursprung: Die stabile, näher zum Rumpf gelegene Verbindung mit dem Knochen.

Motorische Einheit: Die Anzahl von Muskelfasern, die von derselben Nervenzelle erregt wird.

Muskuläre Dysbalancen: Muskelverkürzungen und -abschwächungen, die zu einer ungünstige Belastungsverteilung auf die Gelenke führen. Folgen dieser Fehlbelastungen sind schmerzhafte Muskelverspannungen mit erhöhter Verletzungsgefahr, Überlastungen der Sehnen, muskuläre Funktions- und Koordinationsstörungen. Ursachen: Mangelnde oder zu einseitige Belastung im Alltag. Gegenmittel: ein ausgewogenes Krafttraining!

Pronation: Einwärtsdrehung, sodass Handfläche oder Fußsohle nach unten zeigen.

Reizdauer: Anzahl der Wiederholungen in einem Satz beziehungsweise die Dauer eines Satzes. Manchmal bezieht sich diese Bezeichnung auch auf die Dauer einer einzelnen Bewegung.

Reizdichte: Länge der Pausen zwischen den Sätzen.

Reizintensität: Höhe der Gewichtsbelastung in einem Satz in 100 Prozent = 1 maximal Wiederholung.

Rote Muskelfasern: Auch langsame, ST (engl. slow twitch = langsam zuckend)-Fasern, oder Typ-Fasern genannt. Sie sind relativ dünn und zeichnen sich durch eine hohe Ermüdungsresistenz aus.

Satz (= Set, Serie): Ein Satz besteht aus einer festgelegten Anzahl von Wiederholungen, die ohne Pause nacheinander ausgeführt werden. Die Anzahl der Wiederholungen richtet sich nach Ihrem Trainingsziel und Ihrer Kondition.

Statische Arbeitsweise: Der Muskel kontrahiert gegen einen Widerstand, ohne dass sich Ursprung und Ansatz des Muskels einander annähern.

Supination: Auswärtsdrehung von Hand oder Fuß, sodass die Handfläche oder Fußsohle nach oben zeigt.

Superkompensation: Stärkung der Strukturen und Verbesserung der Funktionen des Organismus als Reaktion auf einen überschwelligen Trainingsreiz.

Synergisten: Muskeln, die einen anderen Muskel bei seiner Bewegungsausführung unterstützen.

SZ-Hantel: Eine wellenförmig gebogene Langhantelstange, die Griffvarianten ermöglicht und so bei verschiedenen Armübungen zu einer Entlastung der Handgelenke beitragen kann.

Ursprung: Der Verknüpfungspunkt des Muskels mit dem Knochen, der unbeweglich ist und sich in der Regel näher zur Körpermitte befindet.

Weiße Muskelfasern: Sie werden auch als schnelle oder FT (engl. fast twitch = schnell zuckend)-Fasern oder Typ-II-Fasern bezeichnet. Sie sind dicker und zu größerer Kraftentwicklung fähig als die roten Fasern, allerdings ermüden sie auch schneller. Folglich findet sich vor allem in Muskeln, die zielgerichtet und schnell agieren müssen, wie etwa dem Armbeuger, ein hoher Anteil an weißen Muskelfasern.

Anhang

Literatur

Boeckh-Behrens, Wend-Uwe; Buskies, Wolfgang: Fitness-Krafttraining. Reinbek 2000

Breitenstein, Berend; Hamm, Michael: Bodybuilding. Reinbek 1996

Breitenstein, Berend: Power-Bodybuilding. Reinbek 1999

Breitenstein, Berend: Die Bodybuilding-Bibel. Reinbek 2006

Frey, Günter; Hildenbrandt, Eberhard: Einführung in die Trainingslehre. Schorndorf 1994

Gehrke, Thorsten: Sportanatomie. Reinbek 1999

Joch, Winfried; Ückert, Sandra: Grundlagen des Trainierens. Münster 1998

Kempf, Hans-Dieter; Strack, Andreas: Krafttraining mit dem Thera-Band. Reinbek 1999

Kempf, Hans-Dieter, Strack Andreas: Der Hantel-Krafttrainer. Reinbek 2001

Marées, Horst de: Sportphysiologie. Köln 1994

Robinson, Kenton: Effektives Bodytraining für Männer. Augsburg 1999

Tschirner, Thorsten; Wolters, Christine: Das Bauchmuskelbuch. Reinbek 2003

Zittlau, Dieter: Muskeltraining für die Idealfigur. München 1999

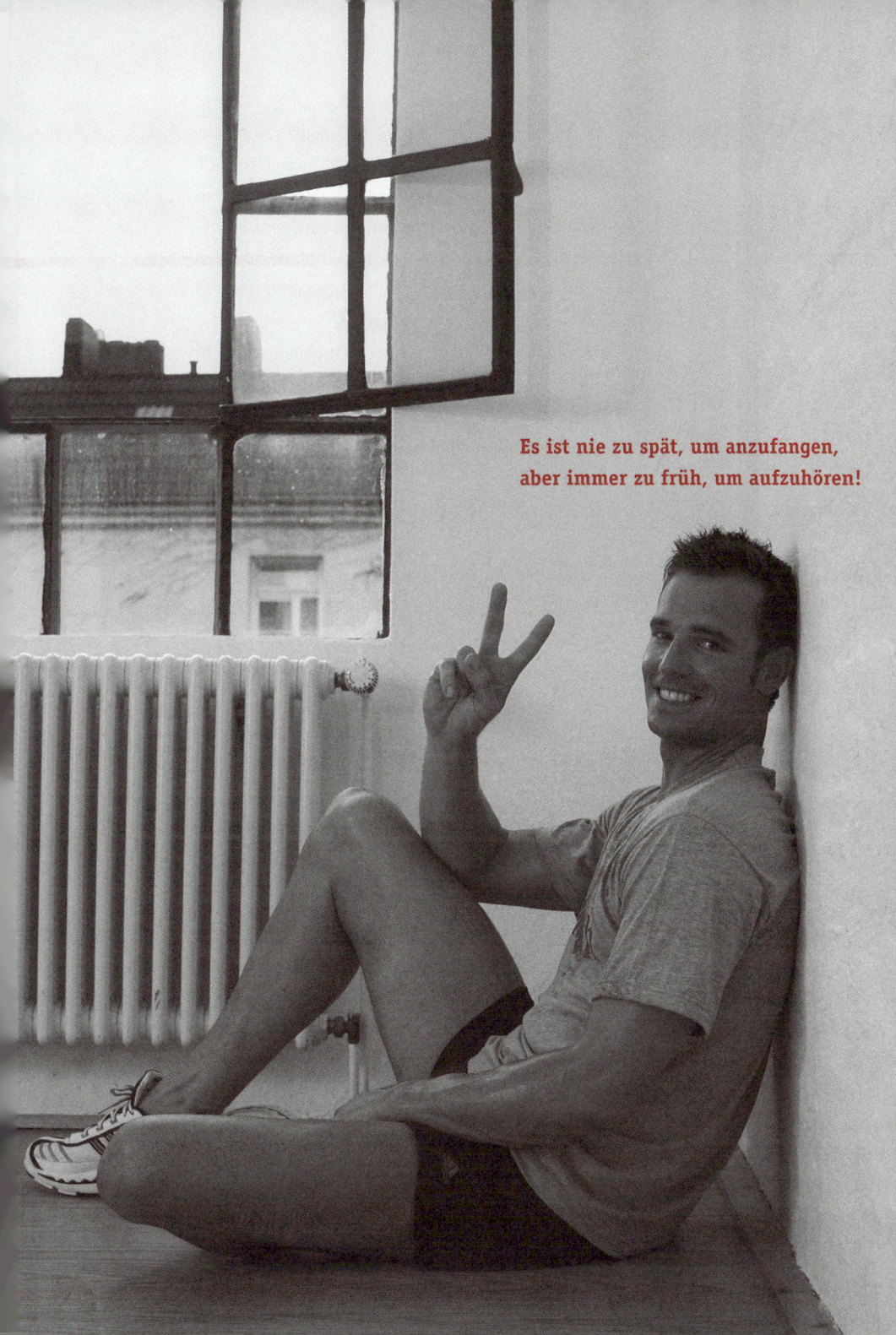

Der Autor

Thorsten Tschirner ist einer der erfolgreichsten Sport- und Fitness-Autoren im deutschsprachigen Raum. Er hat Sport und Journalistik studiert, mehr als 15 Jahre Erfahrung im Fitness-/Gesundheitsbereich gesammelt und im Laufe seiner Karriere alle wesentlichen Facetten dieser Themen als Experte betreut. Zunächst als Trainer, später als Manager, der Fitness-&-Spa-Anlagen plant und deren Mitarbeiter ausbildet.

Heute bringt er seine gesammelten Erfahrungen als Autor, Berater und Mitglied der Geschäftsführung im Tourismus- und Gesundheitsbereich ein. Thorsten Tschirner vermittelt klarstrukturierte, lebensnahe Konzepte, die motivieren und erfolgreich umsetzbar sind.